会長　木原敏裕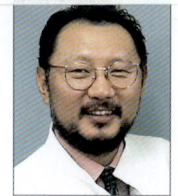

　OJ が発足して 6 年目に入った。この間インプラント治療も進化し、現在では過去には考えられなかったような機能性と審美性を備えることができるようになってきた。しかし、インプラント治療、そして歯科治療そのものにおいてさまざまなことができるようになったことで、処置に対する考え方もさまざまな様相を呈するようになってきた。

　そこで今回の年次大会では「より確実なインプラント治療を求めて」（待時埋入と即時埋入の適応を考える）というタイトルで多くの日本人講師に参加していただき、現在の日本におけるインプラント事情について忌憚なく語っていただくこととした。もちろんそれぞれの考え方があるなかで異論が出てくることもあろう。しかし、そのようなディスカッションを行える場が本当の意味での OJ の役割であり、違った考え方、違った治療法について多くの意見が出ることこそ、この会の目指すところである。

　日本におけるスタディクラブの集合体である OJ は、時間の経過とともにやっとその形ができあがってきたようである。初代会長の岡田隆夫先生、二代目の宮本泰和先生のあとを受けて私、木原が担わなくてはならないことは、本当の意味で OJ が全国の歯科医師、歯科技工士、歯科衛生士から「正しいインプラントの会」として認知されることであろう。

　現在のインプラントは進歩が早く、自分一人ではその情報を整理しきれなくなってきているからこそ、日本のインプラントにかかわる代表的な歯科医師が集っている OJ の中でディスカッションを行い、「患者に対してより確実なインプラント治療」を提供できるように考えるべきであろう。

　また、今年度の年次大会は 7 月 26 日（土）、27 日（日）に東京都の泉ガーデンギャラリーで予定しており、シアトルからペリオ・インプラントの専門医である秋本　健先生を招聘して、日米のインプラント事情を比較しながら今後の展望について活発なディスカッションをしていきたいと考えている。

CONTENTS

会員発表

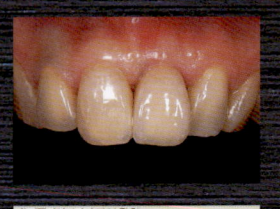

■ 前歯部単独埋入インプラント治療の要点

市岡千春　10

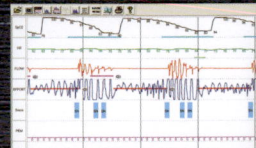

■ ボーンアンカードブリッジによる
即時補綴が睡眠時の呼吸に与える影響

植田晋矢　16

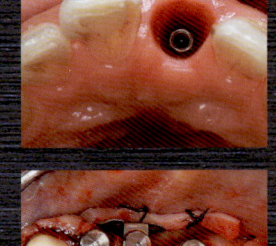

■ プロビジョナルレストレーションによる
インプラント周囲軟組織形態の付与

大谷　昌　22

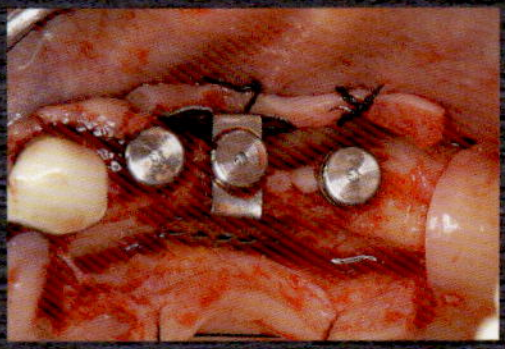

■ より確実な三次元的形態付与を
可能としたGBR法

殿塚量平　28

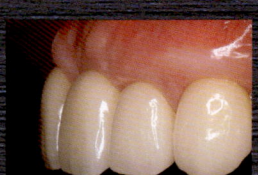

■ インプラントに必要な骨造成と
ソフトティッシュマネージメント

成瀬啓一　34

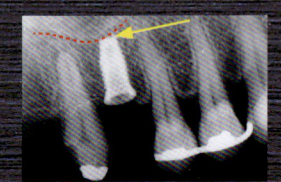

■ 理想的な埋入ポジションを求めて
〜インプラント形状と埋入手技の相関関係についての考察〜

山羽　徹　40

シンポジウム1

■ 補綴主導型から患者中心の
インプラント治療を目指して

武田孝之　46

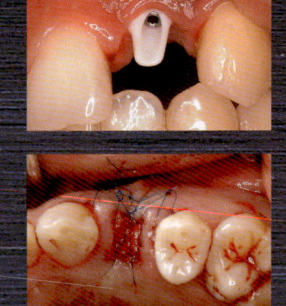

■ 歯槽堤欠損の予防
〜抜歯部位のマネージメント〜

奥田裕司　54

CONTENTS

- グラフトレスコンセプト
  〜ショートインプラント、傾斜埋入、All-on-4〜
  三好敬三 **62**

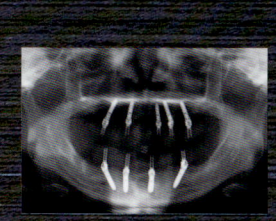

シンポジウム2

- インプラントを基盤とした包括歯科臨床の実際
  〜より確実なインプラント治療を求めて〜
  上田秀朗、筒井祐介、矢守俊介 **72**

- 自験例1,140本から学ぶ即時荷重インプラント成功へのプロトコールと審美的配慮
  岡田隆夫 **84**

- 抜歯即時か抜歯待時か
  〜歯槽頂アプローチのサイナスフロアーエレベーション〜
  森田耕造 **92**

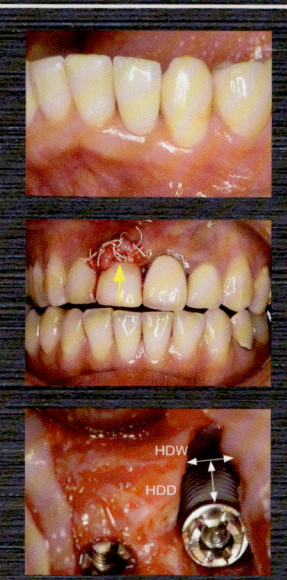

シンポジウム3

- GBRの再考
  水上哲也 **104**

- インプラント埋入のタイミングと周囲組織のマネージメント
  石川知弘 **112**

- 患者の微笑みを求めて
  〜抜歯即時埋入の有効性〜
  林 揚春 **122**

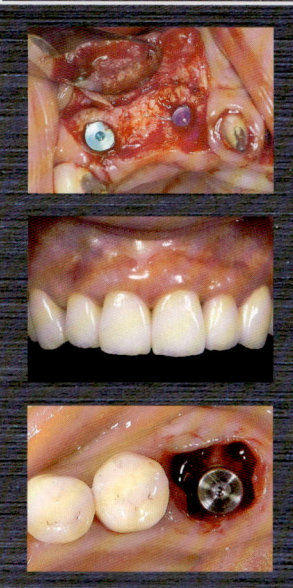

執筆者一覧 (五十音順、敬称略)

石川知弘（JIADS・ペリオ、インプラントアドバンスコース講師）
市岡千春（医療法人社団明徳会・市岡歯科医院）
植田晋矢（植田歯科）
上田秀朗（うえだ歯科）
大谷　昌（O.D.C. オオタニデンタルクリニック）
岡田隆夫（大阪インプラントセンター）
奥田裕司（医療法人・おくだ歯科医院）
武田孝之（武田歯科医院）
筒井祐介（筒井歯科医院）
殿塚量平（とのつか歯科）
成瀬啓一（成瀬歯科クリニック・山形インプラントセンター）
林　揚春（優ビル歯科医院）
水上哲也（医療法人・水上歯科クリニック）
三好敬三（三好デンタルクリニック・インプラントセンター21®）
森田耕造（森田歯科医院）
山羽　徹（API-Japan、山羽歯科医院）
矢守俊介（筒井歯科医院）

6thミーティング委員およびファウンダー (五十音順、敬称略)

会長
木原敏裕

副会長
上田秀朗、土屋賢司、西村　眞

特別顧問（常任理事兼任）
岡田隆夫、宮本泰和

常任理事
石川知弘、榊　恭範、鈴木真名、夏堀礼二、船登彰芳、真木宏明、水上哲也、南　昌宏、三好敬三

ファウンダー
伊藤雄策、糸瀬正通、稲川英史、榎本紘昭、大塚　隆、小野善弘、河津　寛、河原英雄、小宮山彌太郎、佐藤直志、菅井敏郎、添島義和、内藤正裕、中村公雄、中村社綱、波多野尚樹、細山　愃、本多正明、村上　斎、森本啓三、山﨑長郎

会員発表

市岡千春
植田晋矢
大谷　昌
殿塚量平
成瀬啓一
山羽　徹

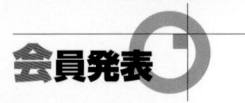
会員発表

前歯部単独埋入インプラント治療の要点

市岡千春

医療法人社団明徳会・市岡歯科医院

はじめに

前歯部インプラントはその部位特異性を考慮した場合、高い審美性が要求される。患者は何らかの理由で歯を失った時、私たち歯科医師が考えるよりはるかに大きい精神的打撃を受けることになる。従来の隣接歯と連結した固定性ブリッジによる欠損補綴手法は、さらに患者に追い打ちをかけるがごとく、健全歯に対し切削というダメージを与えることになる。そのような状況下において、インプラント治療による前歯部の機能および審美性の回復は患者にとっても福音となり、歯科治療に対する期待を満たすことになるであろう。

歯科医師にとって期待度の大きい患者の要求は、時に過度のストレスを与えることになるが、先人たちの経験と教えに従い、自己のスキルを磨くことにより、目の前にさらされた患者の要求と病態に対し、立ち向かうことができるであろう。

抜歯に至る原因と状況

抜歯の原因はさまざまである。歯周病、う蝕、根尖性歯周炎、外傷などであるが、インプラント治療を計画する場合、周囲歯槽骨の破壊を伴うかはとても重大な問題である。

抜歯を早急に行わなければならないのか、また、抜歯に伴い歯槽骨の吸収が著明に起きるケースなのか、術前に確認する必要がある。特に重度歯周病による抜歯においては、当然のごとく支持骨量は喪失しており、また隣接歯においても歯周病は罹患している。インプラントの予後を考えた場合も、歯周病で抜歯した症例ではインプラントの生存率は低い。

歯根縦破折では、長期間放置すると歯槽骨の吸収をきたす。根尖性歯周炎では急性症状消失後抜歯時期の検討を図るべきで、う蝕の進行で保存不可能な場合は、われわれに抜歯時期に関しては猶予を与えてくれる場合が多い。

抜歯部位（インプラント予定部位）の個体差

歯槽骨の吸収に関しては、抜歯後2〜3年の間で40〜60％骨幅が減少する[1]。特に前歯部は唇側板の吸収が早期に起こり、抜歯後陳旧症例では骨造成を行わなければインプラント埋入不可能なケースが多い。インプラント埋入では、歯槽骨の骨量が重要であることに異論はないと思うが、骨量と同等もしくはさらに重要視する項目は、軟組織のバイオタイプである。抜歯後の骨吸収量を予測する場合でも、骨造成の成功を予測するうえでも、軟組織の厚みと健康度は特に重要視すべきである。

咬合関係

抜歯に至った原因に関して咬合性外傷が考えられる場合、早期接触、咬合干渉は事前診査の段階で確認し、治療計画に含めなければなら

表1 前歯部インプラントの留意点

・抜歯に至った原因と状況
・抜歯部位の個体差（残存骨量、歯周組織のバイオタイプ）
・抜歯方法（術前矯正を含む）
・ティッシュマネージメントの必要性
・咬合関係（ポステリアストップ、アンテリアガイダンス）
・パラファンクションの有無
・スマイルライン

表2　待時埋入のポイント

・抜歯後4～8週間経過している症例
・抜歯後の炎症の消失は確認されている
・軟組織は治癒しているが、抜歯窩の治癒はまだ完了していない状態
・抜歯に伴い、歯槽骨の吸収、軟組織の退縮を見る

歯、軟組織、硬組織の喪失
↓
前歯部インプラント治療では、それぞれの組織形態回復を行わなければならない

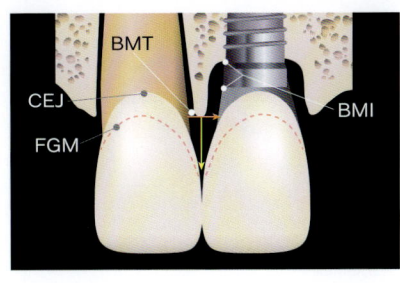
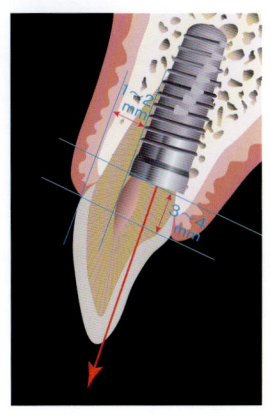

図1-a、b　前歯部インプラントの埋入位置。深度：CEJから2～3mm根尖側。近遠心的位置：隣在歯から1.5mm以上離す。頬舌的位置：唇側面から1～2mm舌側。角度：切縁を越えない。（文献3より引用・改変）

ない。単独埋入であっても、適切なバーティカルストップおよびアンテリアガイダンスの条件は満たされなければならない。

特に前歯部インプラントでは、ガイダンスティースに参加するケースがほとんどであるため、被蓋関係は診査時の重要項目である。過蓋咬合は、埋入時のインプラント埋入角度にも制限を与え、修復後にも外傷性の接触関係となる場合があり、難症例と言える。

パラファンクションの有無

パラファンクションの存在は、インプラント治療に限らず、修復治療においても難易度を極端に高める。予想外の咬合力は治療の予後を不確実にするばかりではなく、インプラント治療の適応症を再検討する要素にもなりえる。

スマイルライン

顔貌に対する歯のポジション、およびスマイルラインの評価は、術前に確認すべき項目である。ハイリップラインの患者では、歯頸線の整合性は審美的修復物製作において重要である。インプラント治療においても同様に、組織の形態回復をより確実に行わなければならない。

インプラント埋入位置

埋入位置は前歯部インプラント治療においてはもっとも重要な項目であり、臼歯部に比べて埋入位置の誤差が厳しく限定される。1mm程度のズレが、致命的な問題を引き起こす可能性がある。特に前歯部では即時または待時であっても平坦な骨面に埋入することはまれで、斜面にインプラント窩を形成することになる。埋入時にもっとも難しいのは埋入角度を適切に保つことである（図1）[2,3]。

結合組織移植

インプラント周囲の軟組織に対し、結合組織を移植し軟組織の頬舌的幅を増大させることは、審美的形態回復と長期的なインプラント周囲軟組織の形態維持の安定性を確保するうえで予知性の高い治療法である。

特に前歯部インプラント治療においては、埋入時にGBRや骨移植により周囲骨の増大を図っても十分な骨量を得ることが困難な場合もあり、軟組織による組織の増大は、多くの症例で必要となる。術式に関しては、基本的には歯周形成外科の応用であるが、術後の瘢痕形成に注意し、また周囲組織の侵襲を最小限度にすることを心掛け、需給側はエンベロップフラップを部分層弁で形成することが推奨される。

できることであれば、マイクロスコープ下にて慎重な手術を行うべきである[4]。

会員発表

待時インプラント埋入を行った症例（症例1-a〜d）

患者年齢および性別：53歳、男性
初診日：2002年10月
現症：外傷にて他院にて抜歯後3ヵ月経過。歯槽骨の吸収は少なく、歯周組織のバイオタイプは Thick flat type。下顎前歯部に咬合干渉があったと思われる。咬合関係は安定しており、インプラント治療を行うには条件は良い。しかし、隣在歯は健全歯で修復予定はなく、失われた組織の回復を確実に行う必要がある。

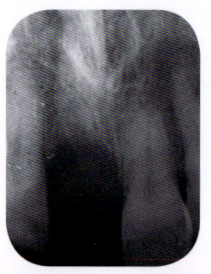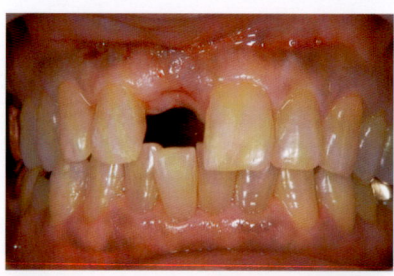

症例1-a ①　症例1-a ②

症例1-a ①、②　初診時の口腔内およびデンタルX写真。

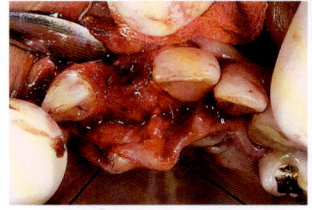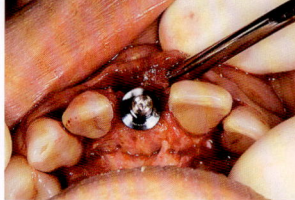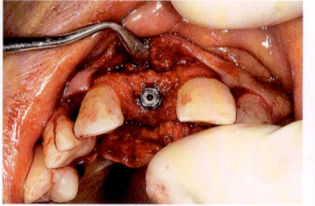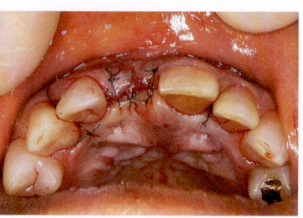

症例1-b ①　症例1-b ②　症例1-b ③　症例1-b ④　症例1-b ①〜④　インプラント埋入手術、埋入位置を厳守。唇側に自家骨移植を行う。

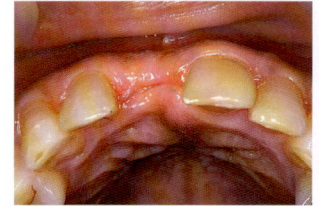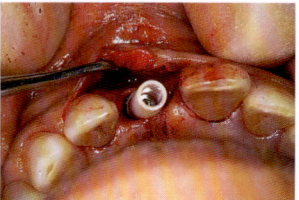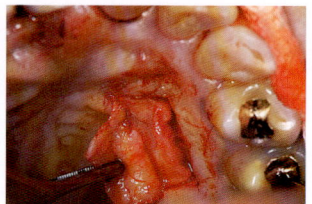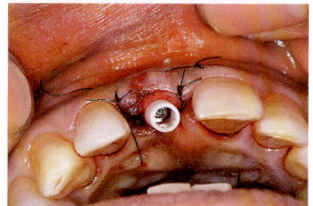

症例1-c ①　症例1-c ②　症例1-c ③　症例1-c ④　症例1-c ①〜④　二次手術時の結合組織移植。唇側が形態回復されている。

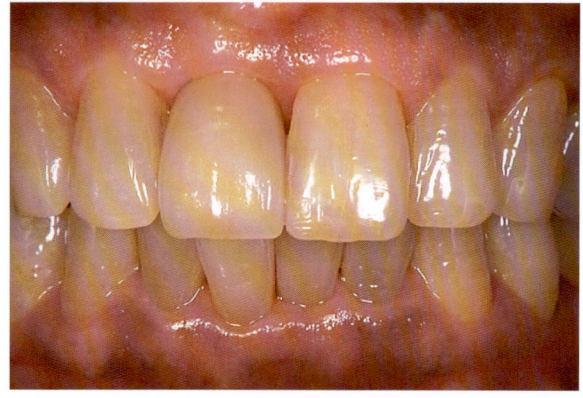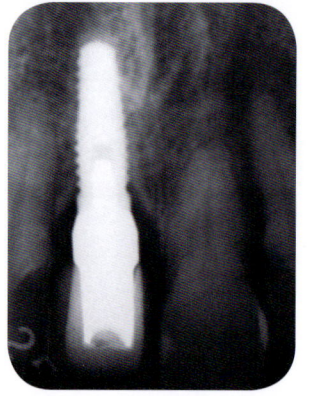

症例1-d ①　症例1-d ②

症例1-d ①、②　治療終了から3年後の口腔内およびデンタルX線写真。

矯正学的挺出抜歯

保存不可能な歯の抜歯に際し、抜歯時の歯槽骨に対する外科的侵襲を最小にし、また軟組織の増大を図るために矯正学的抜歯を行う。即時埋入を計画する場合、きわめて有効な処置である。

歯槽骨の増大を図るためには、ゆっくり弱い矯正力で時間をかけ、3ヵ月以上の期間が必要である。現実的には挺出抜歯にそれだけの時間を使えるケースは少ない（表3、症例2-b）[5,6]。

ソケットプリザベーション

即時埋入インプラントの適応症から外れる症例において、抜歯窩の骨吸収を極力おさえ、歯槽骨の温存を図る目的で行われる処置で、インプラント予定部位にはきわめて有効で

表3 矯正学的挺出抜歯の目的と注意点（文献5より引用・改変）

- 抜歯を容易にし、外科的侵襲を最小にする
- 軟組織の増大を図る
- 短期間に行う場合、歯槽骨頂の増大は不可能
- 骨の増大を図るためには3ヵ月以上の期間が必要
- 挺出方向を歯軸に合わせる

表4 抜歯後即時インプラント埋入のポイント

Advantage
- 治療期間の短縮ができる（2～3ヵ月）
- 疼痛、腫脹の軽減

Attentions
- 歯槽骨量および軟組織の厚みが豊富
- 歯周疾患、根尖病巣の重篤な炎症がない
- 適切な埋入位置を得るためには術者の技術スキルが必要
- 歯槽骨の保存は期待するほどの効果が得られない場合が多い

GBRを伴った抜歯後即時インプラント埋入（症例2-a～h）

患者年齢および性別：45歳、男性
現症：左側中切歯歯根破折と歯周病にて抜歯。中等度の歯周疾患の罹患と欠損はないが咬合接触関係の不調和があり、パラファンクションを認める。歯周組織のバイオタイプは中間型。スマイルラインはAverage smile line。歯周病の併発とパラファンクションの存在があり、術前診査では難症例である。

治療計画：前歯部に対して主訴があっても、全顎的な治療計画の立案が必要である。本症例では矯正学的挺出抜歯を行ったのち、抜歯即時埋入と骨裂開部位にGBRを併用した。形態回復をさらに獲得するため、二次手術時に結合組織移植を行い、修復治療を完了させた。

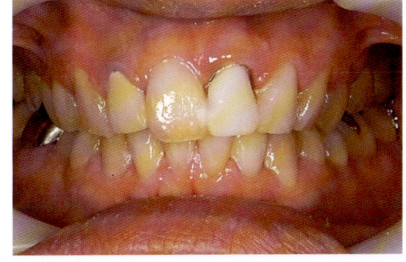
症例2-a ① 症例2-a ② 症例2-a ③

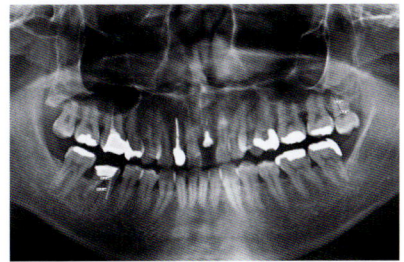
症例2-a ①～③　初診時の口腔内およびデンタルX写真。

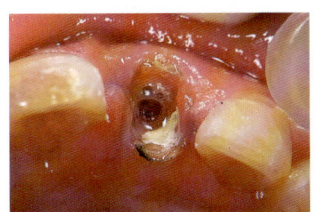 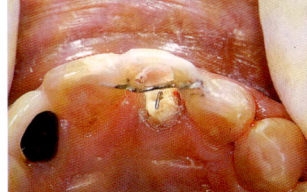 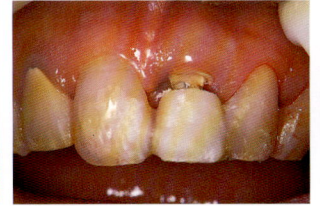 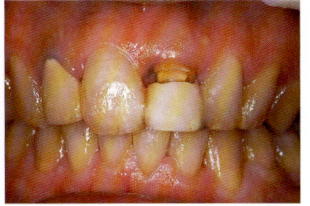
症例2-b ① 症例2-b ② 症例2-b ③ 症例2-b ④　症例2-b ①～④　矯正的挺出抜歯。b③：矯正後1週、b④：矯正後3週。

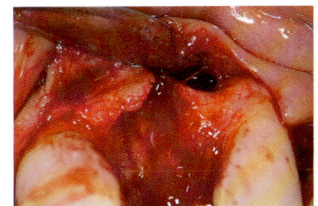 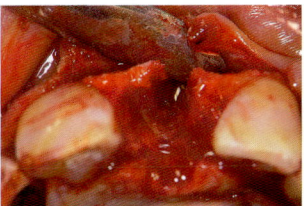 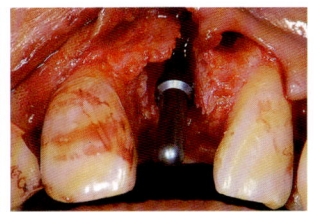 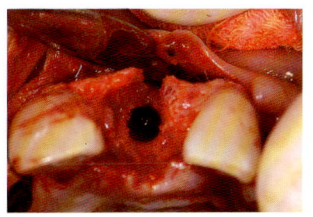
症例2-c ① 症例2-c ② 症例2-c ③ 症例2-c ④　症例2-c ①～④　抜歯直後、唇側歯槽骨の裂開が見られる。残存する唇側歯槽骨は短期間に吸収すると考えられる。

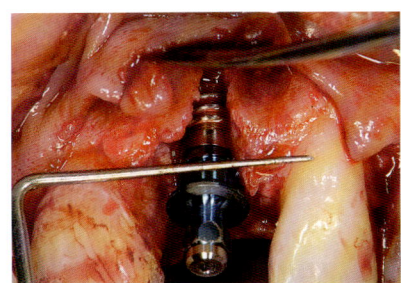 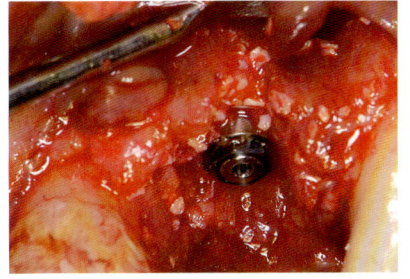
症例2-d ① 症例2-d ② 症例2-d ③　症例2-d ①～③　インプラントの埋入とGBR[7]。

会員発表

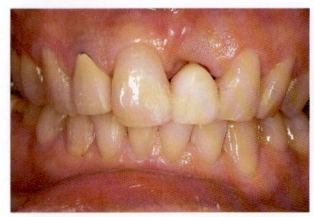 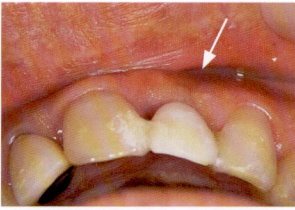 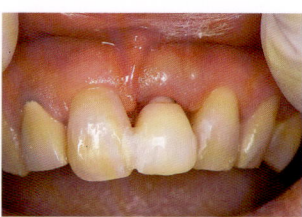 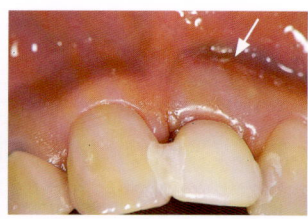

| 症例2-e① | 症例2-e② | 症例2-e③ | 症例2-e④ |

症例2-e①〜④ 結合組織移植。e①、②：一次手術後、e③、④：結合組織移植後。

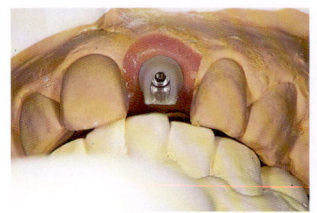 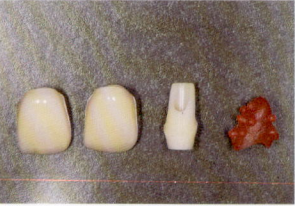 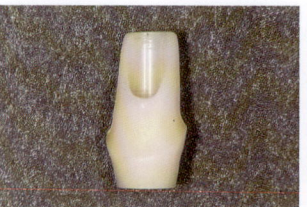 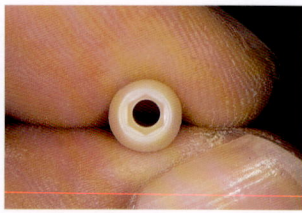

| 症例2-f① | 症例2-f② | 症例2-f③ | 症例2-f④ |

症例2-f①〜④ アバットメントとプロビジョナルレストレーションの製作。

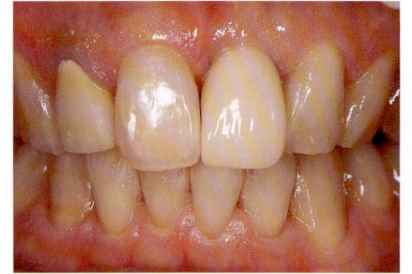 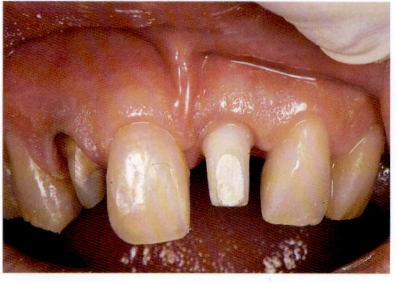 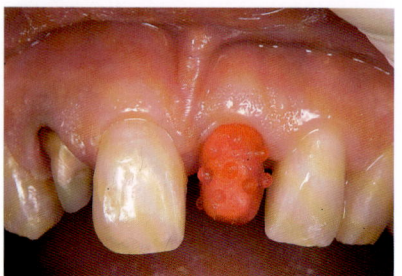

| 症例2-g① | 症例2-g② | 症例2-g③ |

症例2-g①〜③ プロビジョナルレストレーションの装着と最終印象。

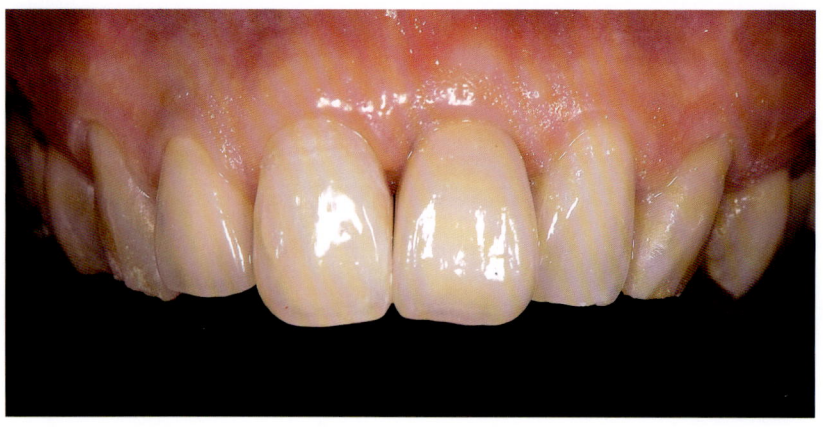 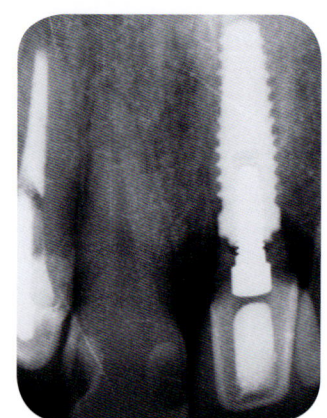

| 症例2-h① | 症例2-h② |

症例2-h①、② 治療終了時。

ある[8]。抜歯窩の歯槽骨の形態に応じ、さまざまなテクニックが紹介されているが[9,10]、症例3では、大きな根尖病巣を掻爬した後、4壁の歯槽骨が存在する抜歯窩に対して骨補填材を填塞し、コラーゲンスポンジにて血餅形成の促進を図り、3ヵ月後にインプラントを埋入した。

まとめ

1. 前歯部単独埋入インプラントでは失われた硬・軟組織の形態回復が必要である。必要なテクニックとしては、歯槽骨に対してはGBR、軟組織に対してはCTGが応用される。
2. 抜歯に際しては周囲歯槽骨に対し外科的侵襲を最小限度に行う。矯正学的挺出抜歯、オステオトームテクニックが有効である。
3. 抜歯即時埋入は十分な歯槽骨量、軟組織が厚く、急性炎症がない症例が適応。歯槽骨の保存に関しては多くの場合、術者が期待するほどは残せない。

ソケットプリザベーションを行った症例（症例3-a〜e）

症例3-a ① | 症例3-a ② | 症例3-a ③

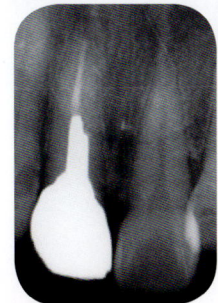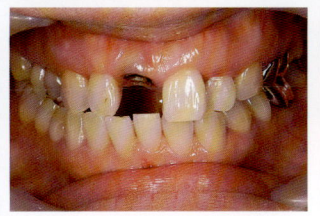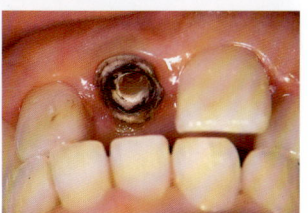

症例3-a ①〜③　初診時歯根破折により保存不可能。

症例3-b ① | 症例3-b ②

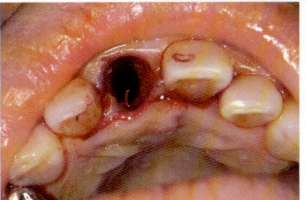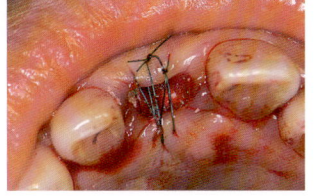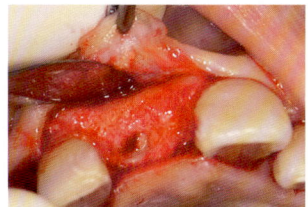

症例3-b ①、②　根尖病巣の掻爬および骨補填材とコラーゲンスポンジの填塞。

症例3-c　3ヵ月後。十分な骨量が保存されていた。

症例3-d ① | 症例3-d ②

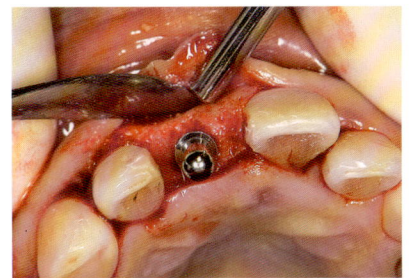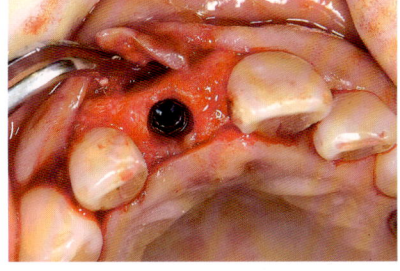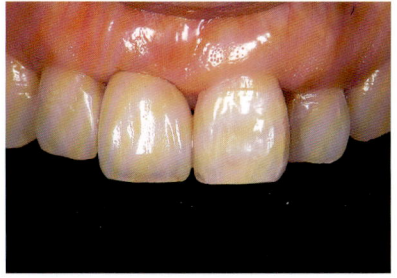

症例3-d ①、②　埋入窩形成時。確実に埋入位置が確保された。

症例3-e　最終補綴時。

4．抜歯即時埋入は抜歯窩の斜面に埋入するため、適切な埋入位置を確保するためには術者のスキルが必要である。

5．ソケットプリザベーションは、抜歯後の顎堤保存には有効である。

参考文献

1. Mish CE. Contemporary implant dentistry. ne ed. St Louis : Mosby. 1999 ; 455-464.
2. Small PN, Tarnow DP. Gingival recession around implants : a 1-year longitudinal prospective study. Int J Oral Maxillofac Implants. 2000 ; 15(4) : 527-532.
3. 船登彰芳，新屋茂樹，上林 健．審美領域におけるインプラント治療の応用．In：小濱忠一，重村 宏，萩原芳幸，山口芳正（編）．QDT別冊インプラント上部構造の現在．クラウン・ブリッジタイプを中心に．東京：クインテッセンス出版，2005 ; 92-101.
4. Kan JY, Rungcharassaeng K, Lozada J. Immediate placement and provisionalization of maxillary anterior single implants : 1-year prospective study. Int J Oral Maxillofac Implants. 2003 ; 18(1) : 31-39.
5. Salama H, Salama M. The role of orthodontic extrusive remodeling in the enhancement of soft and hard tissue profiles prior to implant placement : a systematic approach to the management of extraction site defects. Int J Periodontics Restorative Dent. 1993 ; 13(4) : 312-333.
6. Salama H, Salama MA, Garber D, Adar P. The interproximal height of bone : a guidepost to predictable aesthetic strategies and soft tissue contours in anterior tooth replacement. Pract Periodontics Aesthet Dent. 1998 ; 10(9) : 1131-1141.
7. Lazzara RJ. Immediate implant placement into extraction sites : surgical and restorative advantages. Int J Periodontics Restorative Dent. 1989 ; 9(5) : 332-343.
8. Nevins M, Camelo M, De Paoli S, Friedland B, Schenk RK, Parma-Benfenati S, Simion M, Tinti C, Wagenberg B. A study of the fate of the buccal wall of extraction sockets of teeth with prominent roots. Int J Periodontics Restorative Dent. 2006 ; 26(1) : 19-29.
9. Tal H, Bichacho N, Imber S, Kornowski Y, Nemcovsky CE. Rotated palatal flaps : A functional and aesthetic solution in endentulous sites. Pract Proced Aesthet Dent. 2004 ; 16(8) : 599-606.
10. Guarnieri R, Aldini NN, Pecora G, Fini M, Giardino R. Medial-grade calcium sulfate hemihydrate (surgiplaster) in healing of a human extraction socket--histologic observation at 3 months : a case report. Int J Oral Maxillofac Implants. 2005 ; 20(4) : 636-641.

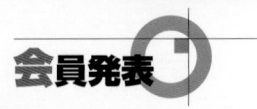

ボーンアンカードブリッジによる即時補綴が睡眠時の呼吸に与える影響

植田晋矢

植田歯科

はじめに

近年、インプラント治療は急速に普及し、即時負荷をはじめとして、より審美的な治療報告がなされている。そこで今回は、まったく異なる「睡眠時の呼吸」という視点からインプラント治療の意義を考え直し、咀嚼、審美、発音、嚥下以外の機能としての呼吸という顎口腔領域機能に着目しようと考えた。呼吸と歯列がどのように関連しているのかを研究することは、今後の歯科医療にとって、口腔領域の解剖や人工歯配列、インプラント埋入にまで関係すべきとても重要な事項であり、多くの歯科医師が知っておくべきことである。

本稿では、インプラントの術前検査として用いた簡易ポリグラフ検査と臨床例を基に解説を進めていく。

睡眠時無呼吸症候群

わが国では約2,000万人が睡眠時に「いびき」をかくと言われており、そのうち約300万人が睡眠時無呼吸症候群ではないかと疑われている。その中で実際治療を受けている患者は6万人程度にとどまり、残り二百数十万人は未治療であると推察されている[1]。睡眠時のいびきは、全身への致命的な健康への影響を及ぼすことがわかってきており、表1に示すように、多岐にわたる臨床症状があるため、多くの診療科から総合的なアプローチが必要とされている[2]。

睡眠時無呼吸症候群の分類

睡眠時無呼吸症候群は、閉塞型、中枢型、混合型と、大きく3つのタイプに分類される。なかでも、もっとも多いのは閉塞型睡眠時無呼吸症候群であると言われている。閉塞性睡眠時無呼吸症候群に対しては、歯科におけるオーラルアプライアンスによる治療法が知られているが、一般的な歯科治療も密接に睡眠時の呼吸と関係していることが、後述の簡易ポリグラフから推察される。

閉塞性睡眠時無呼吸症候群の治療法をまとめると、

1）生活習慣の改善によるダイエット
2）手術療法（閉塞原因であるアデノイド、扁桃腺、軟口蓋、鼻中隔弯曲などの切除）
3）径鼻的持続気道圧療法（nCPAP：nasal continuous positive airway pressure therapy）
4）口腔内装置（Oral appliance）

が挙げられる。

簡易型ポリグラフの使用法

筆者が使用している Stardust 2 は、簡易型ポリグラフであり、患者宅で測定が行える（図1）。入院施設がない医院でも、器具の貸し出しを行い、睡眠時の呼吸検査が行えるのが

表1 睡眠時無呼吸症候群の多彩な臨床症状と診療科（文献2を基に作成）

診療科	症状
神経内科	起床後の頭痛、中途覚醒、昼間仮眠、脳卒中など
耳鼻咽喉科	激しいいびきなど
循環器内科	夜間不整脈、狭心症、高血圧症、右心不全など
呼吸器内科	肺高血圧症、突然死など
消化器内科	胃食道逆流など
血液内科	多血症、奇脈など
産婦人科	妊娠高血圧、流産など
精神科	うつ、不安状態など
老年科	異常行動の激発、知的機能低下など
内分泌代謝糖尿病内科	糖尿病、高TG血症、高尿酸血症など
泌尿器科	遺尿、夜間頻尿、性的不能など
産業医	交通事故
その他、歯科口腔外科、痛風リウマチ科など	性格変化、脂肪肝、メタボリック症候群、下腿浮腫など

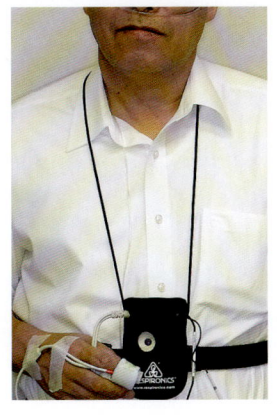
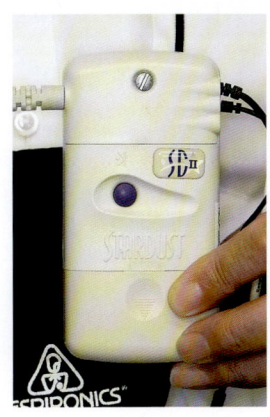
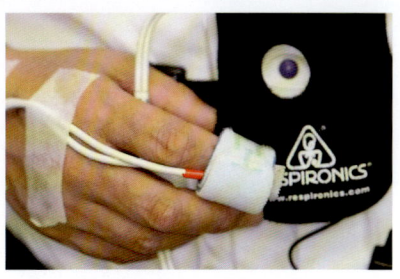

図1-a〜c　Stardust 2（簡易ポリグラフ）の装着状態とその本体。装着はパジャマの上からの装着。鼻、指のセンサーが外れないように絆創膏で固定する。ウエストベルトは術前にクリニックで適度なきつさでセットしておく。

図1-a｜図1-b｜図1-c

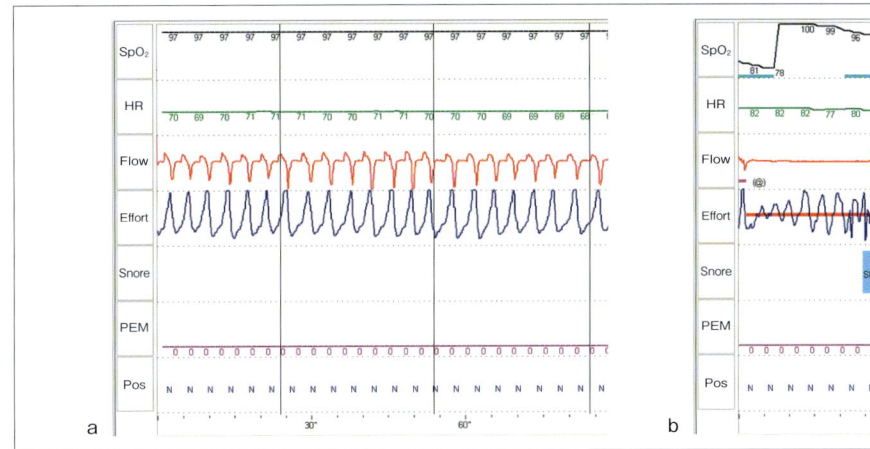
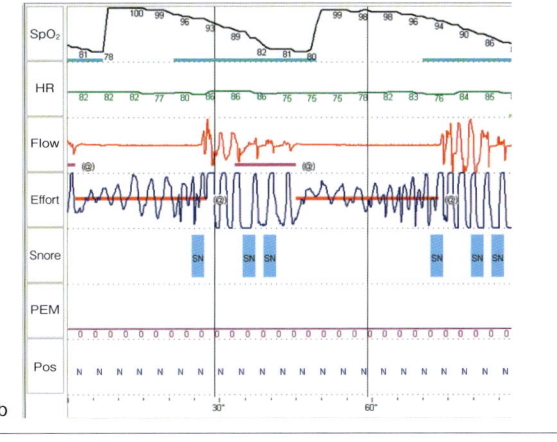

図2　正常なポリグラフ（a）と、閉塞性の無呼吸患者のポリグラフ（b）。

表2　重度睡眠時無呼吸症候群患者の全呼吸イベント

	CA	OA	MA	Sum Ap	HYP	Events
回数	1	139	1	141	34	175
最高持続時間(秒)	13	37.5	26.5	37.5	118	118
平均持続時間(秒)	13	25.6	26.5	25.6	41	28.5
合計時間(分)	0.2	59.4	0.4	60	23.2	83.3
TIBに対する割合(％)	0.1	25.6	0.2	25.9	10	35.9
指数[回数／TIB(h)]	0.3	35.9	0.3	36.5	8.8	45.3

TIB＝総臥床時間（消灯から点灯まで）、CA＝中枢型無呼吸、OA＝閉塞型無呼吸、MA＝混合型無呼吸、Sum Ap＝無呼吸の総和、HYP＝低呼吸、Events＝呼吸状態。

表3　AHIと重症度の関係

1時間あたりの無呼吸、低呼吸の回数	重症度
5〜15回	軽度睡眠時無呼吸症候群
15〜30回	中等度睡眠時無呼吸症候群
30回以上	重度睡眠時無呼吸症候群

無呼吸：睡眠時に10秒以上呼吸が停止。
低呼吸：換気が低下して動脈血中酸素飽和度が3％以上低下するか、または覚醒反応が起こった場合。

特長である。取り扱い方法も簡便であり、あらかじめ医院において事前装着を行い、取り扱い方法を教えたのちに器具を取り外し、患者ができるだけ装着しやすい状態で袋に入れ、測定器具を持ち帰ってもらう。患者は、自宅で就寝前にStardust 2を装着して就寝してもらい、起床時に電源をオフしてもらい、その後器具を回収。そのデータを、パソコンにダウンロードして解析を行う。

図2は、正常な患者のポリグラフと、閉塞性の無呼吸患者のポリグラフを比較したものである。aの患者は酸素飽和度（SpO₂）が97％で安定しており、胸郭の動き（Effort）と連動するように鼻からの呼気（Flow）が検出されている。したがって、このポリグラフから睡眠時の安定した呼吸が行われていることがわかる。一方bの患者は、酸素飽和度が40秒間隔で低下しており、胸郭は動いているが、鼻からの呼気が排出されない無呼吸状態が約40秒間あることが

わかる（閉塞性睡眠時無呼吸症候群）。睡眠体位は、仰臥位以外での睡眠で発生している。また、表2は図1のbの患者の全呼吸イベントである。AHI（1時間あたりの無呼吸、低呼吸の回数）＝45.3であることから、重度睡眠時無呼吸症候群の患者と診断できる（表3）。

次に、インプラントによる即時補綴が、睡眠時の呼吸に対してどのような影響を及ぼすかについて考えていきたい。

調査の概要

48～67歳の上下顎無歯顎患者4名に対して、簡易ポリグラフ(Stardust 2、フジレスピロニクス社製)を用いて、睡眠時の酸素飽和度、脈拍数、呼吸、胸郭の動き、体位)を測定し、以下の条件で睡眠時への呼吸の影響を調べた。

・条件1:上顎無歯顎には義歯を未装着。下顎にはAll-on-4、またはインプラント5本での固定性ボーンアンカードブリッジを装着。

・条件2:上顎無歯顎には総義歯(口蓋を覆う)を装着。下顎にはAll-on-4、またはインプラント5本での固定性ボーンアンカードブリッジを装着。

以下では、その中でもインプラント手術前後でポリグラフ検査の数値の変化が生じた3症例を供覧する。

症例供覧1

症例1の患者は59歳の男性。身長は165cm、体重は60kg、BMI=23.8と肥満度は普通であった。

下顎にボーンアンカードブリッジを装着した時点でのポリグラフ検査では、条件1:AHI=2.5、条件2:AHI=1.6という数値が得られた。

その後、上顎に対してAll-on-4による補綴を行い、再びポリグラフ検査を行った結果、AHI=1.0まで低下した。酸素飽和度による計測からは、最大不飽和持続時間(秒)の比較においても、条件1:106秒、条件2では41.5秒、上下ボーンアンカードブリッジでは26秒まで低下している。さらに、単位時間あたりの不飽和時間(秒/時間)も、条件1:1.4秒/時間、条件2:0.7秒/時間、上下ボーンアンカードブリッジ:0.5秒/時間と減少している。

以上のように、この症例では上顎総義歯からAll-on-4のインプラント補綴となったことで、明らかに睡眠時の呼吸が改善している。総義歯のアーチとAll-on-4の配列はほぼ等しく、変化したのは上顎All-on-4による臼歯の配列が上顎第一大臼歯までとなったことだけである。

固定性ボーンアンカードブリッジを用いたことによって、総義歯よりも舌が存在するスペースが広がったため、呼吸の改善みられたと考えられる。

症例供覧2

症例2の患者は47歳の女性。身長は157.5cm、体重は52kg、BMI=21と肥満度は普通であった。

下顎はAll-on-4によるインプラント補綴を行った。術後のポリグラフ検査では、

・条件1:AHI=3.3、不飽和時間(秒/時間):1.6秒/時間、最大不飽和持続時間(秒):95.5秒

・条件2:AHI=0.6、不飽和時間(秒/時間):0.7秒/時間、最大不飽和持続時間(秒):44.5秒

という結果が出ており、睡眠中の顎位が定まったほうが呼吸の改善を認める。

症例供覧3

症例3の患者は65歳の女性。身長は149cm、体重は52kg、BMI=23.4と肥満度は普通であった。

この症例では、下顎は5本のインプラントによるボーンアンカードブリッジを装着した。術後のポリグラフ検査では、

・条件1:AHI=15.6、不飽和時間(秒/時間):8.6秒/時間、最大不飽和持続時間(秒):59.5秒

・条件2:AHI=21.9、不飽和時間(秒/時間):11.7秒/時間、最大不飽和持続時間(秒):80秒

という結果が出ており、条件1(上顎:総義歯なし、下顎:ボーンアンカードブリッジ装着)のほうが、条件2(上顎総義歯装着、ボーンアンカードブリッジ装着)より睡眠時の呼吸の悪化が認められた。

結果

症例1、2では、ボーンアンカードブリッジの装着により、呼吸の改善が行われ、症例3においては、義歯を装着することで呼吸が悪化した。また、別の症例では、数値にほぼ変化が見られなかった(最大不飽和持続時間の短縮は認められた)。

症例数が少ないため、エビデンスの確立とまではいかないが、睡眠時の顎位および口腔内に装着される補綴物の形状により、睡眠時の呼吸に何らかの影響を与えていることが推察される。

考察

閉塞性睡眠時無呼吸症候群の治療としてのオーラルアプライアンスの原理を考えると、下記の要因が上げられる。

上下顎にボーンアンカードブリッジを用いた症例（症例1-a、b）

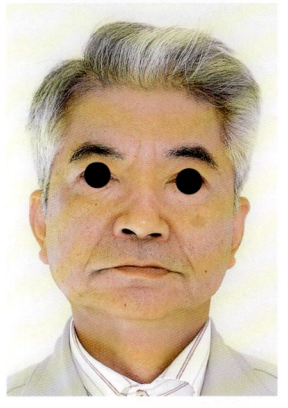
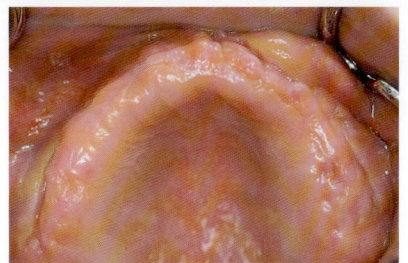

症例1-a ① 症例1-a ② 症例1-a ③

症例1-a ①〜③　a①：術前の顔貌。a②：上顎は総義歯を使用していた。a③：下顎は5本のインプラントによる固定性ボーンアンカードブリッジを装着。

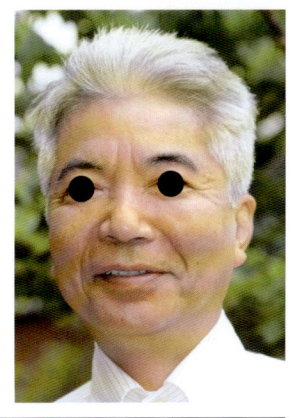
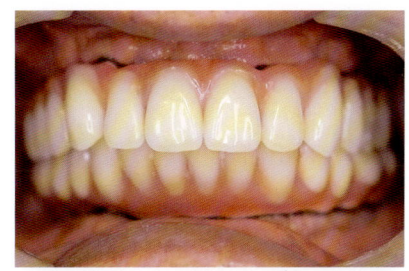
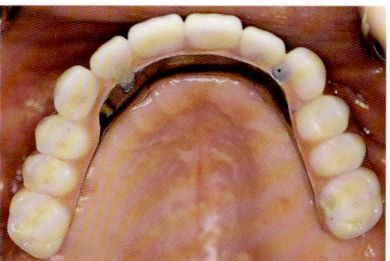
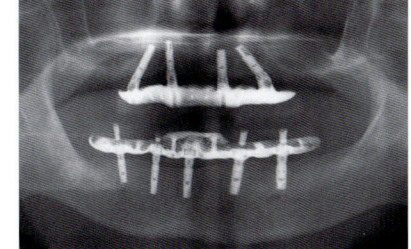
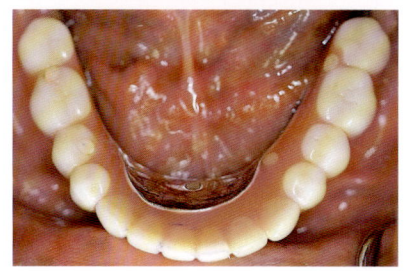

症例1-b ① 症例1-b ② 症例1-b ③
症例1-b ④ 症例1-b ⑤

症例1-b ①〜⑤　術後の顔貌、口腔内、パノラマX線写真。上顎はAll-on-4、下顎は5本のインプラントによる固定性ボーンアンカードブリッジの上部構造。術前と比較して顔貌のみならず表情も豊かになった。

1）Ptm=Plumen-(Ptissue-Pmusede)[3,4]
2）Ptm：上気道の断面積
3）Plumen：上気道の圧力→nCPAP
4）Ptissue：軟組織が気道を押しつぶそうとする力
　軽減法①：軟組織を減らす（ダイエット）
　軽減法②：下顎を前方位に出す
　軽減法③：歯列を側方へ拡大する
5）Pmusede：上気道拡張筋活動

これら5つの要因のうち、歯科医師がおもに治療として取り組めるのはPtissueである。そのなかでも、無歯顎に対するインプラント治療においては、舌と口唇のニュートラルゾーンへのインプラントの埋入と、強度を保った補綴物の最小限の厚さが重要である。そして、もっともPtissueに大きな影響を与えるのは、睡眠時の垂直的顎位である。睡眠時の垂直的な顎位が低下すると、舌が相対的な逃げ場を失われることによりPtissueは増大し、その結果、上気道の断面積は狭くなってしまう。

また、上気道拡張筋群の代表格であるオトガイ舌筋（Genoglossal muscle：GG）は、その収縮により舌を前方位に移動させる[5]。このオトガイ舌筋は、吸気時に咽頭気道を虚脱させるような陰圧が生じると、それに拮抗するようにその筋活動を高め、咽頭気道閉塞を阻止するように働く[6]。また、覚醒時には神経筋代謝機構が働き、上気道拡張筋群の筋活動は亢進しているために咽頭気道の開存性は保持される[7]。

GG筋活動の発生には、機械的受容体（おもに圧受容体）を介した神経筋機構経路（陰圧反射：negative pressure reflex）が関与している。入眠時におけるほかの反射の低

19

会員発表

下顎に All-on-4 を行った症例（症例2-a〜f）

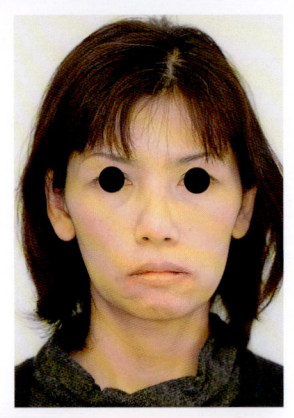
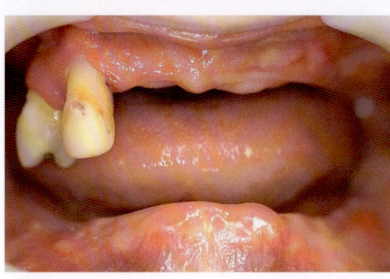

症例2-a ①｜症例2-a ②

症例2-a ①、② 初診時の顔貌および口腔内。上顎残存歯は、重度歯周炎のため抜歯となった。上顎には総義歯（口蓋部を馬蹄形とするデザイン）を装着し、下顎はAll-on-4でのボーンアンカードブリッジとした。

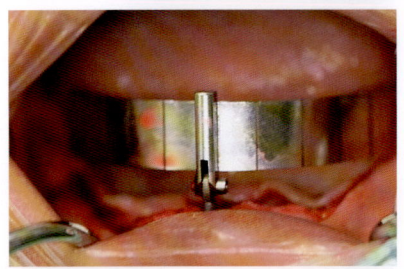
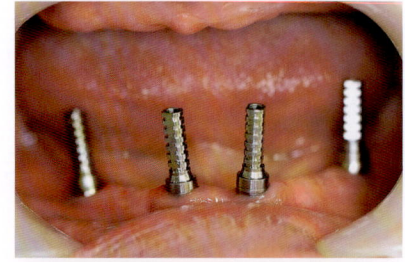

症例2-b｜症例2-c

症例2-b　サージカルステントおよびAll-on4用サージカルガイドを用いてのインプラント埋入。

症例2-c　最終印象前のチタン製テンポラリーシリンダーを連結。

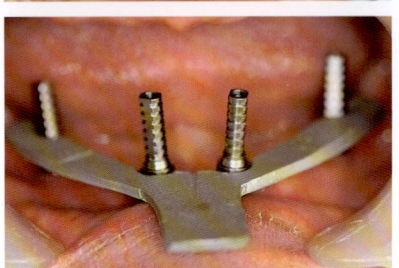
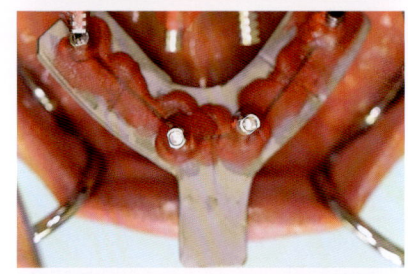

症例2-d｜症例2-e

症例2-d　通常の印象とコバルトクロムによるアバットメントインデックストレーにて、アバットメントの高精度な位置決めを行い、インデックス印象を採る。

症例2-e　パターンレジンにて固定。

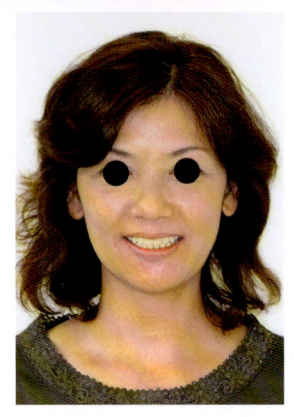
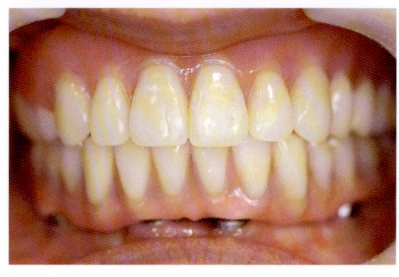
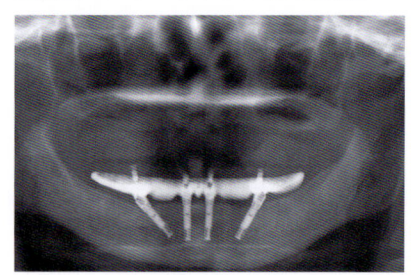

症例2-f ①｜症例2-f ②｜症例2-f ③

症例2-f ①〜③　術後の顔貌、口腔内、パノラマX線写真。上顎は総義歯を装着、下顎はAll-on-4による補綴を行った。表情も自信に満ちて豊かになり、とても若々しくなった。

下と同様に、この陰圧反射の低下が、閉塞型睡眠時無呼吸低呼吸症候群（OSAHS）の発生要因として重要である[8]。

オトガイ舌筋の起始は下顎骨のオトガイ棘から起こり、舌骨の体部上縁に停止する咀嚼および嚥下作用において、下顎が固定されていれば舌骨を挙上し、逆に舌骨が固定されていれば下顎骨を後下方に引く。

また、オトガイ舌筋は咽頭気道に生じる陰圧反射の反応に対し、効率よく咽頭気道の開在性を保つために作用する。そのため、適正な垂直的および水平的顎位を保つ歯牙および義歯は必要なものであるが、患者の肥満度および口腔咽頭領域の軟組織の形状、気道軟組織の状態、上下顎の骨格的位置関係など、一概に就寝時に義歯を装着したほうが良いかどうかの決定は、義歯の適合や厚さ、誤嚥性肺炎のための義歯プラーク管理などの多因子を配慮して決定する必要がある。

下顎に5本のインプラントによるボーンアンカードブリッジを行った症例（症例3-a〜d）

症例3-a | 症例3-b

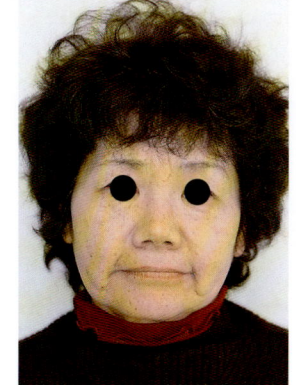
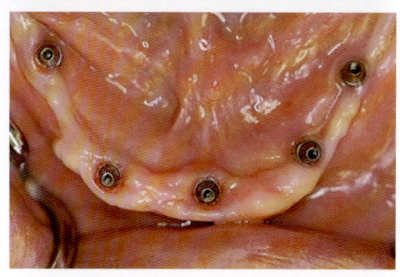

症例3-a　術前の顔貌。咬合高径の低下が認められる。

症例3-b　下顎には5本のインプラントを埋入。固定性ボーンアンカードブリッジ装着前の口腔内。

症例3-c | 症例3-d

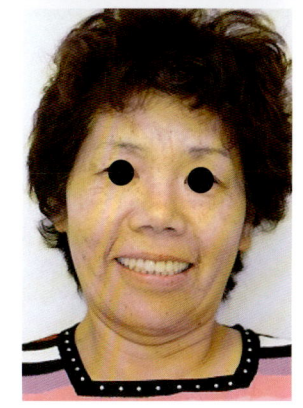
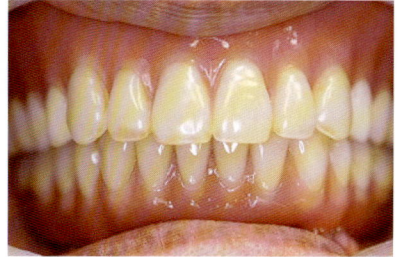

症例3-c　術後顔貌。患者は治療結果に満足して行動範囲が広がり、海外旅行を楽しんでいる。

症例3-d　上顎は総義歯を装着。下顎は5本のインプラントによるボーンアンカードブリッジ。

まとめ

簡易ポリグラフを用いたインプラント術前・術後における睡眠時の呼吸状態を計測により、補綴の形状や顎位の違いによる睡眠時の呼吸変化を計測することができた。

All-on-4などボーンアンカードブリッジによる即時補綴は、1日にして口腔環境を一変させる。発音、顎位、顎に付着する筋肉の作用環境、呼吸環境が1日で大きな変化を遂げるのである。

一方、その変化が急激なため、それまでの顎位による生理的機能の恒常性維持が生じ、新たにインプラント即時補綴で与えられた顎位が正常に機能しないことも予想される。

睡眠時の呼吸を計測することにより、新たに与えられた顎位や補綴物の形状が睡眠時の呼吸を改善しているかどうかを知ることは、「インプラントの埋入方向、埋入位置がより生理的な位置であるかどうか」、「補綴物デザインが適正であるかどうか」を再考する一指針となりうる。

今後は検査対象を広げ、さらに歯列と睡眠時の呼吸に対する調査を行い、信頼性の高いエビデンスを獲得できる研究にしたいと考えている。

参考文献

1. 成井浩司．睡眠時無呼吸症候群がわかる本．東京：法研，2005.
2. 塩見利明．生活習慣病と睡眠障害．睡眠医療．2006；1：58-63.
3. 對木悟．閉塞型睡眠時無呼吸低呼吸症候群（OSAHS）．5）治療 -c：口腔内装置（Oral Appliance）．睡眠医療．2007；3：72-79.
4. 磯野史朗．睡眠時呼吸障害の病態．OSAHSの病態．In：井上雄一，山城義広（編著）．睡眠時呼吸障害Update 2006．東京：日本評論社，2006；28-35.
5. Kobayashi I, Perry A, Rhymer J, Wuyam B, Hughes P, Murphy K, Innes JA, McIvor J, Cheesman AD, Guz A. Inspiratory coactivation of the genioglossus enlarges retroglossal space in laryngectomized humans. J Appl Physiol. 1996；80(5)：1595-1604.
6. Akahoshi T, White DP, Edwards JK, Beauregard J, Shea SA. Phasic mechanoreceptor stimuli can induce phasic activation of upper airway muscles in humans. J Physiol. 2001；15；531(Pt 3)：677-691.
7. Mezzanotte WS, Tangel DJ, White DP. Waking genioglossal electromyogram in sleep apnea patients versus normal controls (a neuromuscular compensatory mechanism). J Clin Invest. 1992；89(5)：1571-1579.
8. 赤星俊樹　ほか．閉塞型睡眠時無呼吸低呼吸症候群（OSAHS）．5）上気道（咽頭気道）閉塞：発症のメカニズム．睡眠医療．2007；3：19-25.

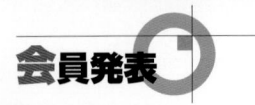

プロビジョナルレストレーションによる
インプラント周囲軟組織形態の付与

大谷 昌

O.D.C. オオタニデンタルクリニック

はじめに

　インプラント治療が初めて患者に施されてから40年以上が経過した。インプラント治療はその予知性の高さから、今やわれわれ臨床医にとって必須のオプションとして定着しつつある。当初、咬合機能を回復させるという役割のみを担っていたインプラント治療だが、審美領域においての欠損補綴としても高い予知性が確立され、長期での機能的な安定のみならず審美性の安定も可能となってきている。しかも、ここ数年、"抜歯後即時埋入"、"フラップレス"などの術式が紹介され、またマテリアルの発展も伴い、ゴールへの道筋は数種類を提示できる時代へと変化してきている。同時に患者サイドの要求も、インプラント治療の認知度の向上とともに「より早く」、「より痛くないように」、しかも「より綺麗な」ものになってきている。

　このような時代背景のもと、インプラント修復における周囲軟組織の形態付与を、抜歯後待時埋入と抜歯後即時埋入の2つの症例において、"時間"という要素を考慮しながら比較検討してみた。筆者は通常、最終補綴を装着する前のプロビジョナルレストレーションにおいて、インプラント周囲軟組織の形態を付与しながらの左右対称性、スキャロップの連続性を整えていたが、カスタムのテンポラリーヒーリングアバットメントを使用することにより、周囲軟組織の形態の付与が容易になり、しかも治癒期間を大幅に短縮することができた。以上の結果を、時間軸に基づいて考察を加えてみた。

症例1：抜歯後待時埋入を行った症例

　患者は当時28歳の女性。治療を行った当時の2000年ごろは、抜歯後ソケット内の感染源を十分に掻爬し、軟組織の治癒を待ち、インプラントを埋入と同時にGBRを行っていく術式が一般的であった。二次手術を行ったのち、軟組織の治癒を待機し、プロビジョナルレストレーションにより、スキャロップの連続性・対称性を調整して軟組織の形態を付与した。そうした時代背景を考慮しながらこの症例を振り返ってみる。

　症例1-aは初診の状態であるが、歯根破折を原因に抜歯を余儀なくされ、その抜歯部位には骨補填材料を塡入した。抜歯より約8週後、軟組織の治癒を確認後インプラントの埋入を行っている。症例1-bに示されるように、根尖部には大きなフェネストレーションが存在し、埋入後根尖部およびインプラントのプラットフォーム周囲部分には骨補填材料にてGBRを併用し、一次手術を終えている（症例1-c）。約半年後、抜歯より約8ヵ月後、X線にて周囲骨の緻密化を確認し（症例1-d）、二次手術を行った。その際、唇側骨の十分な形成を確認することができた（症例1-e）。プロビジョナルレストレーションを製作し（症例1-f）、その粘膜貫通部のカントゥアの形態を調整することにより、インプラント周囲軟組織の形態を付与していった（症例1-g）。プロビジョナルレストレーションのインプラント上部周囲軟組織貫通部の微調整により、前歯部の軟組織形態がシンメトリーかつ連続性を得られたことを確認したのち（症例1-h）、周囲軟組織形態（症例1-i）を最終アバットメントにトランスファーしていく。最終補綴物は審美性を考慮し、セラミックのアバットメントを選択し（症例1-j）、口腔内へ装着した（症例1-k）。最終上部構造に関してはオールセラミッククラウンを選択した。症例1-l、mは、

抜歯後待時埋入を行った症例（症例1-a～o）

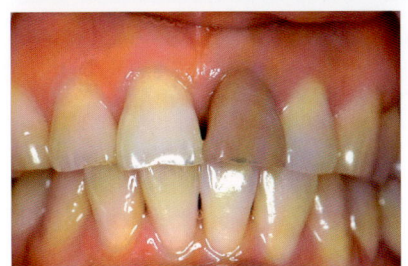

症例1-a　初診時の口腔内。上顎左側中切歯は歯根破折を原因に抜歯を余儀なくされた。

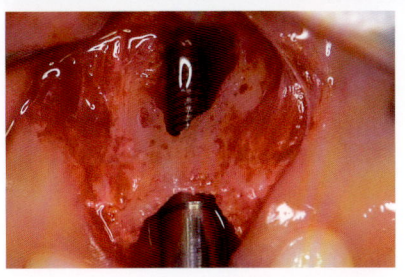

症例1-b　インプラント埋入時。根尖部には大きなフェネストレーションがみられた。

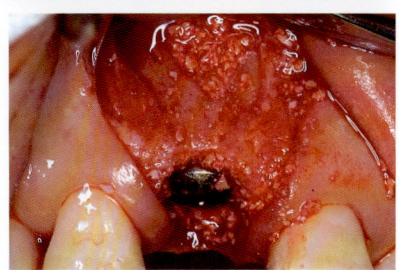

症例1-c　骨補塡材を塡入し、GBRを行う。

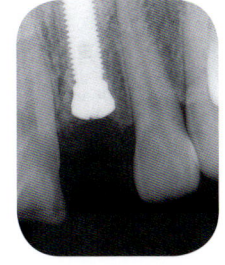

症例1-d　術後約6ヵ月のX線。インプラント周囲骨の緻密化が確認できる。

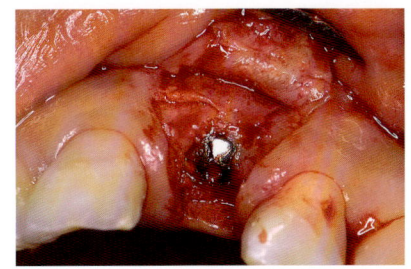

症例1-e　二次手術時。唇側骨の十分な形成が確認できる。

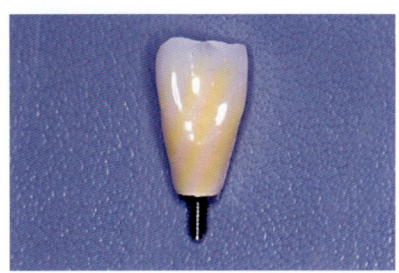

症例1-f　製作したプロビジョナルレストレーション。

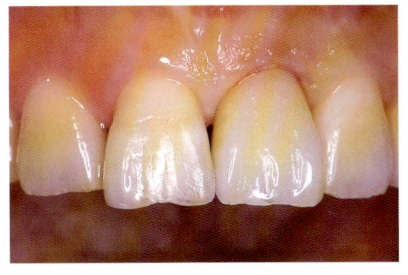

症例1-g　プロビジョナルレストレーション装着時の口腔内。

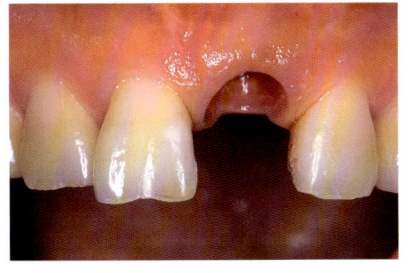

症例1-h｜症例1-i

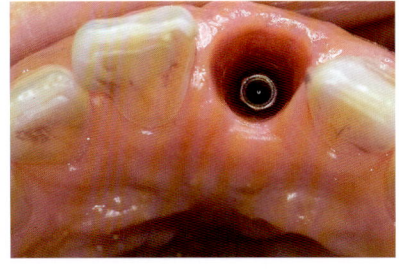

症例1-h、i　前歯部の軟組織形態はシンメトリーかつ連続性が得られた。

症例1-j｜症例1-k

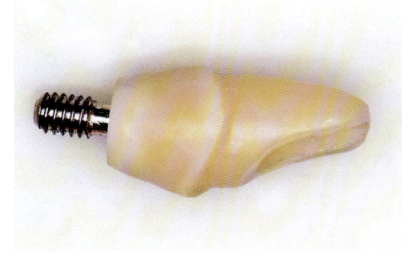

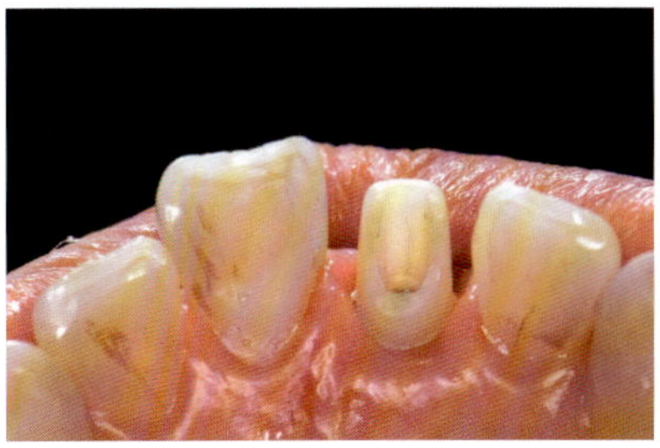

症例1-j　最終補綴物に用いたセラミックアバットメント。

症例1-k　アバットメント装着時の口腔内。

上部構造が口腔内に装着された状態とその口元である。

　本症例の治療法に関しては、抜歯から上部構造装着まで約14ヵ月を要したが、5年後のX線写真（症例1-n）から周囲骨の吸収も認められず、インプラント周囲骨はきわめて安定していると考察される。また審美的、機能的にも安定しており（症例1-o）、患者には十分満足いただいた。

　以上の術式に関して、当時の方法としては最良であったと考えられる。しかし、2000年前後以降、即時荷重、早期荷重、抜歯後即時埋入などの新たな術式が紹介され、審美的に良好な結果が紹介されるようになった。特に抜歯後即時埋入に関しては、術者側にも患者側にもメリットは多く、世界中の臨床家が注目する中、2000年以降数多くの報告がなされるようになってきた。利点としてまず考え

会員発表

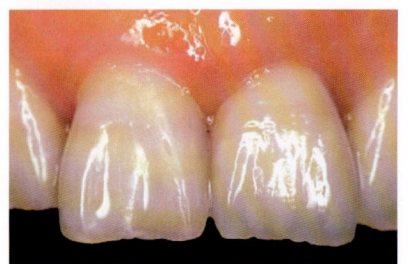
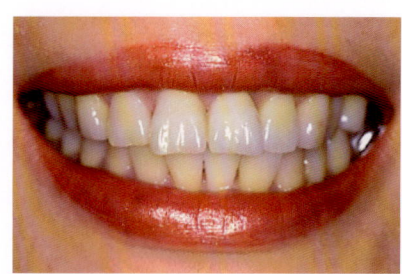

症例1-l | 症例1-m

症例1-l、m　最終上部構造装着時。オールセラミッククラウンを選択した。

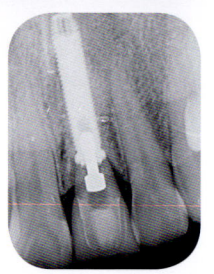
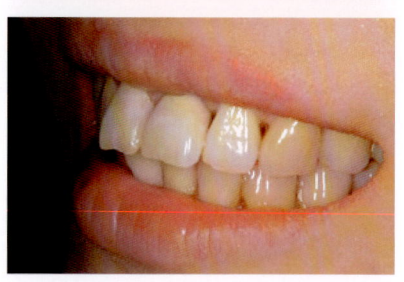

症例1-n | 症例1-o

症例1-n　術後5年のX線写真。インプラント周囲骨の吸収は認められない。

症例1-o　同側方面観。審美的、機能的にも安定している。

られることは、治療期間を短縮し[1]、来院回数・外科回数を軽減することが可能である[2]ということである。また、抜歯窩の骨の保存[3〜5]、正しいポジションにインプラントを埋入することができる[6,7]という利点も挙げられる。その反面、欠点としては、適応症が限られている、術後の創部の閉鎖が困難である[8]ということが挙げられる。また、マテリアルなどの発展も目覚しく、表面性状の変化・形態の変化・材料の向上・CAD/CAMの応用などにより、インプラント治療がここ数年で大きく変化しようとしている。それに伴い、インプラント治療を希望する患者も世界的に急増し、患者の求める要望も多様化してきているが、「より早く」、「より痛くなく」、「より美しく」、「より安全かつ安定しているものを」ということに集約されつつある。そして、外科主導型から補綴主導型の治療へと変化を遂げ、今や患者主導型の治療が唱えられるようになってきている。

症例2：抜歯後即時埋入を行った症例

以上のような変遷のもと、2005年、当院に右上小臼歯部の違和感を主訴に当時27歳の女性が来院した。患者は、治療に際して仕事の都合上、あるいくつかの要望を持っていた。それは、①仕事の都合上、外科処置の回数の可能な限り少なくしてほしい、②住まいの場所の都合上、来院回数を極力少なくしてほしい、③暫間補綴の期間をできるだけ短くしてほしい、そして、④最終補綴物は両隣在歯と遜色ない審美的なものにしてほしいということであった。患者の望みを可能な限り叶えるためにはどのような術式を選択すべきなのか、ラボサイドと十分に検討しつつ、患者にいくつかの治療方法を提示した。それぞれのメリットおよびデメリット説明したのち、患者は抜歯後即時埋入を選択した。この症例に関しては、残存歯根周囲に4壁性の骨が存在していること、残存歯根周囲軟組織に十分な厚みがあること、そして炎症が存在しないことにより抜歯後即時埋入の適応症と判断した。

来院回数を減少させるためにフラップレスサージェリーを選択、暫間補綴（プロビジョナルレストレーション）の期間を短縮させるため、術後すぐにカスタムヒーリングアバットメントを装着し、硬組織の治癒およびインプラント体のオッセオインテグレーションを待機する期間に同時にスキャロッピングを行い、治療期間の短縮を図った。カスタムテンポラリーヒーリングアバットメントを適応することにより、即時埋入時の術後術部閉鎖が困難であるという欠点も補うことができた。

症例2-a〜cは初診時の口腔内およびX線写真である。歯根破折の問題、縁下カリエスの問題により、上顎右側第一小臼歯、第二小臼歯は保存不可能と判断し、術部に関して症例2-dのようにセットアップモデルを製作、適切な歯冠形態を付与するために、第一小臼歯部位には4.4mm径のインプラント体、やや幅径が小さい第二小臼歯部分にはレギュラー

プロビジョナルレストレーションによるインプラント周囲軟組織形態の付与

抜歯後即時埋入を行った症例（症例2-a〜z）

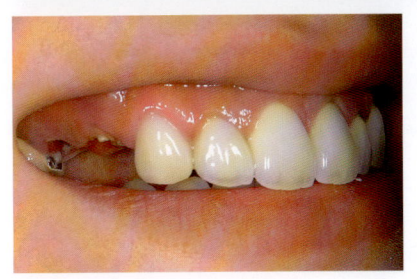
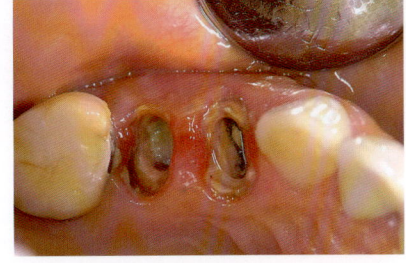
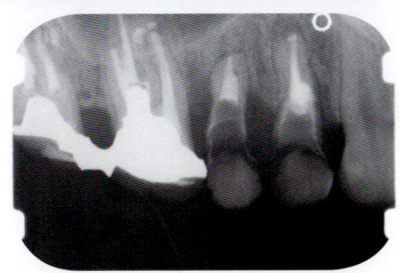

| 症例2-a | 症例2-b | 症例2-c |

症例2-a〜c　初診時の口腔内およびX線写真。縁下カリエスにより、上顎右側第一小臼歯、第二小臼歯は保存不可能と判断した。

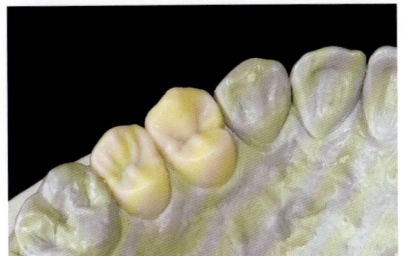
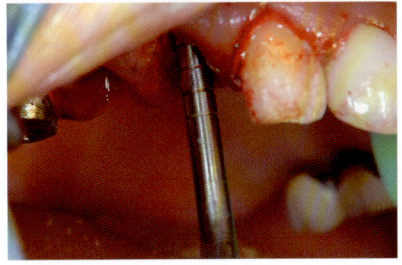
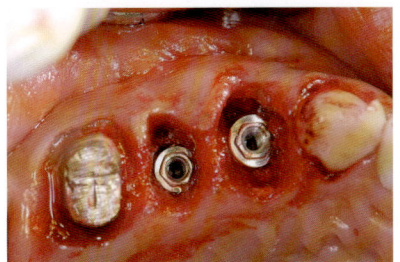

症例2-d　インプラント治療予定部位のセットアップモデル。

症例2-e　抜歯後、オステオトームにて上顎洞底の挙上を行った。

症例2-f　抜歯後即時埋入を行い、頬側骨との間隙に骨補填材料を塡入した。

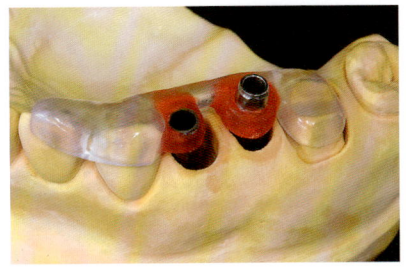
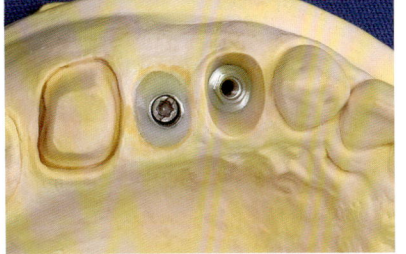
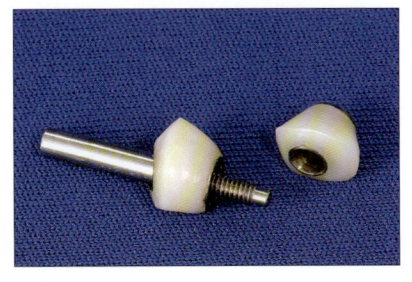

症例2-g　術中に使用したインプラントのポジショニングジグ。

症例2-h　模型上に再現したインプラントポジション。

症例2-i　テンポラリーヒーリングアバットメント。

径のインプラント体を選択し、術前の骨幅からの判断より上顎洞底の挙上を併用する計画を立案した。抜歯に関しては頬側骨を損傷しないよう十分に配慮し、ペリオトームを使用し、残存歯根を抜去した。オステオトームを使用して上顎洞底を挙上し（症例2-e）、抜歯後即時で埋入を行った。頬側骨との間隙は骨補填材料を塡入している（症例2-f）。術中に取得したインプラントのポジショニングジグを使用し、術前の模型に戻し（症例2-g）、インプラントポジションを模型上に再現した（症例2-h）。その周囲軟組織が残存歯根に相当する形態になるよう、模型上で理想的なインプラント上部軟組織貫通部を付与したテンポラリーヒーリングアバットメントを製作した（症例2-i）。次にラボサイドにて製作されたテンポラリーヒーリングアバットメントを口腔内に戻し、暫間補綴物を口腔内へ仮着させ、インプラント体のオッセオインテグレーションを待機した（症例2-j）。その間に、インプラント上部周囲粘膜貫通部のスキャロッピングも同時に行い、治療期間の短縮を図った。ラボサイドにてテンポラリーヒーリングアバットメントに付与されたインプラント上部周囲軟組織貫通部の形態をシリコーン印象材にて模型上に再度復元し（症例2-k）、その軟組織貫通部形態を変化させないようなプロビジョナルレストレーションを製作して準備した（症例2-l）。インプラント体のオッセオインテグレーションが確認された術後5ヵ月目に、あらかじめ製作されたプロビジョナルレストレーションを口腔内へ戻した（症例2-m）。インプラント上部周囲軟組織貫通部形態を変化させないことにより連続性を維持することができ、インプラント周囲粘膜は安定している（症例2-n）。症例2-oのよう

会員発表

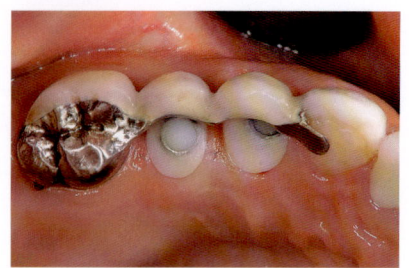
症例2-j 口腔内へ仮着した暫間補綴物。

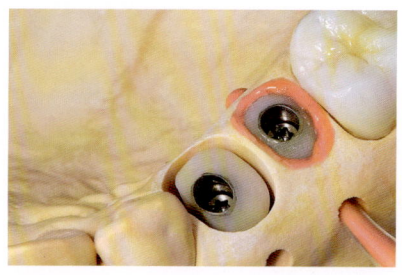
症例2-k インプラント上部周囲軟組織貫通部の形態を模型上に再度復元する。

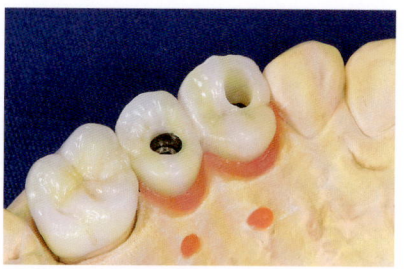
症例2-l 軟組織貫通部形態を変化させないよう考慮して製作したプロビジョナルレストレーション。

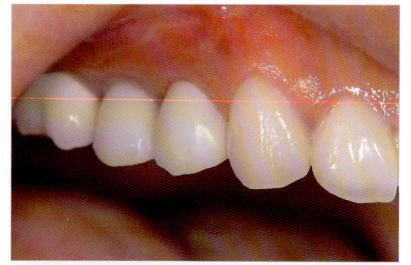
症例2-m 術後5ヵ月、プロビジョナルレストレーション装着時の口腔内。

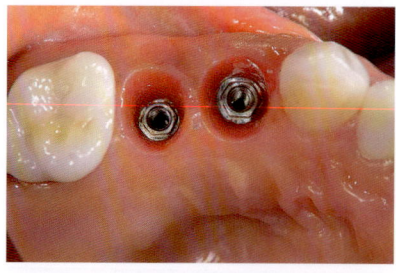
症例2-n 同時期の咬合面観。インプラント周囲軟組織は安定している。

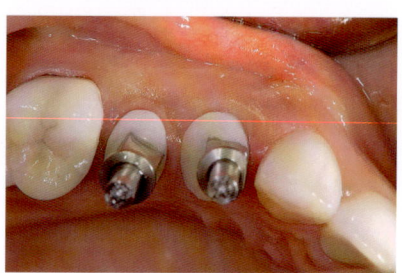
症例2-o 軟組織貫通部形態を付与されたカスタムの印象用コーピング。

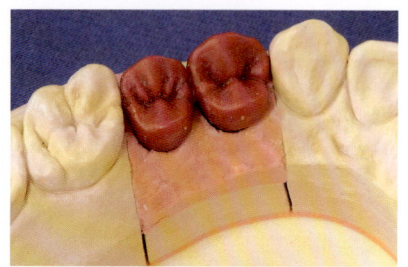
症例2-p 最終模型上にフルカウントゥアにてワックスアップを行う。

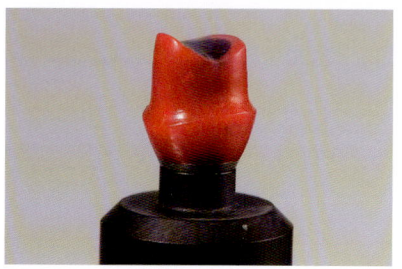
症例2-q カスタムアバットメントの形態へカットバックする。

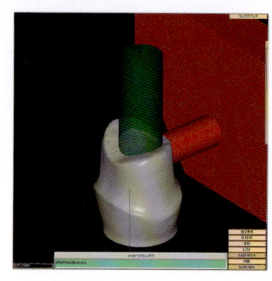
症例2-r カスタムアバットメントの形態をスキャニングし、コンピュータ画面上にて最終設計を行う。

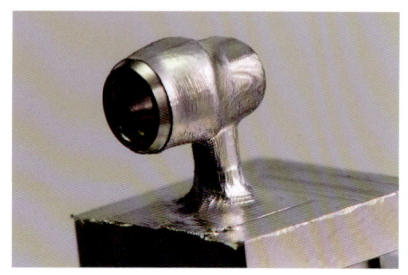
症例2-s CAD/CAMにより削り出されたチタン製カスタムアバットメント。

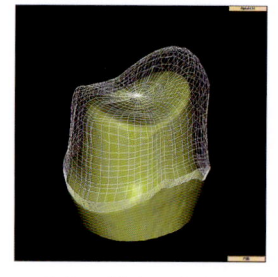
症例2-t チタン製カスタムアバットメントの形態を再度CADにて読み取る。

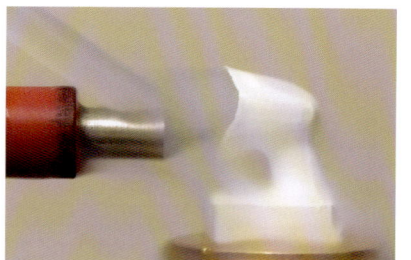
症例2-u 読み取った情報をもとに、再度CAMにてセラミックブロックを削り出す。

に、同様の軟組織貫通部形態を付与されたカスタムの印象用コーピングを口腔内に装着し、最終印象を採得後、最終補綴物の製作に入る。最終模型上にフルカウントゥアにてワックスアップを行い（症例2-p）、カスタムアバットメントの形態へカットバックした（症例2-q）。その形態をCADにてスキャニングし、コンピュータ画面上にて最終設計を行った（症例2-r）。既製のチタンブロックを、CADにて読み込まれたデータを用いてCAMのメジャリングマシンを使用して削り出し（症例2-s）、チタン製カスタムアバットメントを製作した。その形態を上部冠のセラミッククラウンのコーピング製作のために再度CADにて読み取り（症例2-t）、デザインされた形態を再度CAMにてセラミックブロックを削り出していく（症例2-u）。以上のよ

プロビジョナルレストレーションによるインプラント周囲軟組織形態の付与

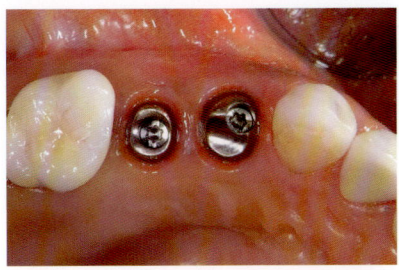 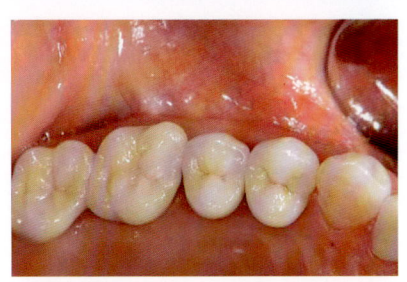

症例2-v　チタン製カスタムアバットメント装着時の口腔内。

症例2-w　最終上部構造装着時の咬合面観。

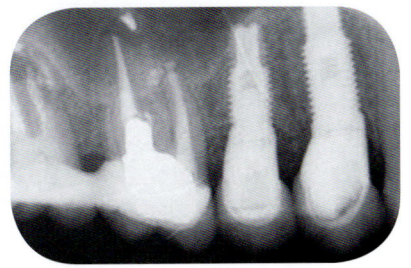 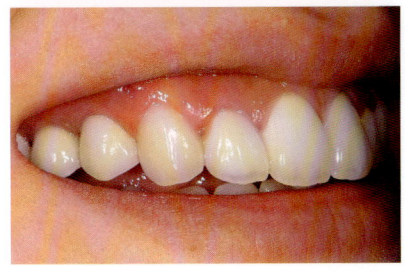 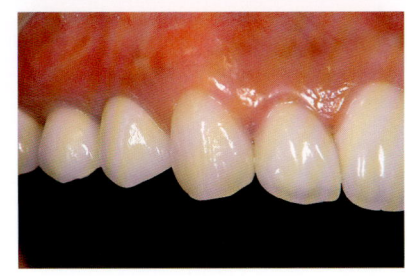

症例2-x〜z　術後1年半後のX線写真および口腔内。インプラント周囲骨は安定し、周囲軟組織の連続性、審美性が得られている。

うな工程により製作されたチタン製カスタムアバットメントを、口腔内へ装着した（症例2-v）。また、同じくして製作されたオールセラミッククラウンを口腔内へ装着した（症例2-w）。術後1年半後のX線写真（症例2-x）から判断するに、インプラントの周囲骨も安定している。頬側面観の周囲軟組織の連続性、審美性は安定し、その結果に患者も十分な満足を得ている（症例2-y、z）。

まとめ

結論として、抜歯後即時埋入を行い、カスタムテンポラリーヒーリングアバットメント、CAD/CAMを使用することにより、以下のことが期待できると考えられる。

①治療期間の短縮

②来院回数の短縮

③外科術式の回数の軽減

④審美的な結果の達成

⑤アバットメントの変更回数を少なくすることによる周囲骨の吸収の軽減[9]

しかし、もっとも大切なことは適応症の把握であり、われわれ術者は今後さらに多様化するインプラント治療において術前の十分な把握を行い、適正な診査・診断のもと安全かつ予知性の高い治療法を選択することが最重要である。

参考文献

1. Lazzara RJ. Immediate implant placement into extraction sites: surgical and restorative advantages. Int J Periodontics Restorative Dent. 1989; 9(5): 332-343.
2. Parel SM, Triplett RG. Immediate fixture placement: a treatment planning alternative. Int J Oral Maxillofac Implants. 1990; 5(4): 337-345.
3. Shanaman RH. The use of guided tissue regeneration to facilitate ideal prosthetic placement of implants. Int J Periodontics Restorative Dent. 1992; 12(4): 256-265.
4. Denissen HW, Kalk W, Veldhuis HA, van Waas MA. Anatomic consideration for preventive implantation. Int J Oral Maxillofac Implants. 1993; 8(2): 191-196.
5. Watzek G, Haider R, Mensdorff-Pouilly N, Haas R. Immediate and delayed implantation for complete restoration of the jaw following extraction of all residual teeth: a retrospective study comparing different types of serial immediate implantation. Int J Oral Maxillofac Implants. 1995; 10(5): 561-567.
6. Werbitt MJ, Goldberg PV. The immediate implant: bone preservation and bone regeneration. Int J Periodontics Restorative Dent. 1992; 12(3): 206-217.
7. Schultz AJ. Guided tissue regeneration (GTR) of nonsubmerged implants in immediate extraction sites. Pract Periodontics Aesthet Dent. 1993; 5(2): 59-65.
8. Wilson TG, Weber HP. Classification of and therapy for areas of deficient bony housing prior to dental implant placement. Int J Periodontics Restorative Dent 1993; 13: 450-460.
9. Abrahamsson I, Berglundh T, Lindhe J. The mucosal barrier following abutment dis/reconnection. An experimental study in dogs. J Clin Periodontol. 1997; 24(8): 568-572.

より確実な三次元的形態付与を可能とした GBR 法

殿塚量平

とのつか歯科

はじめに

近年、インプラント治療は目覚しい進歩を遂げている。それはGBR法に代表されるような骨造成が行えるようになり、また結合組織移植などによる軟組織の増大も行えるようになった結果、理想的な位置にインプラントが埋入でき、審美的な上部構造が装着できるようになったことに起因すると示唆される。

すなわち、患者・術者ともに満足し得る治療結果を達成するためには、硬・軟組織に対するマネージメントが必須となることが多いと言えるであろう。その中でも本稿では、GBR法について考察してみたい。

GBR法について

GBR法は、1989年にDahlinらによりインプラント周囲の骨欠損に応用された。GBR法では、軟組織を創傷部位から排除するためにメンブレンを使い、膜直下には骨が造成するためのスペースを作る。それにより、高い予知性をもってインプラント埋入部位の骨を造成することを可能とする術式である[1]。

また、一般に組織の再生は、細胞(Cell)、足場(Scaffold)、増殖因子(Signaling molecules)、血液供給(Blood supply)の4点(図1)に、さらに時間(Time)の要素が加わって起こる。

GBR法についてもこれらの要素はまったく同じであるが、本稿では特に、足場(Scaffold)に注目する。

GBR法におけるScaffoldとしては、

1) 三次元的な形態を保持するピンやスクリュー。
2) メンブレンを支えるチタンフレーム。
3) それらを被覆する軟組織。

の3点が考えられる(図2～4)。

逆にそれらのうちどれか1つでも欠ければ、予想し得る結果は得られないと言える。

メンブレンの種類

現在、GBR法に用いられるメンブレンには、非吸収性のものと吸収性のものがある。両者を用いた術式には一長一短があり、非吸収性メンブレンでは三次元的な形態の付与が可能であるものの、歯肉の裂開などの合併症は吸収性メンブレンに比較して大きなダメージがあることが多い。一方、吸収性メンブレン(筆者らはOSSIX®を使用する場合が多い)においては、仮に早期に歯肉が裂開し、メンブレンが露出しても、感染のない状態ではメンブレン上に

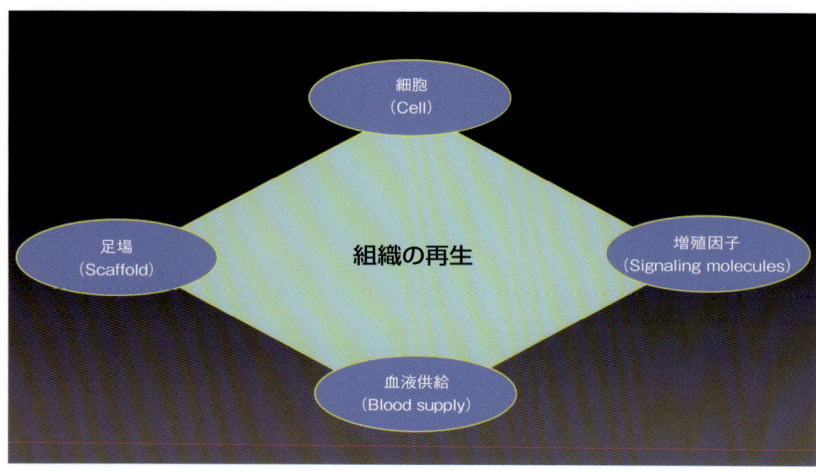

図1　組織再生の要素。

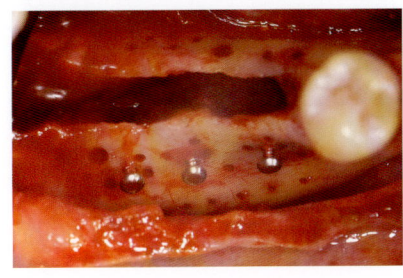

図2 GBR法におけるScaffold①：三次元的な形態を保持するピンやスクリュー。

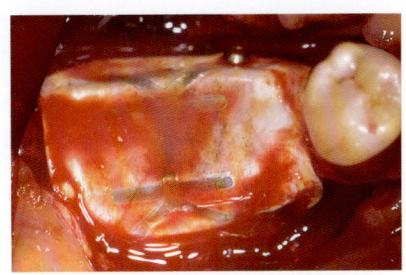

図3 GBR法におけるScaffold②：メンブレンを支えるチタンフレーム。

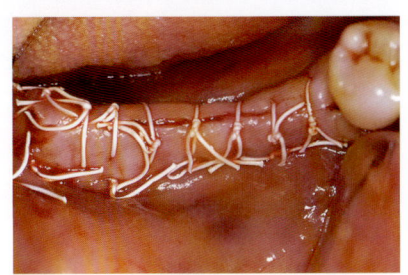

図4 GBR法におけるScaffold③：①、②を被覆する軟組織。

表1 非吸収性メンブレンと吸収性メンブレンの比較

比較項目	非吸収性	吸収性
期間	6ヵ月以上	3～6ヵ月
取り扱い	難しい	容易
軟組織の反応	厳しい	親和性あり
費用	比較的高い	比較的安い
合併症	重い	軽い
三次元的形態の付与	容易	難しい

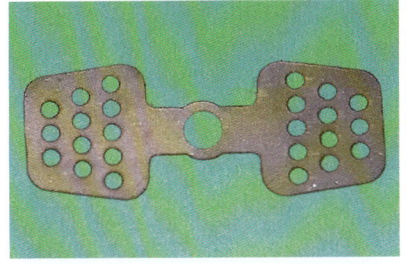
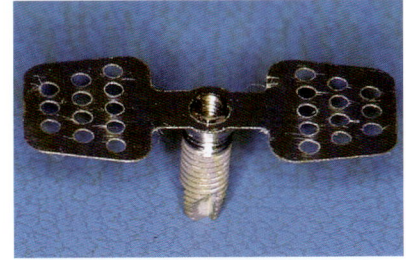
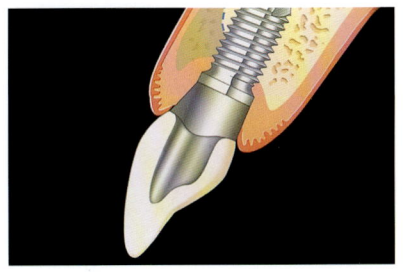

図6 前歯部においてはインプラントの唇・舌側に2mmの骨幅を確保することが重要となる。（文献3より引用）

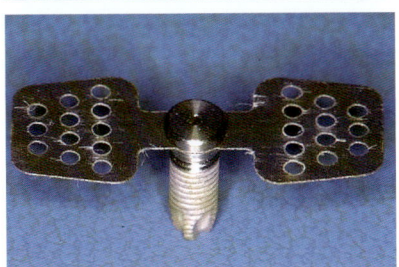
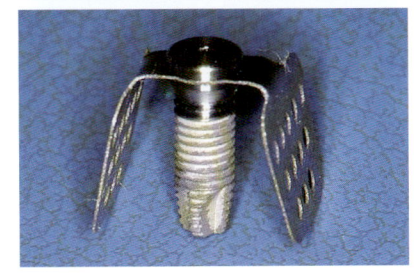

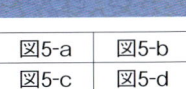

図5-a～d 筆者らの考案したFTwing。

上皮が再生する場合が多く、骨の再生量も他のメンブレンに比べ大きく減少しないと報告されているように[2]、生体親和性には優れていると言える。しかし、吸収性メンブレンを用いたGBR法では、三次元的形態付与が困難であった（表1）。

筆者らの考案したGBR法

そこで、吸収性メンブレンのもつ利点をすべて生かしながら、非吸収性メンブレンの利点である三次元的な形態付与が可能となる方法はないものかと、船登彰芳先生とともに考案し、設計・製作したものが、本稿で紹介するFTwingである。

薄い純チタンの板を図5のように加工して製作した。中心の穴は、インプラント体のエクスターナルヘックスに適合するように作られており（現在の多くのインターナルコネクションのインプラント体にも適合する）、初期固定の得られたインプラントにカバースクリューで挟み込むことにより使用する。

また、これは容易に屈曲できるので、図5-dのように三次元的な形態を付与し、吸収性メンブレンで覆い使用する。その際、FTwing直下まで骨が再生すると、インプラントの唇・舌側には2mmの骨幅が得られるように設計されている。この2mmという距離は、Grunderらの報告にもあるように、特に審美性を要求される前歯部においては非常に重要となる（図6）[3]。

以下にFTwingを用いたGBR法

会員発表

FTwingを用いたGBR法の術式の手順（図7〜18）

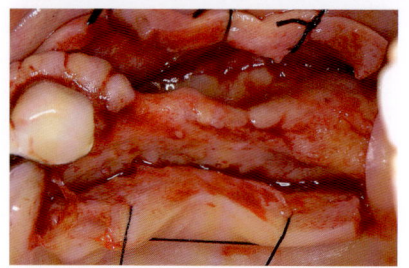 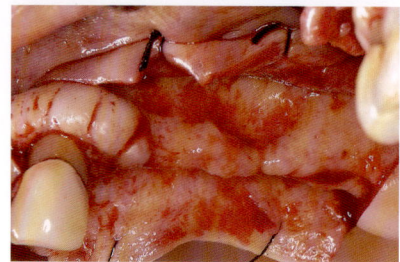

図7　図8

図7、8　手順①：歯肉を全層弁で剥離し、骨面の軟組織を掻爬する。

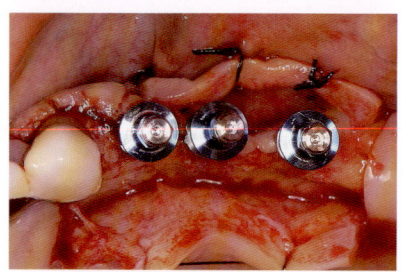 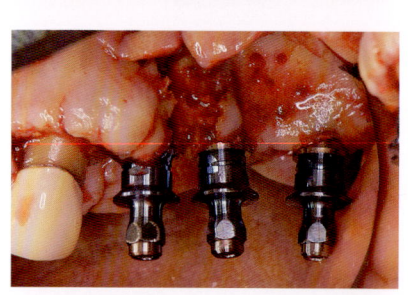

図9　図10

図9、10　手順②：この術式においては、インプラント体の初期固定が確実に得られていることがもっとも重要となるため、十分注意してインプラント埋入を行う。

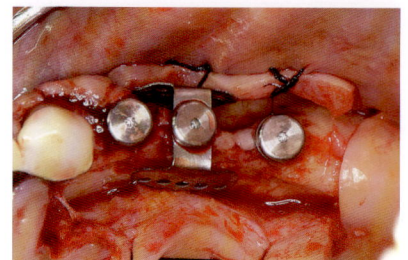 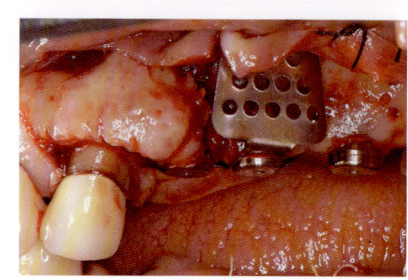

図11　図12

図11、12　手順③：FTwingを鋏でトリミングし、プライヤーなどを用い形態付与を行い、カバースクリューでインプラント体に固定する。

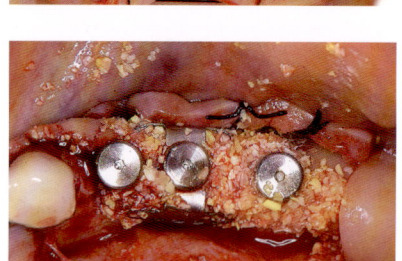 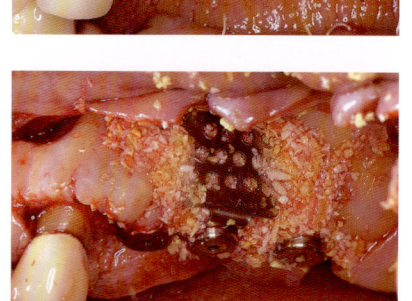

図13　図14

図13、14　手順④：既存骨とFTwingとの間隙に骨移植材を死腔が生じないよう填入する。

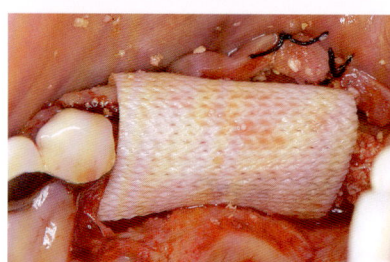 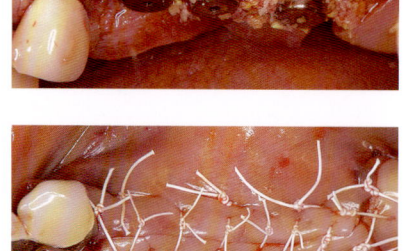

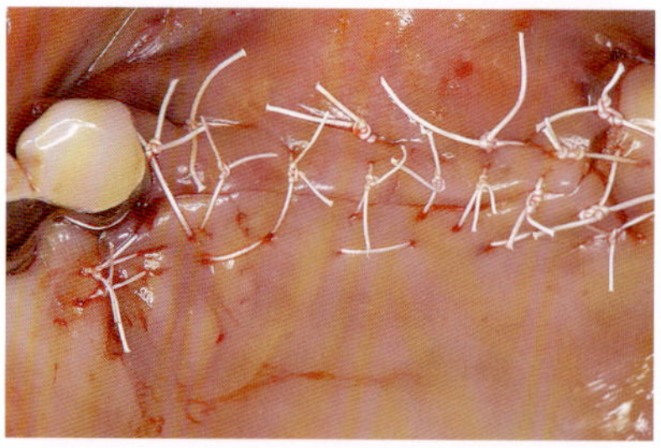

図15　図16

図15、16　手順⑤：吸収性メンブレンを設置し、十分な減張切開ののち緊密に縫合して手術を終了する。

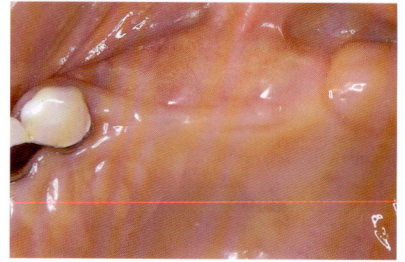 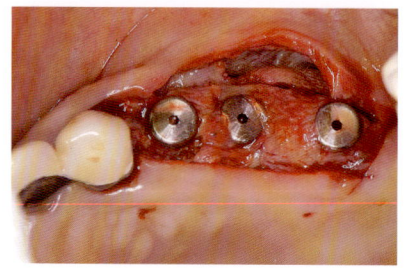

図17　図18

図17　手順⑥：術後10週の状態。軟組織が良好な反応を示している。

図18　手順⑦：6ヵ月後、FTwingを除去する。

上顎右側にFTwingを用いた症例（症例1-a～i）

| 症例1-a | 症例1-b |

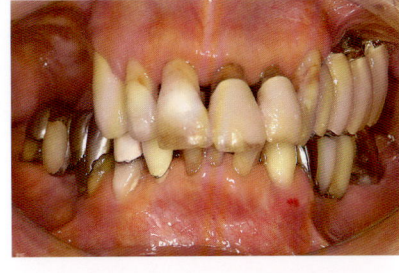 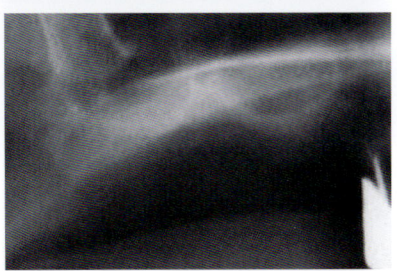

症例1-a、b　初診時の口腔内所見およびX線写真。上顎洞底は歯槽頂に近く、複雑な形態を呈していた。

| 症例1-c | 症例1-d |
| 症例1-e | 症例1-f |

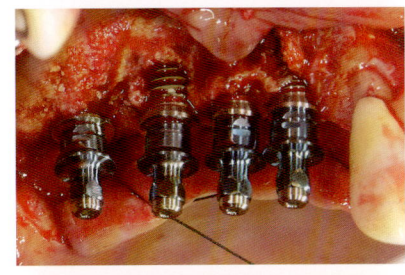 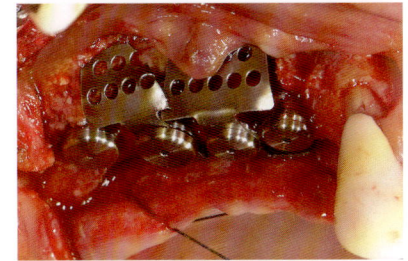

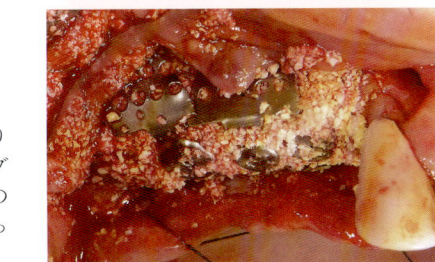 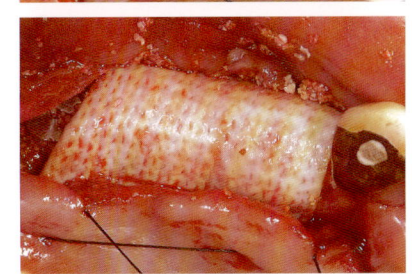

症例1-c～f　サイナスリフト手術より半年経過後にFTwingと吸収性メンブレン（OSSIX®）を用い、垂直・水平のGBRと同時にインプラント埋入を行った。

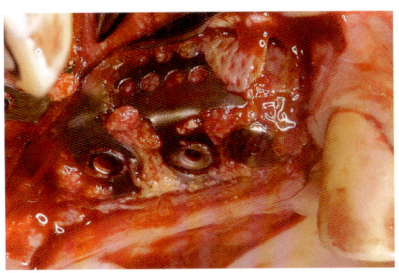 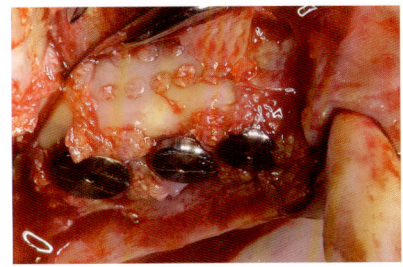 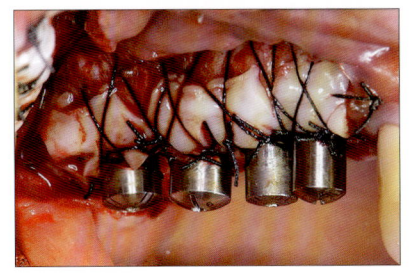

| 症例1-g | 症例1-h |

症例1-g、h　インプラント埋入より6ヵ月後、FTwing除去時の所見。FTwing直下まで非常に硬い骨様の組織がみられる。

症例1-i　FTwing除去よりさらに1ヵ月後の所見。遊離歯肉移植術を応用し、二次手術を行った[3]。

の術式の手順（図7～18）と、FTwingを用いた症例（症例1～3）を示す。

症例供覧

症例1

患者は55歳の男性。全顎的な治療を行っているが、ここでは上顎右側のみについて報告する。

上顎洞底は歯槽頂に近く、また複雑な形態を呈していた。さらに6 5部を中心に歯槽頂は近遠心的にも陥凹していたため、まずサイナスリフトのみを行った（症例1-a、b）。

半年経過後にFTwingと吸収性メンブレン（OSSIX®）を用い、インプラントにおける歯冠‐歯根比を考慮して、垂直・水平のGBRと同時にインプラント埋入を行った（症例1-c～f）。

インプラント埋入より6ヵ月後のFTwing除去時の所見では、FTwing直下まで非常に硬い骨様の組織が形成されていた（症例1-g、h）。

FTwing除去よりさらに1ヵ月後に、口腔前庭の拡張とインプラント周囲の角化歯肉獲得のため、遊離歯

下顎右側に FTwing を用いた症例（症例2-a〜h）

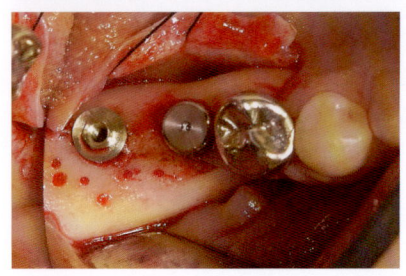 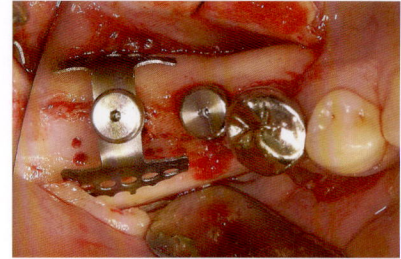 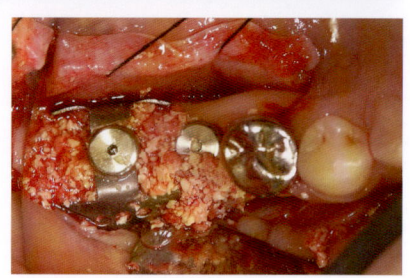

症例2-a | 症例2-b | 症例2-c

症例2-a〜c　下顎右側にインプラント埋入を行うと同時に、FTwing と吸収性メンブレン（OSSIX®）を用いて GBR を行った。

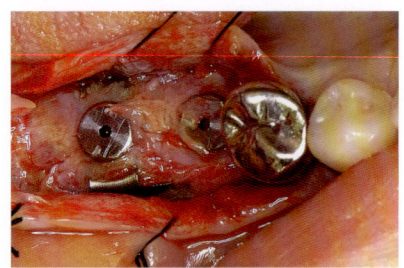 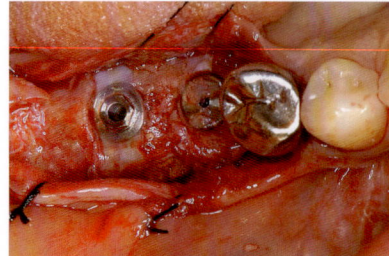 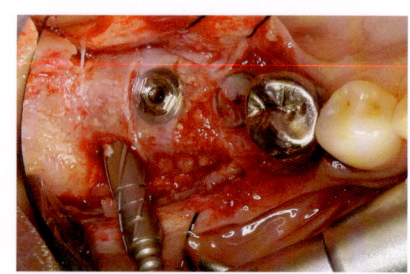

症例2-d | 症例2-e | 症例2-f

症例2-d〜f　GBR より6ヵ月後、FTwing 除去時の所見。FTwing の上方まで骨様の組織がみられた。

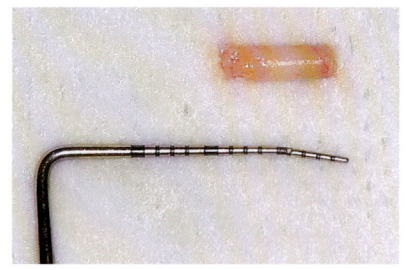 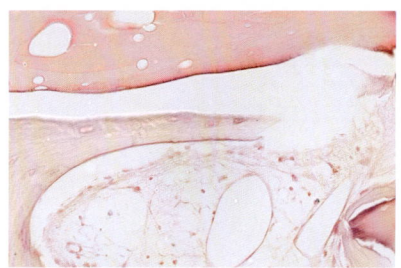

症例2-g | 症例2-h

症例2-g、h　FTwing 除去時、7̄ の遠心頬側部には層板状構造をもった新生骨が確認された。

肉移植術を応用し、二次手術を行った（症例1-i）[3]。

症例2

患者は46歳の女性。下顎右側にインプラント埋入を行ったが、その際骨の幅が不足していたため、FTwing と吸収性膜（OSSIX®）を用いて GBR を行った（症例2-a〜c）。

GBR より6ヵ月後、FTwing 除去時の所見では、FTwing の上方まで骨様の組織で覆われていた（症例2-d〜f）。

FTwing 除去時に、患者の同意のもと、7̄ 部の遠心頬側部より病理標本を採取し、組織学的な検索を行ったところ、層板状構造をもった新生骨が確認された（症例2-g、h）。

FTwing 除去より1ヵ月後に二次手術を行った。

症例3

患者は33歳女性。2̄ が歯根破折により保存不可能であった（症例3-a）。

抜歯より2ヵ月後、インプラント埋入を行ったが、唇側においてはインプラント体の長軸方向すべてにおいて骨が裂開した（症例3-b）。しかし、初期固定は十分得られたので FTwing と吸収性メンブレンを用いて同時に GBR を行った（症例3-c〜e）。

GBR より6ヵ月後の FTwing 除去時には、設置した FTwing の直下まで骨が再生している状態が確認できた（症例3-f、g）。これにより、前歯部のインプラント治療において必要とされる唇側の2mm の骨幅が得られた[3]。

上顎側切歯部にFTwingを用いた症例（症例3-a～g）

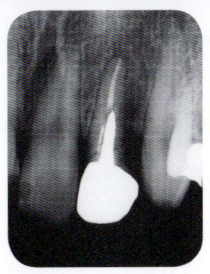
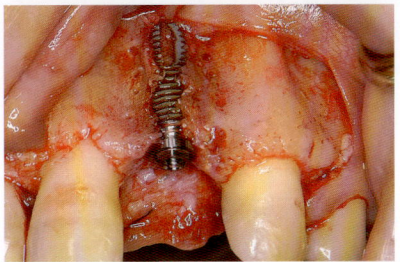
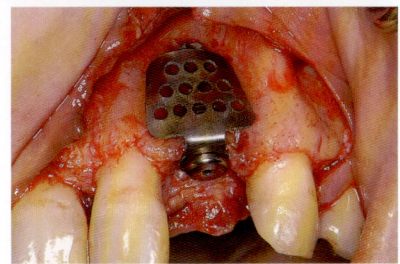
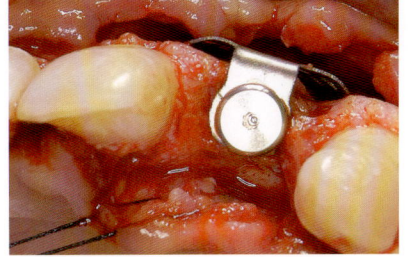
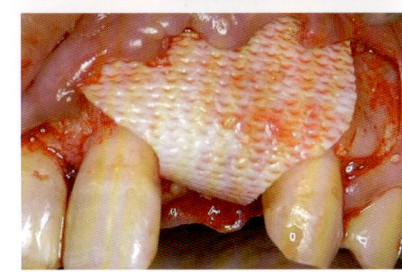
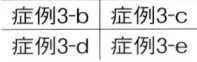

症例3-a　初診時のデンタルX線写真。|2 が歯根破折により保存不可能であった。

症例3-b～e　抜歯より2ヵ月後、インプラント埋入と同時に、FTwingと吸収性メンブレンを用いてGBRを行った。

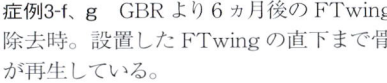
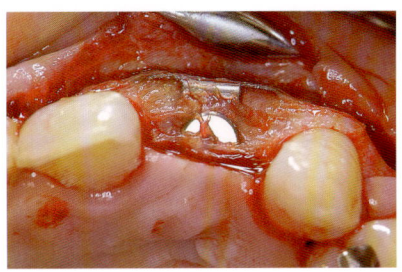
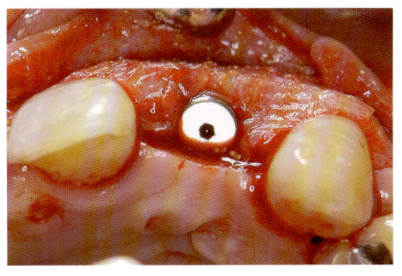

症例3-f, g　GBRより6ヵ月後のFTwing除去時。設置したFTwingの直下まで骨が再生している。

まとめ

FTwingを用いたGBR法は、非吸収性メンブレンを用いた場合と比較して、吸収性膜の持つ性質により合併症が少ない。また、吸収性メンブレンを単独で用いた場合と比較して三次元的な形態付与が可能となる。

これにより、臼歯部においては三次元的な骨の形態を付与していくと同時にインプラントの歯冠-歯根比を考慮した埋入が行いやすくなる。

また、前歯部においてはインプラントの唇側に必要とされる2mmの骨幅をより確実にまた安全に得ることができ、審美性においても、予知性のある術式であると考える。

今後も、この術式によって再生された骨が荷重後、長期的にどのような変化をしていくか、経過を観察していきたい。

謝辞

日ごろよりご指導いただいている小野善弘先生、中村公雄先生に深謝いたします。また、FTwingの共同開発者である船登彰芳先生に感謝いたします。

参考文献

1. Dahlin C, Sennerby L, Lekholm U, Linde A, Nyman S. Generation of new bone around titanium implants using a membrane technique: an experimental study in rabbits. Int J Oral Maxillofac Implants. 1989; 4(1): 19-25.
2. Moses O, Pitaru S, Artzi Z, Nemcovsky CE. Healing of dehiscence-type defects in implants placed together with different barrier membranes: a comparative clinical study. Clin Oral Implants Res. 2005; 16(2): 210-219.
3. Grunder U, Gracis S, Capelli M. Influence of the 3-D bone-to-implant relationship on esthetics. Int J Periodontics Restorative Dent. 2005 Apr; 25(2): 113-119.
4. 小野善弘，畠山善行，宮本泰和，松井徳雄．コンセプトをもった予知性の高い歯周外科処置．東京：クインテッセンス出版，2001．

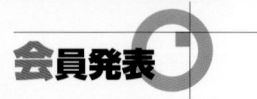

インプラントに必要な骨造成とソフトティッシュマネージメント

成瀬 啓一

成瀬歯科クリニック・山形インプラントセンター

はじめに

　Brånemark らは1965年よりオッセオインテグレーテッドインプラントの臨床応用を開始した。1980年代までは、下顎のオトガイ孔間に5～6本のフィクスチャーを埋入し、臼歯部にカンチレバーを応用したボーンアンカードブリッジで、骨のあるところにフィクスチャーを埋入する外科主導型治療が主流であり、機能の回復に主眼を置いたものであった。当時は、局所に骨欠損があると、インプラント治療はしばしば禁忌症となっていた。

　1980年代になると、非吸収性メンブレン、吸収性メンブレンが登場し、骨誘導再生（Guided Bone Regeneration：GBR）法の研究が始まった。

　1990年代になると、GBR法の確固たる研究結果により、骨再生は予知性の高いものとなり、適応症の拡大とともに審美的領域においても天然歯と同様のインプラント補綴ができるようになった。

　2000年代になると PDGF（GEM21）が登場し、またインプラントの埋入ポジションの確立、インプラント周囲のソフトティッシュマネージメントの手技および理論も確立し、インプラント治療は格段に予知性の高いものとなり、欠損補綴の第一選択肢になってきたといっても過言ではない。

　本稿では、筆者が行っているインプラント治療部位における骨造成とソフトティッシュマネージメントについて、症例を通して私見を示してみたい。

GBR法

　GBR法の確立により、インプラント治療の適応症が格段に拡大した。困難と言われていた垂直的骨造成においても、今日、容易に行われるようになってきた。また、天然歯と比較しても遜色のない審美的なインプラント補綴も製作できるようになってきた。

GBR法の成功条件

　GBR法を成功させるためには、以下の条件を満たす必要があると考えられる。

1．骨形成細胞の供給がある。
2．血液の十分な供給がある。
3．治癒期間中、創傷部位の機械的な安定を維持する。
4．メンブレンと母床骨表面の間に適切なスペースを維持する。
5．バリアメンブレンによって形成されたスペースから軟組織の細胞を排除する。

骨組織とリモデリング

　骨組織は、骨吸収と骨形成のバランスにより調節されている。それらのバランス調節は、あたかも互いに連絡を取り合っているかのようにみえるため、この現象は、骨代謝共役（カップリング）と呼ばれる。骨粗鬆症はこの骨代謝共役が破綻し、骨吸収が骨形成を凌駕するために発症する。

　リモデリングとは、骨吸収と骨形成が絶え間なく繰り返されることにより、古い骨が新しい骨に置換されていくことであるが、この骨吸収と骨形成の量は動的に均衡した共役状態に保たれたカップリング現象を示す。リモデリングは、骨の強度を保つために行われているが、血清中のカルシウム濃度を一定に調整する役割も担っているため、全身性のホルモンおよび成長因子によりさまざまな制御を受けている[1]。

インプラントに必要な骨造成とソフトティッシュマネージメント

|1 部に骨造成およびソフトティッシュマネージメントを行った症例（症例1-a～i、表1、2）

患者年齢および性別：43歳、男性
初診：2004年7月
主訴：|1 の動揺と歯肉退縮の審美障害
治療計画：|1 の抜歯と同時にソケットプリザベーションを行い、唇側骨の保全を図る。粘膜の治癒を待ってインプラント埋入と同時に水平・垂直的GBRを行い、さらに口蓋から有茎で結合組織を唇側まで翻転させ、軟組織の造成を行う。

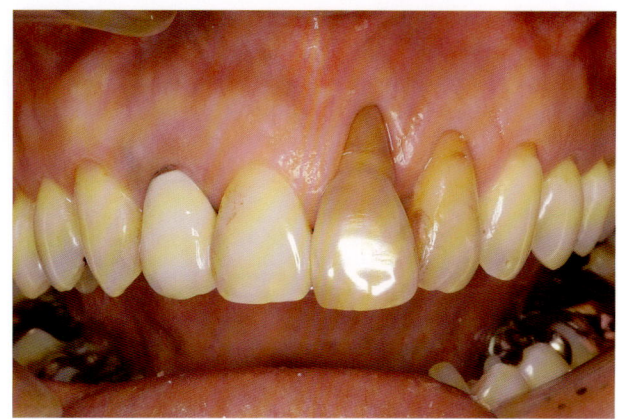

症例1-a　初診時の口腔内。|1 の歯肉の退縮と動揺、|2 3 の根面露出が認められた。

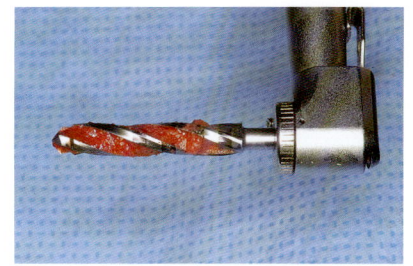
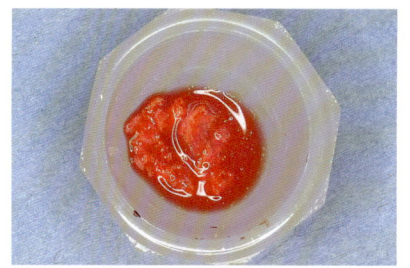

症例1-b ①、②　SPIベクトドリルで採取した自家骨。筆者はさまざまなインプラントシステムを使用しているが、ベクトドリルはインプラント床形成と同時に自家骨を採取できるため、重宝している。

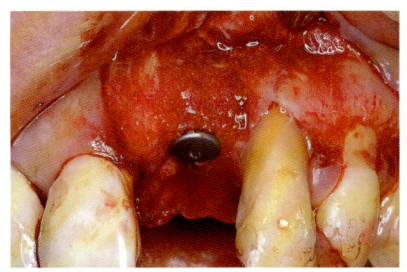
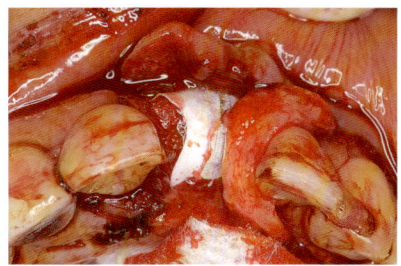
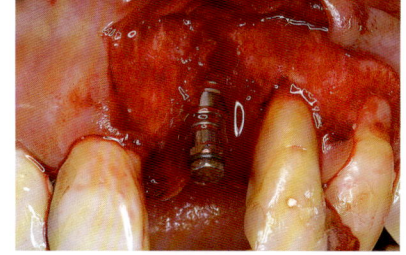

症例1-c　インプラントを埋入後、インプラントの唇側および遠心部の骨が不足している。

症例1-d　骨量が不足している唇側と遠心部に自家骨移植を行った。

症例1-e　|2 の歯肉退縮があるため、根面処理を行ったのち、口蓋より結合組織を有茎で翻転させ、|1 の歯肉の増大と|2 の根面被覆を行った。

現在のインプラント補綴

現在、インプラントは長期安定性、機能性そして審美性が求められている。そのためには、骨造成のみならずソフトティッシュマネージメントが行われなければ、審美的なインプラント補綴はできない。特に上顎前歯部では審美が求められ、その審美性が長期安定するには、唇側に十分な厚みの骨と歯肉が必要である。

また、下顎臼歯部では機能性だけでなく、清掃性も考慮しなければならない。今回提示した下顎顎堤（症例3）のように、重度に吸収した顎堤ほど角化歯肉が喪失し、もし、軟組織の処置がなければ、上部構造物装着後、頬粘膜には常に擦過傷ができ、痛みが伴うことになる。そのようなインプラントに長期的な予後は望めない。

以上の点を踏まえ、筆者が骨造成とソフトティッシュマネージメントを行った症例を提示する。

会員発表

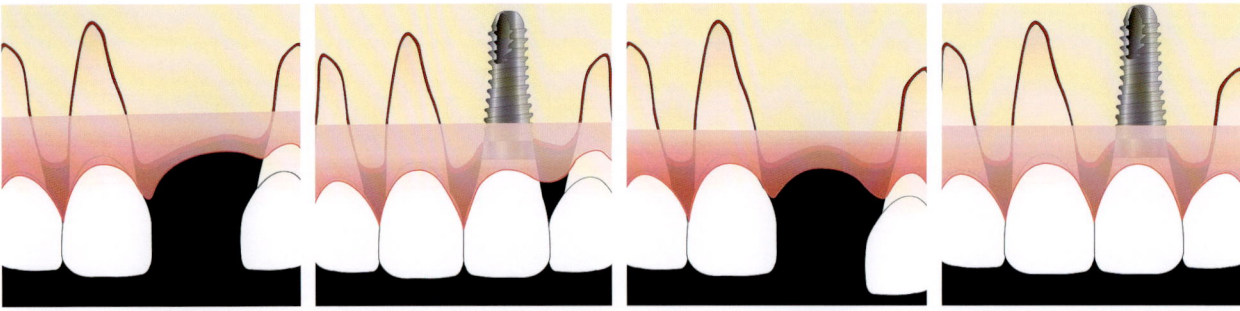

症例1-f ①｜症例1-f ②　2⏌の歯槽骨の吸収がある場合に、インプラントの埋入のみでは歯間乳頭の再現は得られずブラックトライアングルができる。

症例1-g ①｜症例1-g ②　2⏌の挺出を行い、歯槽骨頂の骨レベルを改善することにより、歯間乳頭を再現することができる。

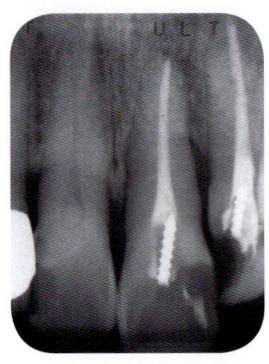
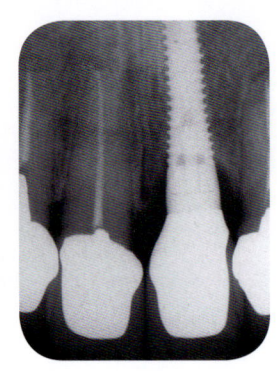

症例1-h ①｜症例1-h ②

症例1-h ①、②　初診時（h①）と2⏌挺出後（h②）のX線写真の比較。挺出を行ったことにより、2⏌の歯槽骨頂の位置が歯冠側に回復している。

表1　隣接する修復物と歯間乳頭の再生距離

class	隣接する修復物	近接距離	骨-乳頭距離
1	天然歯-天然歯	1mm	4.5～5mm
2	天然歯-ポンティック		6.5mm
3	ポンティック-ポンティック		6.0mm
4	天然歯-インプラント	1.5mm	4.5mm
5	インプラント-ポンティック		5.5mm
6	インプラント-インプラント	3mm	3.5mm

表2　インプラントの歯間乳頭の形成に関与する因子

・隣在歯の歯槽骨頂の高さ
・歯肉のバイオタイプ
・欠損部顎堤の吸収状態

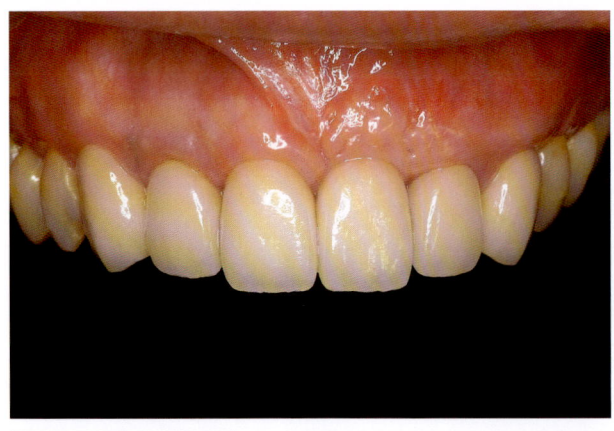
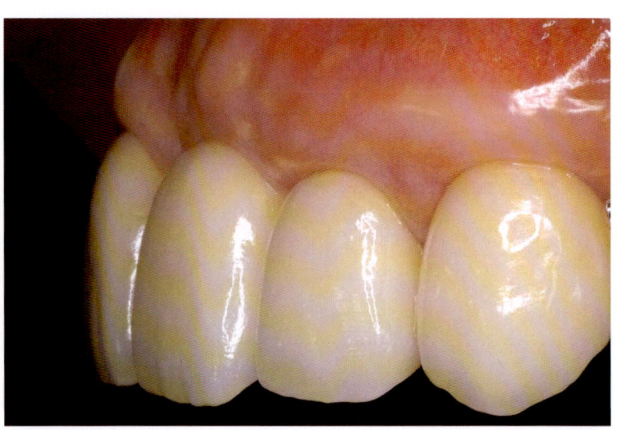

症例1-i ①｜症例1-i ②

症例1-i ①、②　上部構造装着時の口腔内写真。天然歯、インプラントに調和の取れた外観が得られた。上顎前歯部のような審美領域にインプラント修復を行うには、永続的な機能性と審美性が求められる。長期的に安定するには、インプラント周囲に2mm以上の骨と、その骨を維持するための厚い歯肉が必要になる。

インプラントに必要な骨造成とソフトティッシュマネージメント

6̄5̄部にGBRを行った症例（症例2-a〜h）

患者年齢および性別：35歳、女性　　　主訴：右下の咀嚼障害
初診：2001年6月　　　　　　　　　　治療計画：6̄5̄にGBRを行ったのち、インプラント埋入。

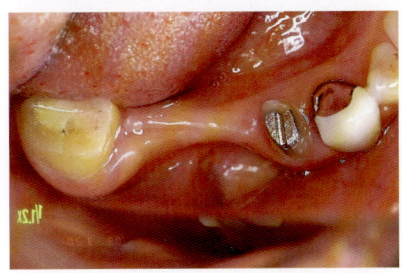

症例2-a　6̄5̄は10年前に抜歯、ブリッジを装着していた。

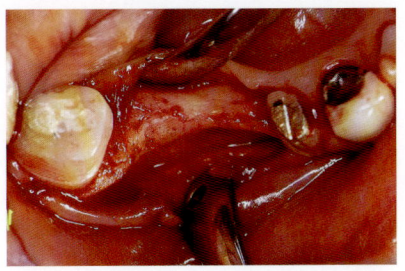

症例2-b　全層弁にて粘膜骨膜弁を剥離した。頬側の骨が水平的に吸収しており、インプラントを埋入するのに十分な骨幅がない。

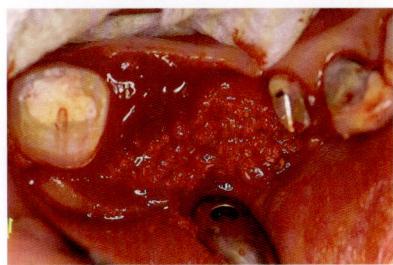

症例2-c　水平・垂直的に骨補塡材をオーバービルドさせるくらい塡入した。

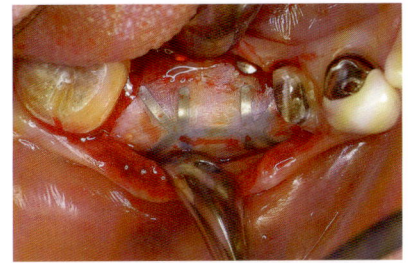

症例2-d　6ヵ月後に粘膜を剥離した。非吸収性メンブレンは感染せず、きれいな状態である。

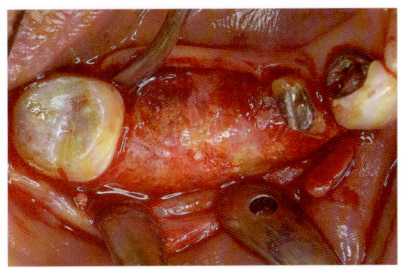

症例2-e　非吸収性メンブレン除去時の口腔内写真。十分な骨幅と高さの顎堤を再建できている。

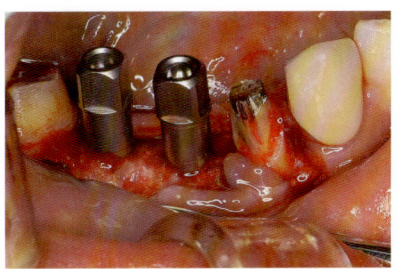

症例2-f　適切な位置にインプラントを埋入することができた。

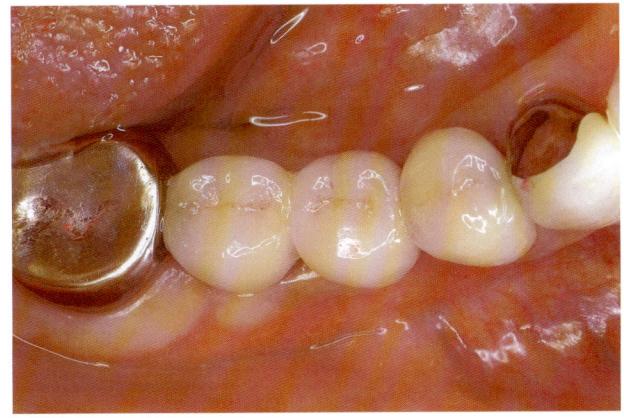

症例2-g　上部構造装着後3年経過の口腔内写真。主訴の咀嚼障害は改善している。

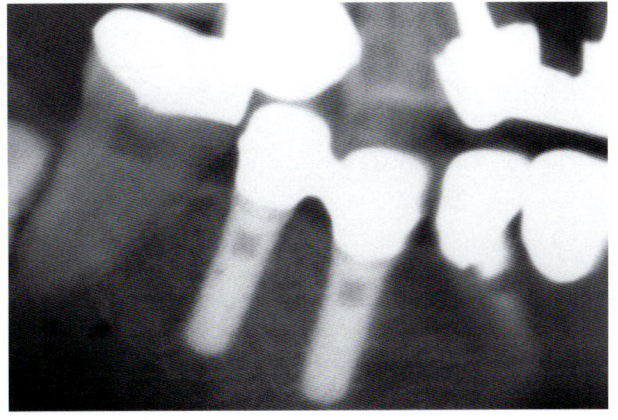

症例2-h　上部構造装着後3年経過のX線写真。インプラント周囲の骨に吸収はなく安定している。

まとめ〜骨補塡材で垂直的骨造成が可能な理由〜

　骨を造る骨芽細胞は、未分化間葉系細胞に由来する。これらの未分化間葉系細胞は、結合組織、脂肪、筋肉そして骨に分化する多分化能を有する細胞である。

　筆者の臨床経験から、骨に分化する未分化間葉系細胞が骨膜に多数存在する可能性を症例3から強く感じざるをえない。自家骨が骨補塡材としてゴールドスタンダードであることは周知の事実であるが、垂直的骨造成を自家骨単体で行った場合には新生骨は吸収してしまうことが報告されている[2〜5]。一方、非吸収性・吸収性の骨補塡材を足場（scaffold）とし、骨芽細胞に分化する間葉系細胞と生理活性物質である増殖因子やサイトカインが存在する状況をつくると骨造成は可能となる。

　骨の造成（再生）においては、骨補塡材が生きた骨に置換される必要が

37

会員発表

各部位への骨造成後、インプラント埋入を行った多数歯欠損症例（症例3-a〜j）

患者年齢および性別：53歳、男性
初診：2001年1月
主訴：他院で抜歯後義歯を製作したが、噛めないため、インプラント治療を希望し来院した。
治療計画：6|6 7 垂直的骨造成。4 5 6 7 サイナスリフト、4 2|1 2 水平・垂直的骨造成後、インプラント埋入。

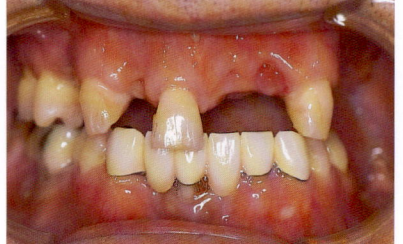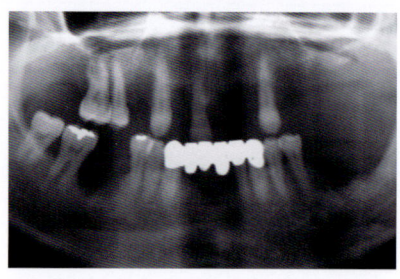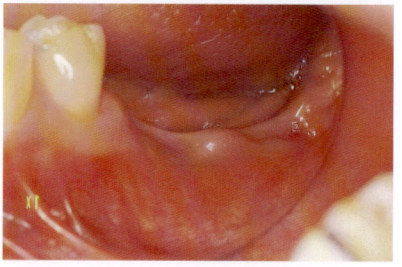

症例3-a ①|症例3-a ②　　症例3-a ①、②　初診時の口腔内およびパノラマX線像。重度の歯周疾患で多数の歯牙が抜歯された症例である。骨の水平、垂直的吸収量が大きく、このままではインプラント治療が難しいことがわかる。

症例3-b　左下臼歯部の側方面観。垂直的に重度に吸収しているのが確認できる。

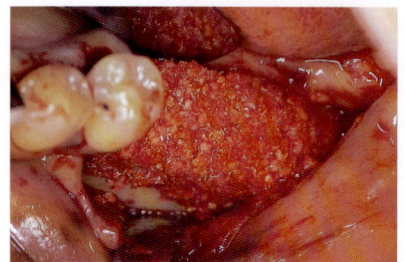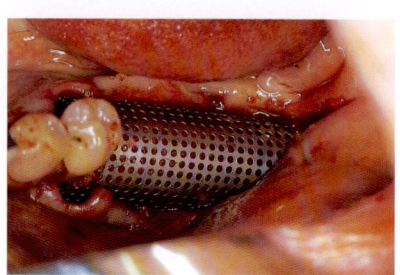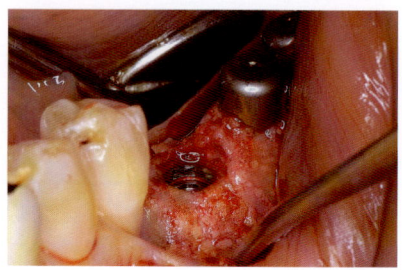

症例3-c　骨補填材を隣在天然歯の骨レベルまで垂直的に13mm骨造成した。

症例3-d　骨補填材の形態維持のため、チタンマイクロメッシュで被覆した。

症例3-e　垂直的骨造成が終了した口腔内写真。歯間乳頭を形成するため、インプラントのプラットフォームから3mm上方までオーバービルドさせた。

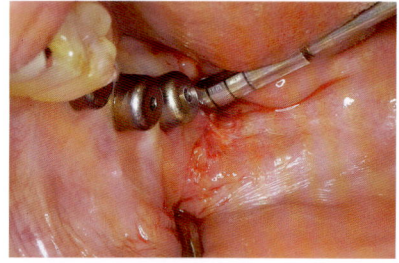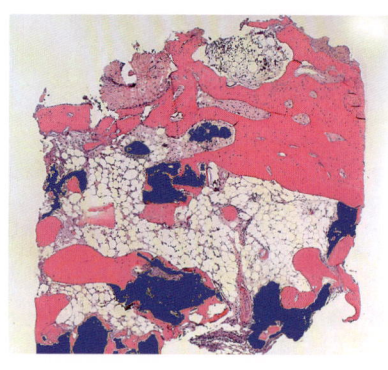

症例3-f ①　術後21ヵ月経過時の口腔内写真。インプラントの後方よりトレフィンバーにて骨様組織を採取した。

症例3-f ②　生検組織の脱灰HE標本像。EDTAにて脱灰標本を製作し、Hematoxylin-Eosin染色を施した。組織学的には埋入した非吸収性アパタイト（脱灰後は空隙として観察されるので、青色に画像処理した）周囲に、好酸性の新生骨が吸収されている（松本歯科大学・口腔病理学・長谷川博雅教授のご好意による）。

症例3-f ①|症例3-f ②

症例3-g ①|症例3-g ②

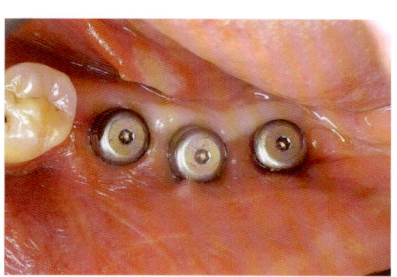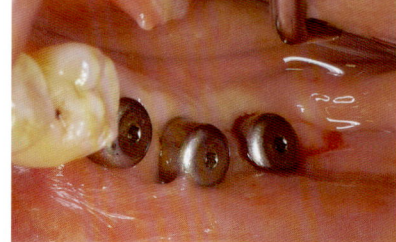

症例3-g ①、②　軟組織の問題が発生。角化歯肉のない顎堤を垂直的に骨造成すると、必ず軟組織の歯周形成外科が必要になる。

インプラントに必要な骨造成とソフトティッシュマネージメント

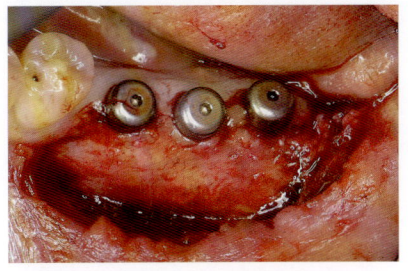
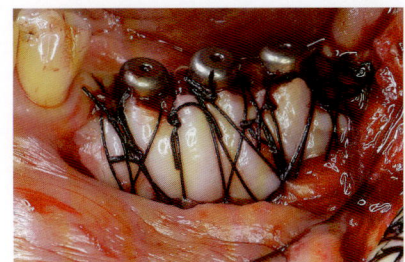
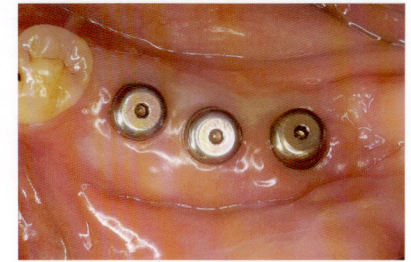

症例3-h ①　症例3-h ②　症例3-h ③

症例3-h ①〜③　遊離歯肉移植を行い、インプラント周囲に十分な角化歯肉を獲得した。インプラントが長期的に安定するには、必ず角化歯肉が必要である。

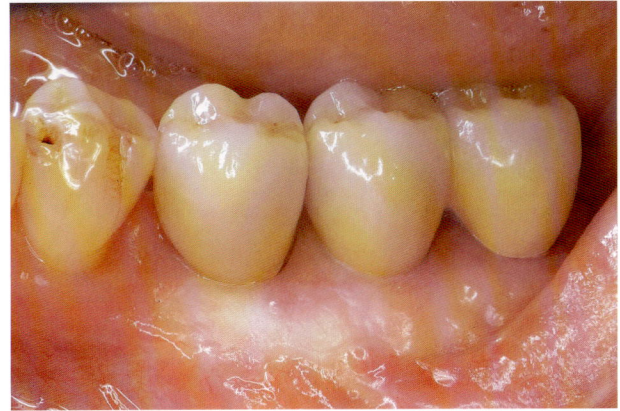
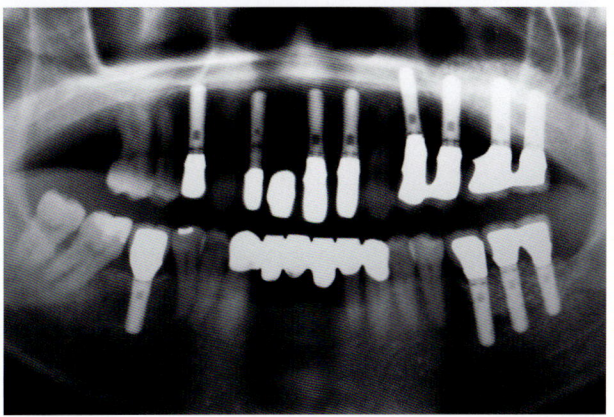

症例3-i　６７８上部構造物装着時の側方面観。インプラント周囲には角化歯肉が獲得されている。骨造成をインプラントのプラットフォームより上方3mmまでオーバービルドさせたことにより、歯間乳頭の形成が認められる。

症例3-j　術後のパノラマX線像。６７８部は骨造成後5年経過しているが、骨の吸収所見は認められない。また、全額的に骨の水平・垂直的骨造成を行い、骨の連続性が回復された。そのことにより、機能性、永続性、審美性が回復でき、理想的な治療結果がもたらされた。

ある。つまり、骨補塡材は骨の再生と同じスピードで吸収され、骨に置換される必要がある。また、骨補塡材がすべて吸収して骨に置換しては、骨の形態を維持することはできない。つまり、吸収されずにその部位に留まり、骨の形態を維持する骨補塡材（あるいは、骨のリモデリングに要する期間、2〜3年くらいのロングタームで吸収する骨補塡材）が必要になってくる。

骨補塡材の具備すべき条件は多孔性であり、その孔は外部から内部まで交通している必要がある。その多孔質の部分に骨芽細胞や血液中にある増殖因子やサイトカインが侵入し、骨補塡材の周囲に骨が形成されれば、正常な形態を維持している生きた骨組織が再生することになる。

垂直的骨造成の成功には、歯槽頂部における新生骨の誘導が必要である。この新生骨の再生のためには、歯槽頂部に存在する骨膜の存在が重要であり、骨膜に存在する未分化間葉系細胞に由来する骨芽細胞が鍵を握っている可能性があると筆者は考えている。

参考文献

1. 中村美どり，宇田川信之，山本洋平，中村浩志．骨吸収・骨形成の相互作用．OPGによる骨代謝制御(OPG遺伝子欠損マウスを用いたカップリング制御の研究について)．THE BONE. 2006；20(3)：327-334.
2. Proussaefs P, Lozada J, Kleinman A, Rohrer MD. The use of ramus autogenous block grafts for vertical alveolar ridge augmentation and implant placement : a pilot study. Int J Oral Maxillofac Implants. 2002；17(2)：238-248.
3. Artzi Z, Dayan D, Alpern Y, Nemcovsky CE. Vertical ridge augmentation using xenogenic material supported by a configured titanium mesh : clinicohistopathologic and histochemical study. Int J Oral Maxillofac Implants. 2003；18(3)：440-446.
4. Simion M, Misitano U, Gionso L, Salvato A. Treatment of dehiscences and fenestrations around dental implants using resorbable and nonresorbable membranes associated with bone autografts : a comparative clinical study. Int J Oral Maxillofac Implants. 1997；12(2)：159-167.
5. Widmark G, Andersson B, Ivanoff CJ. Mandibular bone graft in the anterior maxilla for single-tooth implants. Presentation of surgical method. Int J Oral Maxillofac Surg. 1997；26(2)：106-109.

理想的な埋入ポジションを求めて
～インプラント形状と埋入手技の相関関係についての考察～

山羽 徹

API‐Japan、山羽歯科医院

はじめに

現在のインプラント治療は、トップダウントリートメントのコンセプトに基づき、外科主導型治療から補綴主導型治療へと進化している。一方、インターネットの普及などによって、患者はさまざまな情報を容易に入手することができ、インプラント治療に対する期待が高まっている。このような背景のもと、インプラント治療は多くの治療オプションが確立し、その術式は複雑化している。しかしながら、いかに多くの治療オプションを身に付けようとも、理想的なインプラント補綴を行うための基本は、適切な埋入計画の立案と計画したとおりの位置へインプラント体を埋入するということに異論はないであろう。

筆者らは、インプラント治療成功のための3要素として、①インプラント体そのものの要素、②生体側の要素、③術者側の要素を挙げているが、本稿では埋入手術における成功のキーポイントとして、①インプラント体そのものの要素であるインプラント体の形状が、③術者側の要素である埋入手技に及ぼす影響について考察したい。なお、埋入計画の立案と埋入ポジションについての考察は「the Quintessence」2008年1、2月号で詳しく述べているので参照されたい[1,2]。

パラレルウォールドインプラント VS テーパードインプラント

今日、おもに用いられているインプラント体の形状は、ブローネマルクインプラントを踏襲するパラレルウォールドインプラント（ストレート型）と、その後開発されたテーパードインプラント（テーパー型）に大別される。この2つのインプラント体のもっとも大きな違いはその形状であることは言うまでもないが、この違いが理想的なポジションにインプラントを埋入するうえで、どのような影響があるのかを考察する。

テーパードインプラントは、天然歯の歯根と近似した形状をしているため、解剖学的制限の影響を受けにくい（図1）。したがって、インプラント体の形状という点では、テーパードインプラントに優位性がある。

次に、埋入時に使用するドリルについて検討してみる。パラレルウォールドインプラントの埋入時に

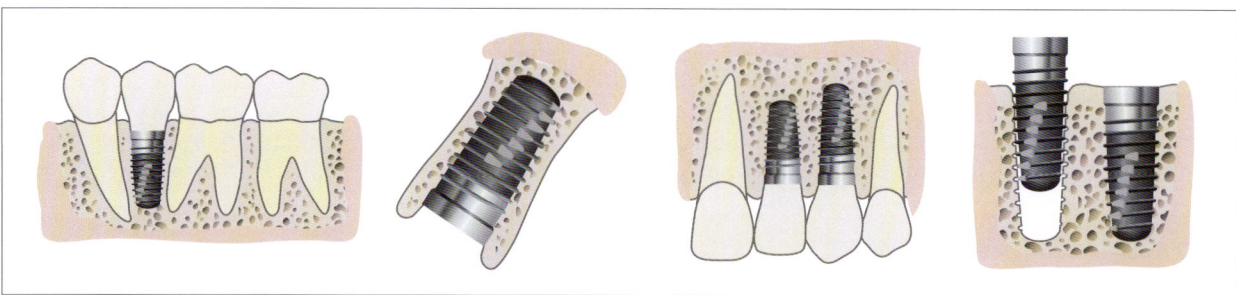

図1　テーパードインプラントはパラレルウォールドインプラントと比較して、①解剖学的制限の影響を受けにくい、②細い顎堤や抜歯後即時埋入時に有利である、③インプラント間の近接を避けられる、④埋入時の方向性の安定と埋入時間の短縮という優位性がある。（文献1より引用・改変）

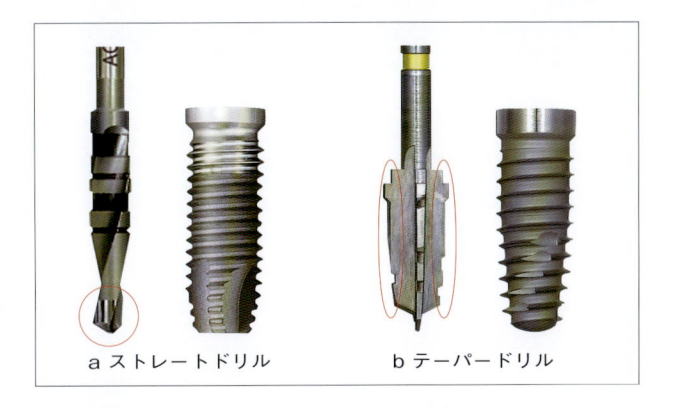

図2 ドリルの特性の違い。(a)ストレートドリルは、骨表面側から内部へ垂直的に切削しながら形成窩を拡げていくのに対して、(b)テーパードリルは側方へ水平的に切削しながら形成窩を拡げていく。形成方法のコンセプトが異なるドリルであるため、特性を理解して使用しなければインプラント体は思わぬポジションへ埋入される（赤丸印は刃部を示す）。

a ストレートドリル　　b テーパードリル

ソケットプリザベーション後3ヵ月にストレートドリルを用いてインプラント埋入（症例1-a〜f）

症例1-a｜症例1-b

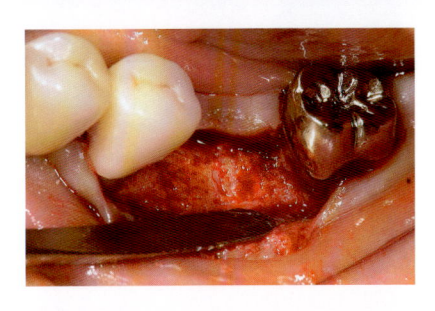

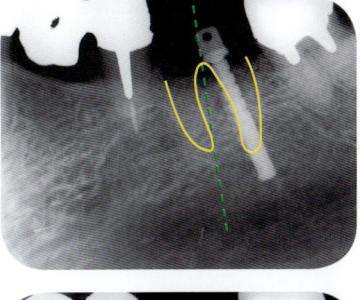

症例1-a　インプラント埋入前の状態。骨質は不均一であった。

症例1-b　最初のドリルは、根間中隔部の骨質の違いによって、理想的な埋入方向（緑点線）より遠心に流された。（黄線は抜歯前の歯根形態を表す）。

症例1-c｜症例1-d

症例1-c、d　次に用いたストレートドリルでは方向を修正することはできなかったが、形成窩のズレは補綴的に許容できる範囲内であったため、インプラント体を埋入した。

症例1-e｜症例1-f

症例1-e、f　上部構造はカスタムアバットメントを使用して、適正な歯軸となるように製作した。

は、ストレートドリルを使用する。このドリルは先端に切削力を持ち、側面の切削力は弱い。これに対して、テーパードインプラントの埋入時には、インプラント体の形状を反映したテーパードリルを使用する。このドリルは側面に強い切削力を持っている点で、ストレートドリルとは大きく異なる（図2）。このドリル特性の違いが埋入ポジションにどのような影響を及ぼすかを、症例を通して考える。

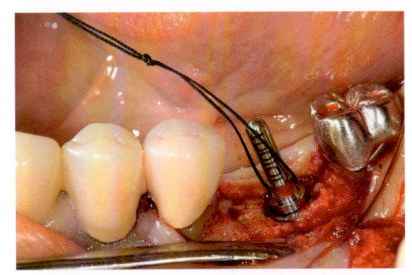

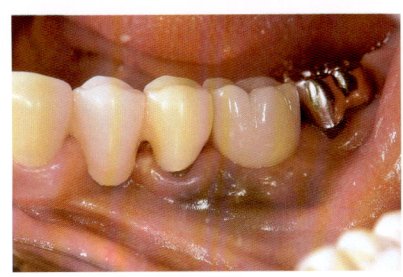

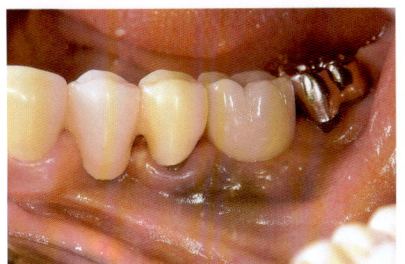

欠損部の骨形態は平坦ではなく、骨質も不均一であることが多い。そのため、最初に用いるストレートドリルは、骨レベルが低く、骨質が軟らかい方向へ流される傾向がある。このため、形成窩の位置や方向が計画と違った場合は、次から使用するドリルで修正する必要がある。しかしながら、ストレートドリルは側面の切削力が弱いため、形成窩の位置や方向を修正することは困難である（症例1）。

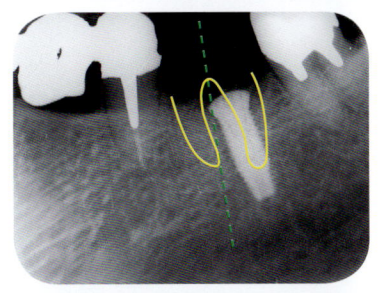

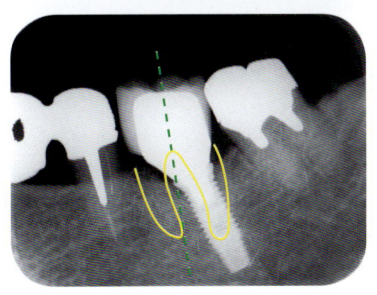

一方、テーパードリルは側面に切削力を有するため、形成窩の側壁を切削することで、修正することが可

41

会員発表

テーパードリルを用いてインプラント埋入位置を修正した症例（症例2-a〜f）

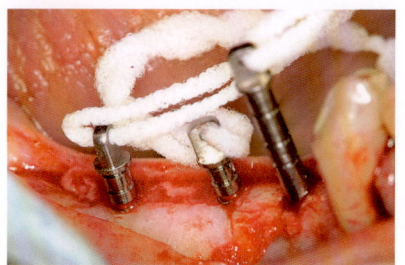

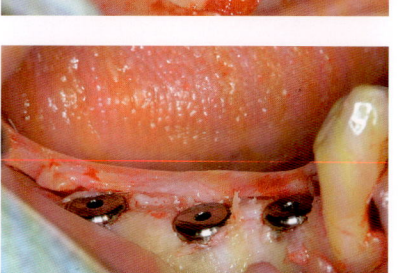

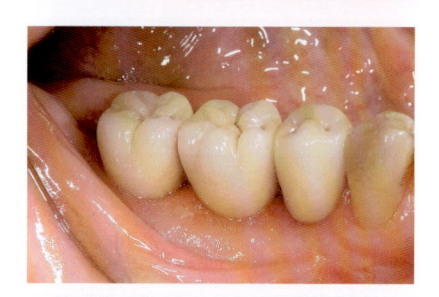

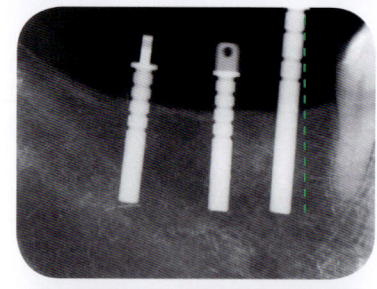

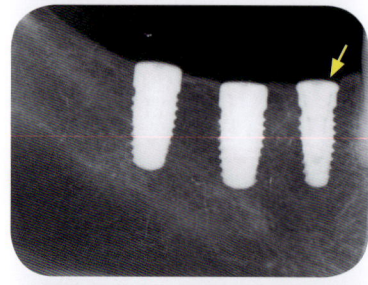

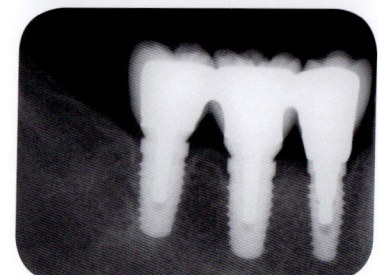

| 症例2-a | 症例2-b |

症例2-a、b　段差のある骨や、骨質が不均一な部位へのドリリング時には形成窩のズレが生じやすい。5̄は計画（緑点線）よりも遠心側に形成された。

| 症例2-c | 症例2-d |

症例2-c、d　次に用いるテーパードリルを5̄の近心側の骨を切削するように使用し、位置を修正した。2-bのX線写真と比べると5̄のみが修正されていることがわかる（黄矢印）。

| 症例2-e | 症例2-f |

症例2-e、f　上部構造は近遠心的に均等なエマージェンスプロファイルが得られている。

パラレルウォールドインプラントを用いて上顎洞底挙上を避けた症例（症例3-a〜e）

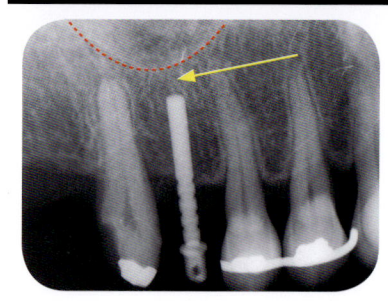

症例3-a　上顎洞底（赤点線）まで10mmある骨に対して、7mmの深さまでドリリングを行った。

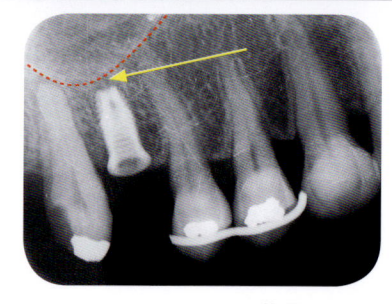

症例3-b　ドリリングした位置までエンジンでインプラント体を埋入した。この時、シーティングサーフェスは骨縁上である。また、インプラント周囲の骨吸収を防止し、BICを確保するために、プラットフォームスイッチング用のパラレルウォールドインプラント（実寸8.1mm）を使用した。

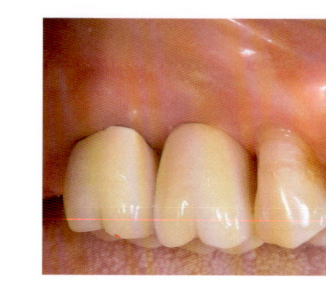

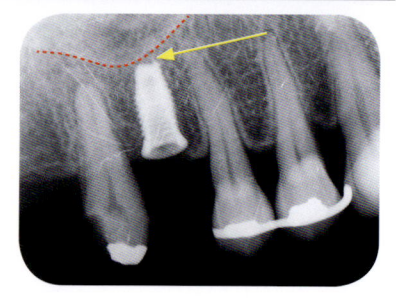

症例3-c　ラチェットレンチを用いて2回転、先端方向へ進め（このインプラント体のスレッドピッチは0.6mmなので、2回転すると1.2mm進むことになる）、上顎洞底に近接した位置までインプラント体を埋入した。このときシーティングサーフェスは骨縁下1mm（サブクレスタル）に位置づけた。

| 症例3-d | 症例3-e |

症例3-d　インプラント体の先端は上顎洞に侵襲を与えることなく、インプラント周囲の骨は吸収していない。結果として10mmの骨を有効に利用することができた。

症例3-e　上部構造装着時の口腔内。

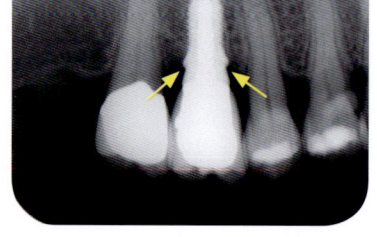

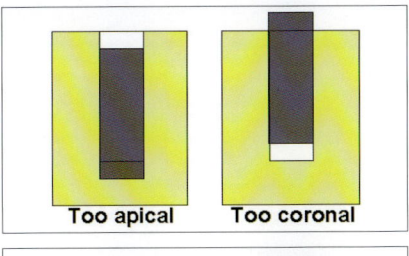

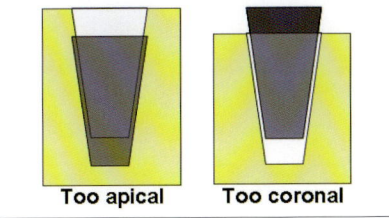

図3-a、b　パラレルウォールドインプラントとテーパードインプラントの形成窩とインプラント体の関係は、明らかに異なっている(文献3より引用)。

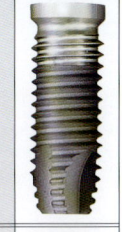

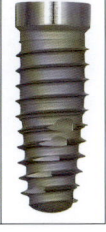

図4　デザインによるインプラントの選択。正確にインプラントを埋入するためには、インプラントの形状とドリルの特性を把握する必要がある。筆者らはテーパードインプラントを第一選択とし、インプラント体の先端方向に解剖学的制限があるなど、埋入深度に精度が要求される場合にはパラレルウォールドインプラントを選択している。

能である(症例2)。したがって、位置や方向のような水平的埋入ポジションの微調整についてはテーパードリルに優位性がある。

次に、垂直的埋入ポジションについて検証する。インプラント体の埋入深度はサブクレスタルプレースメントが基本であり、シーティングサーフェスを骨縁下約1mmに設定する。しかし、実際の臨床において骨の形態が平坦でない場合や隣接するインプラント体との垂直的な位置関係を考慮する場合は、インプラント体を埋入しながら深度を微調整し、シーティングサーフェスの位置を設定する。また、インプラントの先端が解剖学的危険域と近接せざるをえないような場合にも、埋入深度の微調整が必要である。このように、形成窩に対してインプラント体の垂直的な埋入ポジションを調整する場合には、パラレルウォールドインプラントのストレート形状と、先端に付与されたセルフタッピング能力が有効である(症例3)。

インプラント体の形状と形成窩の関係

形成窩に対して埋入深度を調整する場合、インプラント体と骨の接触状態について考えなければならない。症例3のように、パラレルウォールドインプラントは形成窩に対して埋入深度を調整しても初期固定に大きな違いはなく、埋入深度の自由度は高い。一方、テーパードインプラントは形成窩に対して浅く埋入すれば骨との接触状態が低下し、十分な初期固定を得ることができない。また、深く埋入すれば骨を過度に圧迫するばかりでなく、インプラント体が空回りし、やはり十分な初期固定を得ることができない。つまり、テーパードインプラントは形成窩と埋入深度に厳密な相関関係があり、形成後に埋入深度を調整することは困難である(図3)。

以上をまとめると、パラレルウォールドインプラントは、インプラント体の特性として埋入深度の調整が容易である反面、ドリルの特性として水平的埋入ポジションの調整は困難である。これに対して、テーパードインプラントは、インプラント体の特性として埋入深度の調整は困難であるが、ドリルの特性として水平的埋入ポジションの調整が容易である(図4)。これらの形状の違いを考慮すると、より厳密なインプラントの埋入を行うためには、部位や骨質に応じてインプラント体を選択することが有効である(症例4)。

理想的なインプラントデザイン

近年のインプラント治療の進化は目覚ましく、さまざまなインプラントシステムが開発されていることは素晴らしいことである。しかし、時としてわれわれは、その中からどのようなインプラント体を使用すれば理想的な結果を得られるのか頭を悩ませることがある。理想的なインプラント体の最新の考え方とすれば、S. Froumが全米の著名なインプラン

会員発表

部位や骨質に応じて異なる形状のインプラントを使い分けた症例（症例4-a～e）

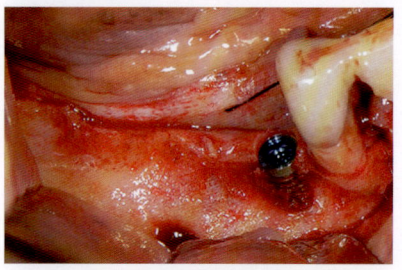

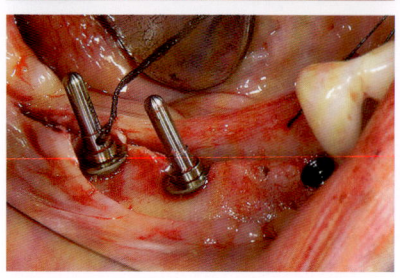

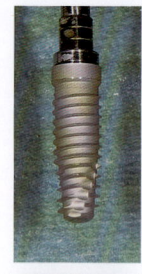

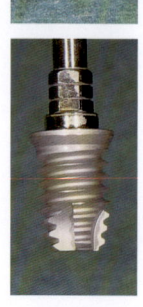

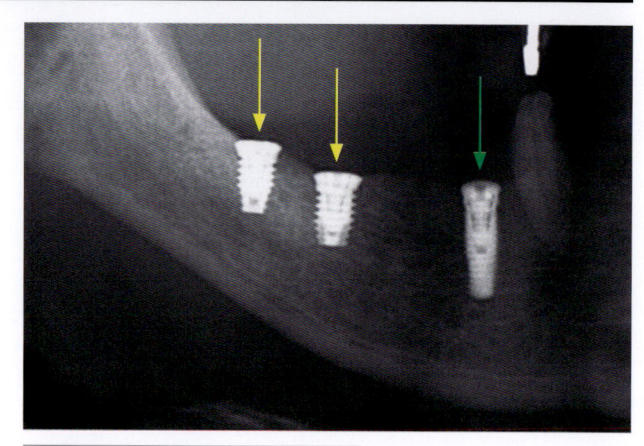

症例4-a	症例4-b	症例4-c
症例4-d	症例4-e	

症例4-a～e　骨幅が細くオトガイ孔に近接した部位にはテーパードインプラント（緑矢印）を選択し（a、b、c）、下歯槽管に近接する部位にはショートタイプのパラレルウォールドインプラント（黄矢印）を使用した（c、d、e）。ショートタイプのインプラント体を使用する場合は、BICを確保する意味でもパラレルウォールドインプラントが有利である。なお、このインプラントシステムは、すべてのインプラント形状に対して共通のコネクションシステムを採用しているため、同一部位に異なる形状のインプラント体を埋入しても、操作性への影響は少ない。

1. テーパータイプ
2. セルフタッピング
3. インターナルコネクション
4. フルラフカラー or マシーンドカラー
5. バイオアクティブサーフェス

図5　理想的であると考えられているインプラントデザイン。インプラント体の特性は、形状、コネクション、表面性状によって決定される。これに関連ツールの要素を加えて評価したうえ、個々の症例に適したインプラント体を選択することが重要である。（Stuart J. Froum, 2005 AAP Annual Meeting より）

ト専門医に対してアンケート調査を行っている（図5）。現在のところ、これらの要素をすべて満たすインプラント体は存在しないであろう。しかし、これらの要素は現在のインプラント治療に求められているものを間接的に示唆していることが考察できる。つまり、最先端のインプラント専門医が目指すべきものは適応症の拡大、審美性の向上、治癒期間の短縮、低侵襲性治療であり、その実践のために前述したインプラントデザインが求められているのではないだろうか。

まとめ

本稿では、インプラント埋入手術における成功のキーポイントとして「インプラント治療成功ための3要素」の一つである「インプラント体そのものの要素」についてフォーカスを当て、インプラント体とドリルの形状について考察した。その結果、インプラント体の選択基準は、手術手技（術者側の要素）や欠損部の状態（生体側の要素）の影響を受けることによって、埋入ポジションと大きく関わることがわかった。そして、すべての症例に対応できる理想的なインプラント体は存在しないことから、トップダウントリートメントの概念に基づき、理想的な位置にインプラント体を埋入するためには、症例に応じたインプラント体の選択が必要であることが示唆された。

参考文献

1. 寺本昌司，山羽　徹，牧草一人，長澤成明，岡村　大，大西　太．科学的根拠に下支えされた患者本位の医療のための Biological-driven Periodontics & Implant Therapy．第7回 埋入計画と埋入ポジション．the Quintessence．2008；27（1）：163-173．
2. 牧草一人，岡村　大，寺本昌司，長澤成明，甲斐梢里．科学的根拠に下支えされた患者本位の医療のための Biological-driven Periodontics & Implant Therapy．第8回 前歯部インプラントにおける配慮．the Quintessence．2008；27（2）：163-176．
3. 寺本昌司，牧草一人，岡村　大．3i インプラントシステムを用いた臨床応用．the Quintessence 別冊．インプラント YEAR BOOK 2006．2006：77-84．

シンポジウム1

武田孝之
奥田裕司
三好敬三

補綴主導型から患者中心のインプラント治療を目指して

Patient-Centered Implant Treatment

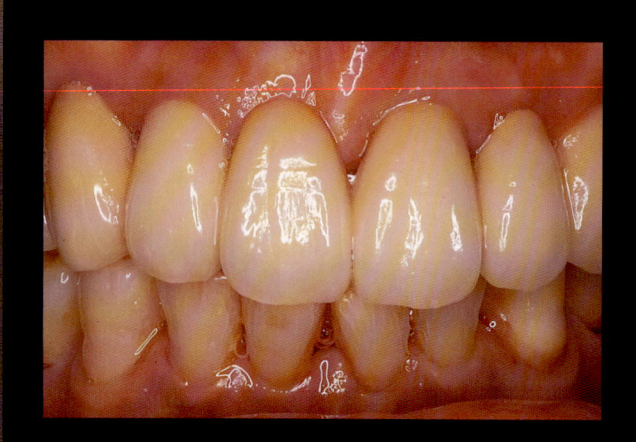

武田孝之
（武田歯科医院）

Takayuki Takeda
(Takeda Dental Clinic)

はじめに

「補綴主導型のインプラント治療」という言葉が認知されて久しい。また、インプラント補綴においても天然歯の形態に準ずることが審美性の獲得、維持のために欠かせない要件であると信じられてきた時代も長く続いた。その結果、多くの熱心な臨床家たちはインプラント埋入に際して骨造成が不可避であると考えるようになり、患者は大きな負担を背負って治療に臨まなければならなくなった。しかし、造成骨と軟組織の安定性に関しての長期報告例はあまりにも少なく、ややもすると患者に負担だけを背負わせる結果となっていることも否めない。患者の立場に立って考えると、同じ結果であるならば可及的にシンプルで、リスクが小さく、最大限効果を引き出せる治療を求めていることは自明の理である。

そこで本稿では、審美性の確保と維持に対する要件について、過去筆者が行ってきた経過を踏まえ、患者、術者ともに安全で負担の少ない治療法を考察をしていく。

患者の必要とする審美性の見極め

さまざまな観点からインプラントの成功基準が出されているが、審美性に関しては調和のとれた歯頸線、擬似的歯間（インプラント間）乳頭、見せかけの歯根豊隆の3条件を満たすことが重要であると多くの歯科医師が考えている。しかし、患者の求めている治療のゴールはさまざまであり、かつ、現実的に対応できる範囲も限られている。それゆえ、まずは患者の求めていることをよく理解し、治療の限界、必要性を論議しなければならない。

ガミースマイルや極度の審美性を求める患者は別として、多くの患者は口唇からこぼれる歯と口唇周囲の軟組織の調和を求めているのである（図1）。

図1　ガムポーセレンで対応した一例（患者の必要とすることを供給することが重要である）

図1-a ①｜図1-a ②｜図1-a ③

図1-a ①〜③　術前。前歯を喪失してから長期間経過し、顎堤の吸収が進行していた。

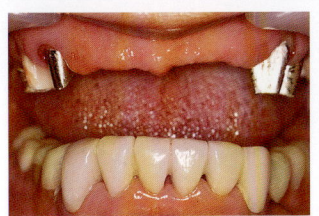

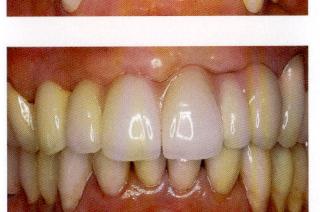

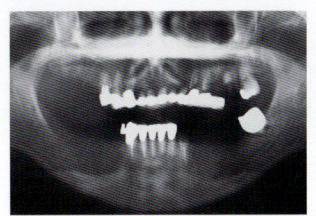

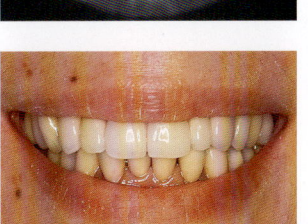

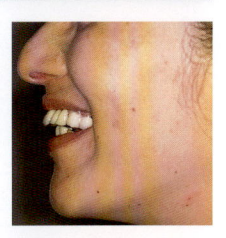

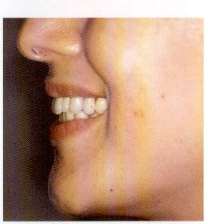

図1-b ①｜図1-b ②｜図1-b ③
図1-b ④

図1-b ①〜④　術後。口唇からこぼれる歯と軟組織の調和が達成されているため、審美的に問題はない。b ④：治療後8年のX線写真。

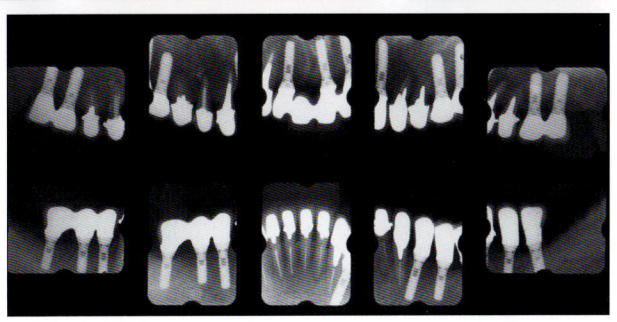

天然歯の模倣からの脱却

　10年ほど前には、天然歯の形態を遵守することが審美性の獲得のために必要であると信じられていた。それゆえ、太い直径のインプラントを天然歯があった位置に埋入し、いわゆるエマージェンスプロファイルのとれた上部構造を装着することこそ、審美性の獲得、維持にとって必要と言われてきた。その結果、天然歯が存在していたときよりも唇側に多くの骨を必要とし、大半の症例で骨造成がなされてきた。造成骨の経過の判定はおもに埋入したインプラントの存続率で判断されてきたが、その点では十分に良好な結果が観察されてきた[1]。しかし、最近になってコーンビームCTの一般的活用などと相まって、組織を傷つけることなく造成骨の経過を観察できるようになった。その結果、症例の条件によって大きく異なるものの、自家骨を用いてGBRを行った造成骨は吸収傾向にあり、特に上顎前歯部においてその傾向が顕著であることが確認された（図2）[2]。

　Buserらは臨床実感から、より厚い骨幅が必要であると時間の経過とともに報告を修正し、最近では唇側に2〜3mmの水平的支持骨（バルコニー）を獲得しなければ、審美的な長期安定は望めないと提唱している[3]。果たして、本当にそれだけの厚みを骨造成して得ないと、長期安定は望めないのであろうか。大半の患者に骨造成の負担を背負わせなければいけないのであろうか。

インプラントの埋入条件による審美性の差

　審美性を維持できない症例の特徴はあるのか。その疑問に答えるべく経過観察の結果、以下の条件を有する症例および埋入条件のときに軟組織が不安定になることがわかった（図3-a、b）。

・バイオタイプとして、Thin-scallop、Triangular
・角度として、唇側に傾斜埋入
・咬合面観として、中央より唇側寄り
・縁下形態として、唇側の軟組織を圧迫する条件

　上記の悪条件が重なると、非常に速いスピードで軟組織のリセッションが起こってしまう。一方、10年以上経過しても軟組織が安定している症例の特徴は（図4）、

・バイオタイプとして、Thick-flat、Square
・角度として、垂直埋入

シンポジウム1

図2　筆者らが調査したGBR後のCT画像上における形態変化

インプラント数(総数:39)	Straumann：24、ANKYLOS：9、Screw Vent：6
部位	前歯部：26、臼歯部：13
術前の欠損状態	1壁性：25、2壁性：9、3壁性：4、裂開：1
術式	Simaltaneous：24、Staged：15
骨移植材料	自家骨：27、β-TCP：3、Blood clot：9
骨の中のインプラントの位置	完全被覆：15、1/3以下の露出：10、2/3以下の露出：11、2/3以上の露出：3

インプラント体の状態	インプラント数	全体に占める割合(％)
唇側にすべて露出	14	35.9
2/3以下の露出	6	15.4
1/3以下の露出	6	15.4
露出なし	13	33.3

図2-a　筆者らが調査した、GBRを施術したときの条件。さまざまな条件であったが、すべて二次手術時にインプラントが骨で被覆されていることを確認した。(松井孝道氏、中島　康氏、土屋直行氏の協力による)

図2-b　図2-aの条件に基づき、コーンビームCT画像により調査した治療後の評価。臨床的には成功基準を満たしていたが、CT画像上では約50％に顕著な骨吸収が観察された。

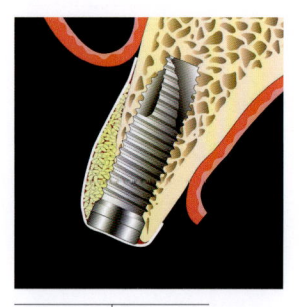

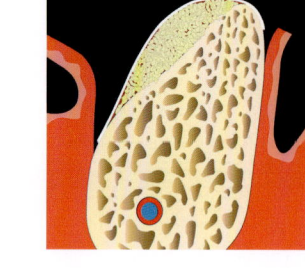

図2-c　安定群の特徴。c①：Simaltaneous approach(インプラント体が骨より1/3以下の露出)、c②：下顎におけるStaged approach。部位としては下顎臼歯部、条件としてはインプラント体の一部が露出していた場合への対応では骨吸収がほとんど観察されなかった。(文献2より引用)

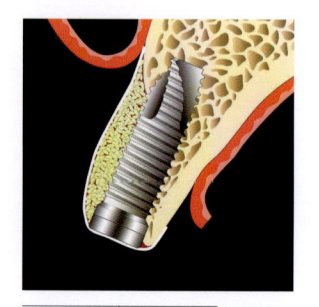

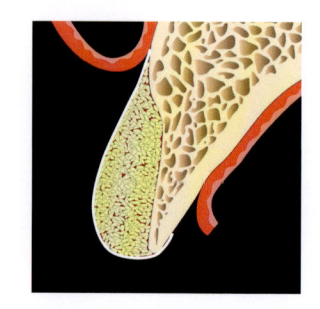

図2-d　吸収群の特徴。d①：Simaltaneous approach(インプラント体が骨より2/3以上露出)、d②：上顎前歯部におけるStaged approach。部位として上顎前歯部、条件としてインプラント体の大半が露出していた場合は骨吸収が顕著であった。(文献2より引用)

図3　生物学的には成功であるが、審美的に満足の得られなかった一例

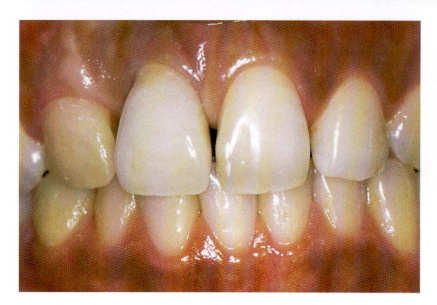

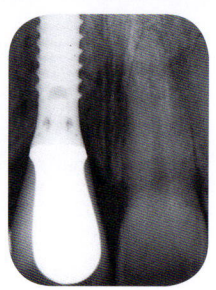

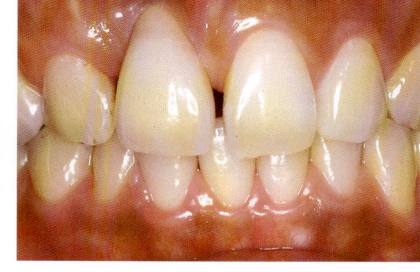

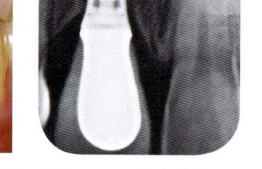

図3-a①～④　上部構造装着時(a①、②)および4年後(a③、④)。骨レベルは安定しているが、軟組織のリセッションが起こってしまった。

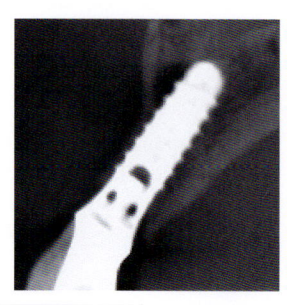

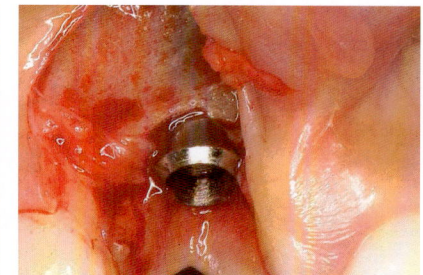

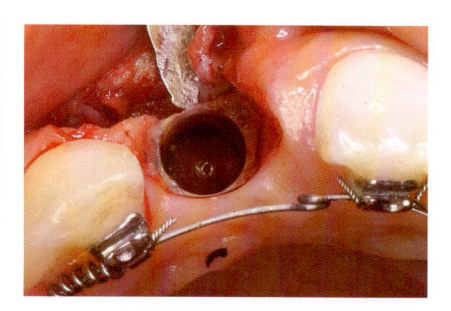

図3-b①～③　インプラント除去前のCTと除去時の骨の条件。唇側に支持骨はあるものの傾斜埋入になり、縁下形態が軟組織を圧迫してしまったためにリセッションが起こってしまったと推測した。

図4　長期的に軟組織が安定した一例

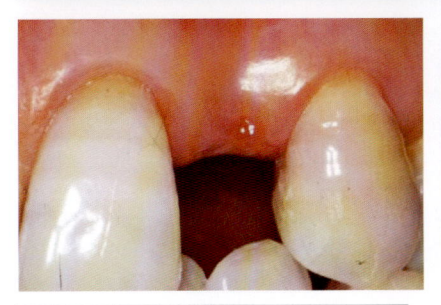

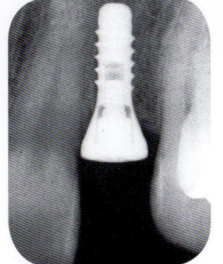

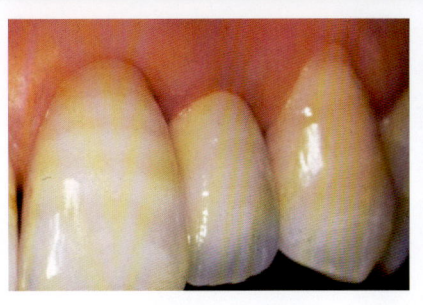

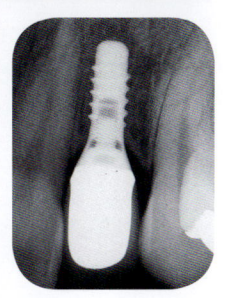

図4-a ①　図4-a ②　図4-a ③　図4-a ④　　図4-a ①〜④　術前（a ①、a ②）および補綴終了後（a ③、a ④）。

図4-b ①　図4-b ②　図4-b ③

図4-b ①〜③　10年後。軟組織は安定しており、CT画像上でいわゆるバルコニーも確保されている。インプラント先端部に開窓があるが、臨床的には問題とならない。

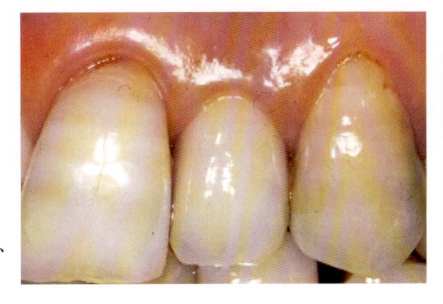

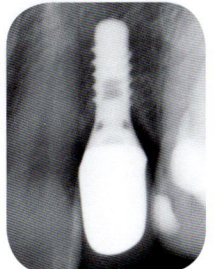

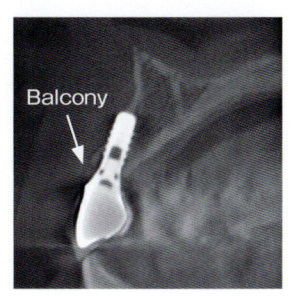

・咬合面観として、口蓋側寄り
・縁下形態として、唇側軟組織を圧迫しない

というものである。しかし、上記の条件を満たそうとすると、高頻度でインプラント先端部が骨の開窓を起こしがちである。ただし、経過観察の結果、先端部の開窓は存続率、審美性の両点から決してリスクとなっていないことがわかった。それよりも、辺縁骨部の裂開のほうがきわめてリスクとなる。

Straumann、Zimmer（Screw Vent）、ANKYLOSの3種類のシステムの経過観察の結果を見ていただこう（図5）。平均4〜5年と短い観察期間であるが、Straumann、Zimmer（Screw Vent）では上部構造を装着後から経過中に歯冠中央部で約1mmの軟組織がリセッションを起こしたのに対して、Platform switching typeのANKYLOSではほとんど変化がなかった（図6）。

さらに、同じシステムの中で埋入角度と咬合面観におけるグループ分けをしてみると、口蓋側で垂直埋入されたものは軟組織が安定していることがわかる（図7）。また、バイオタイプがThick-flat、SquareのものはThin-scallop、Triangularに比較して安定していた（図8）。

そして、骨吸収に目を向けると平均1mm強の骨吸収を起こしていたが、Platform switching typeのANKYLOSで埋入時に1.5mm以上深く埋入したものは、フィクスチャーのショルダー部に骨があたかも乗るように落ち着いていたものが多かった（図9）。これらの結果から推奨される埋入条件は明確で、口蓋側、垂直、低位埋入である（図10）。しかし、日本人の上顎前歯部の形態は一般的に唇側の陥凹が厳しく、骨幅も狭く、傾斜埋入にならざるをえないこともしばしばである。その場合にはPlatform switching typeのシステムの採用によって容易に審美性の獲得、維持がなされることもわかってきた（図11）。

多数歯欠損症例における審美性

多数歯欠損症例では唇側骨の吸収量も大きく、歯の欠損が周囲組織の欠損に直接関与してしまう。その結果、軟組織周囲のクラウンブリッジ形態による回復は一般的に困難になる傾向にある。言い換えれば、リップサポート、フェイシャルサポートを強度に必要とする症例はAGCの3-unit Bridgeなどの採用、もしくは、患者可撤式の義歯タイプの選択をせざるを得ない。

多数歯欠損もしくは上顎無歯顎における審美性獲得のためのインプラントの埋入条件として、

・左右非対称の埋入
・傾斜埋入を許容するPlatform switching typeのシステムの採用

シンポジウム1

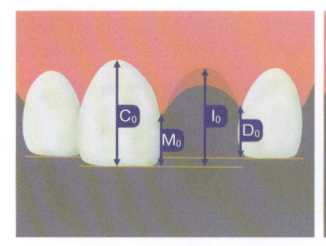

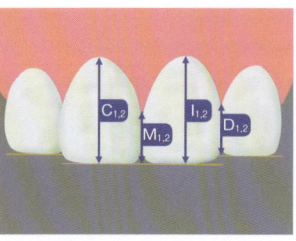

図5 軟組織の変化を計測するためのパラメーター。対象は1歯欠損症例として、反対側同名歯の臨床的歯冠長をC、同名歯の切端を基準とした欠損部の高さをI、近遠心の粘膜の高さをM、Dとした。また、手術前を0、上部構造装着後を1、経過観察時を2として経時的変化を計測した。おもに2-1で示す装着後から経過時の変化に注目。

パラメーター	手術前(0)				上部構造装着後(1)				経過観察時(2)			
	C0	M0	I0	D0	C1	M1	I1	D1	C2	M2	I2	D2
唇側寄りで傾斜埋入 (n:11)	10.8	6.5	9.4	7.2	11.0 (1-0)	7.8 1.3	12.2 2.8	8.0 0.8	11.2 (2-0) (2-1)	8.3 1.8 0.5	14.1 4.7 1.9	8.4 1.2 0.4
口蓋側寄りで傾斜埋入 (n:6)	10.4	7.0	9.0	7.5	10.5 (1-0)	7.4 0.4	10.4 1.4	7.8 0.3	10.7 (2-0) (2-1)	7.3 0.3 -0.1	10.7 1.7 0.3	7.9 0.4 0.1

図7 埋入角度と位置による軟組織の経時的変化(Zimmer)。口蓋側、垂直埋入の場合に変化量が少なく、唇側、傾斜埋入の場合に変化量が大きかった。

が具体的に挙げられる。左右非対称に埋入することにより、ポンティックで同名歯の形態に自由度が増すこと、そして、傾斜埋入をすることにより舌房を狭くすることなく（発音障害、感覚障害の回避）、審美性を得るために軟組織の圧迫を可及的に抑制できる形態を付与できるようになる（図12、13）。

抜歯即時と待時の考え方

抜歯即時にインプラントを埋入することは多くの場で論議されてきた。筆者が個人的に感じることは、術者間で同じシステム、同じ臨床術式を行っていないため実際の結果に大きく差が出てしまい、その結果、未だに意見がまとまらないと思っている。筆者は現在4種類のインプラントシステムを使用しているが、チタンとアパタイト、Platform switching typeとStandard type（フィクスチャーの直径に対してアバットメントの直径が同じか大きいタイプ）、1回法と2回法など、使用するハードの違いが、結果に大きく影響を及ぼす。

臨床的に成功例、経過良好例が年々増える一方で、不

パラメーター	手術前(0)				上部構造装着後(1)				経過観察時(2)			
	C0	M0	I0	D0	C1	M1	I1	D1	C2	M2	I2	D2
Zimmer (n:26)	10.5	6.2	9.2	7.0	10.5 (1-0)	7.0 0.8	11.3 2.1	7.5 0.5	10.8 (2-0) (2-1)	7.4 1.2 0.4	12.4 3.2 1.1	7.9 0.9 0.4
Straumann (n:22)	11.0	7.4	9.2	8.0	11.2 (1-0)	8.1 1.0	11.3 2.2	8.5 0.5	11.3 (2-0) (2-1)	8.9 1.5 0.5	12.6 3.4 1.3	9.0 1.0 0.5
ANKYLOS (n:12)	11.3	8.2	10.3	8.5	11.3 (1-0)	8.6 0.4	11.7 1.4	8.8 0.4	11.5 (2-0) (2-1)	9.0 0.8 0.4	12.0 1.7 0.3	9.2 0.7 0.4

図6 各システムにおける軟組織の経時的変化。ZimmerとStraumannはほぼ同様の結果であったが、Platform switching typeのANKYLOSは軟組織の経時的変化が少ない。

パラメーター	上部構造装着後(1)				経過観察時(2)			
	C1	M1	I1	D1	C2	M2	I2	D2
Thin-Scalopp (n:17)	(1-0)	1.6	2.5	1.4	(2-0) (2-1)	2.4 0.8	3.7 1.2	2.3 0.9
Thick-Flat (n:9)	(1-0)	0.6	1.9	0.5	(2-0) (2-1)	0.9 0.3	2.3 0.4	0.8 0.3

図8 軟組織のバイオタイプによる軟組織の経時的変化(Zimmer)。Thick-flat、SquareのものはThin-scallop、Triangularに比較して安定していた。

	手術前(0)	上部構造装着後(1)	経過観察時(2)
Zimmer	+0.2mm	-1.2mm	-1.8mm
Straumann	+0.3mm	-0.4mm	-1.3mm
ANKYLOS	+1.1mm	-0.1mm	-0.8mm
Shallow insert (n:5)	+0.2mm	-1.0mm	-1.4mm
Deep insert (n:7)	+1.5mm	+0.3mm	+0.3mm

図9 3種類のシステムにおける辺縁骨の経時的変化。平均1mm強の骨吸収を起こしたが、Platform switching typeのANKYLOSインプラントで埋入時に1.5mm以上深く埋入したものは吸収が少なかった。

良例も報告されてくる。今後、エビデンスをさらに蓄積して、冷静なディスカッションが待たれる。

同じ考え方で抜歯即時埋入を行って結果をまとめた7施設の臨床成績では、レトロスペクティブながら重度歯周炎を除き非常に良好な成績を得ている（図14、15）[4]。筆者らの適応基準と除外基準を図16に示すが、この基準を遵守して、さらに、術式的に、

・感染源の徹底除去
・可及的にフラップを開かない
・フラップを閉じない

補綴主導型から患者中心のインプラント治療を目指して

図10　外傷のため抜歯即時で埋入した一例（審美性に配慮した埋入条件）

図10-a ①　図10-a ②　図10-a ③

図10-a ①〜③　咬合面観から見て隣接歯の口蓋側に沿わせた位置にする。

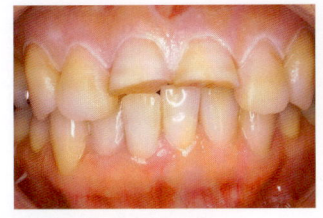

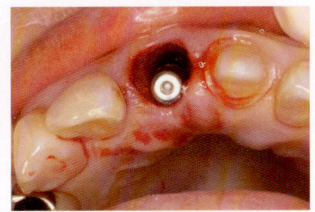

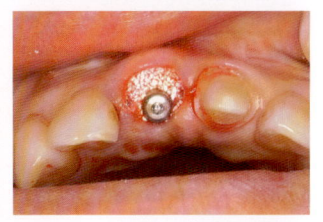

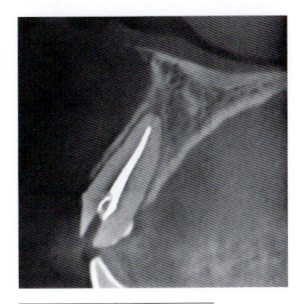

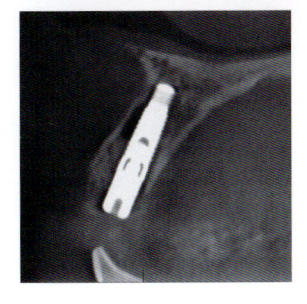

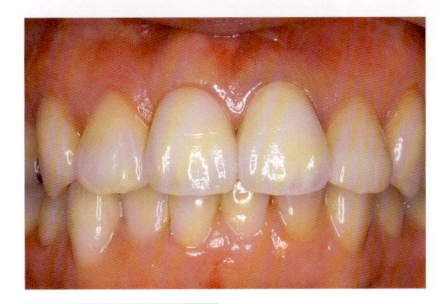

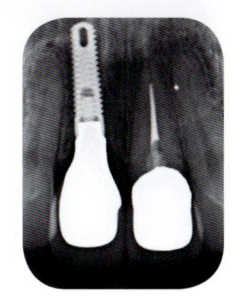

図10-b ①　図10-b ②

図10-b ①、②　b①：隣接同名歯、b②：抜歯直後天然歯の歯軸に比較し埋入角度は垂直的とする。さらにフィクスチャーレベルは唇側粘膜から4mm深くする。

図10-c ①　図10-c ②

図10-c ①、②　上部構造装着後1年の状態。複雑なことをしないで審美性が確保される。

図11　Platform switching typeによる治療例

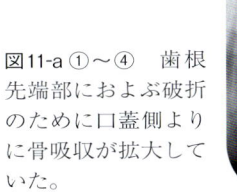

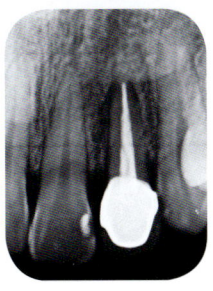

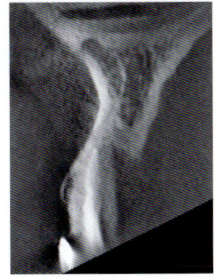

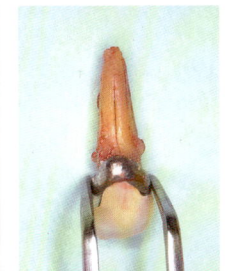

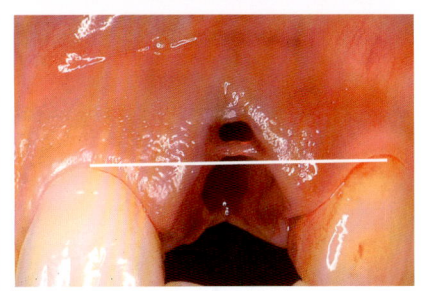

図11-a ①〜④　歯根先端部におよぶ破折のために口蓋側よりに骨吸収が拡大していた。

図11-a ①　図11-a ②　図11-a ③　図11-a ④

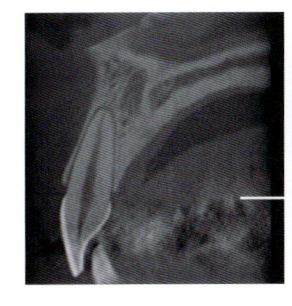

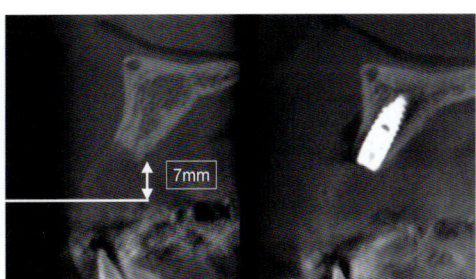

図11-b　左より、隣在歯、欠損部、埋入後（傾斜埋入）。意図的に傾斜埋入とした。

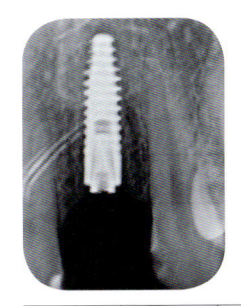

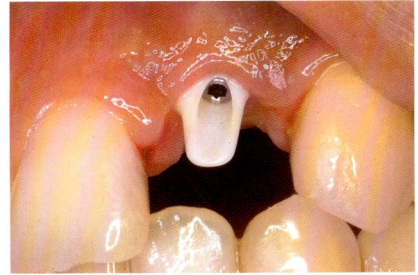

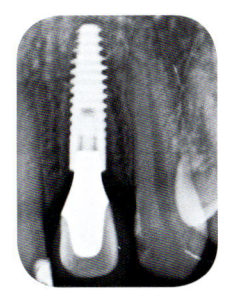

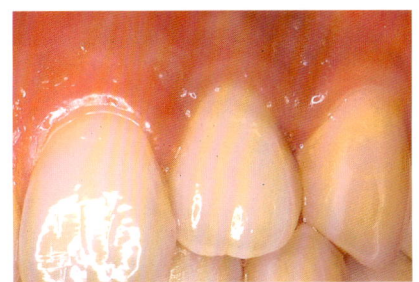

7mm

図11-c ①　図11-c ②　図11-c ③　図11-c ④　　図11-c ①〜④　上部構造装着前（c①、②）および1年後（c③、④）。

51

シンポジウム 1

図12　多数歯欠損における審美性の確保（左右非対称性埋入）

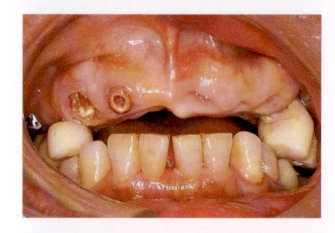

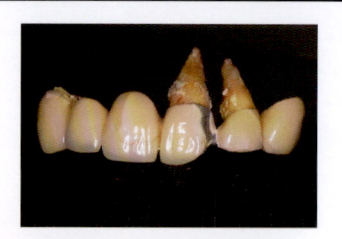

図12-a ①　図12-a ②

図12-a ①、②　外傷により前歯部を喪失。

図12-b ①　図12-b ②
図12-b ③

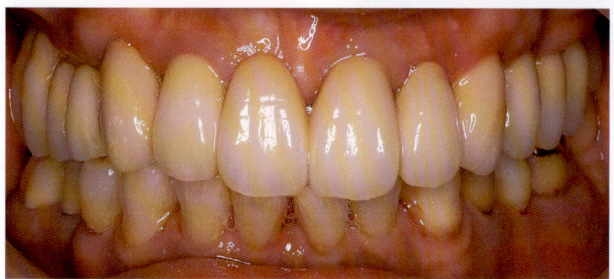

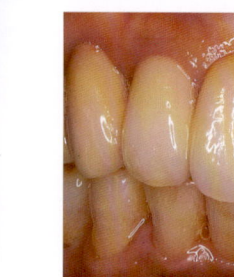

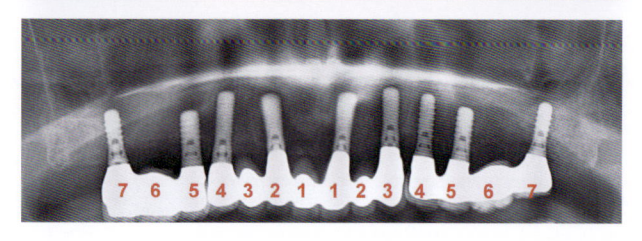

図12-b ①〜③　左右非対称性に埋入にすることにより、ポンティックで同名歯の形態に自由度が増すために審美性が確保しやすくなる。

図13　多数歯欠損における審美性の確保（Platform switching type の利用）

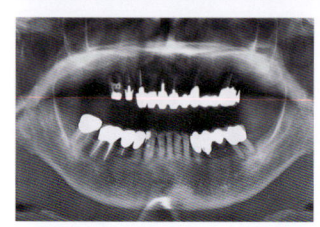

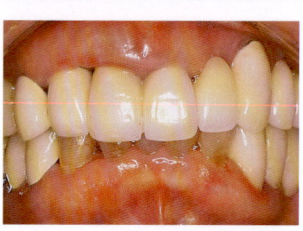

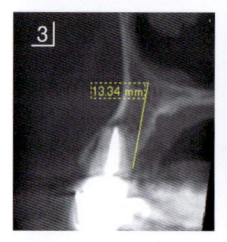

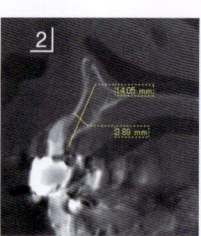

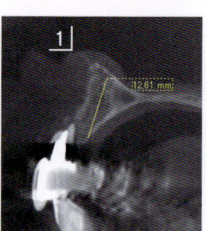

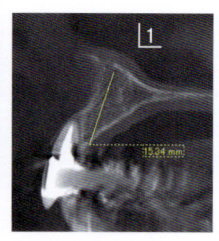

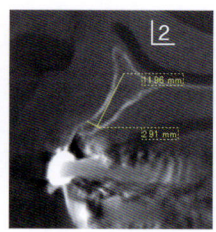

図13-a ①　図13-a ②

図13-a ①、②　初診時のX線および口腔内。

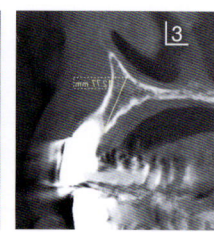

図13-b　術前の 3 2 1｜1 2 3 の CT 画像。骨幅が薄く、唇側骨は陥凹していた。

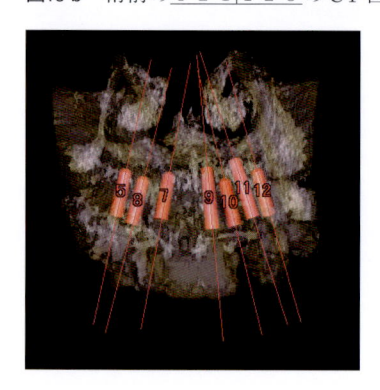

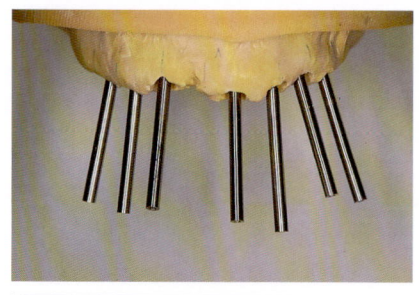

図13-c ①　図13-c ②　図13-c ③　　図13-c ①〜③　意図的に傾斜埋入した。

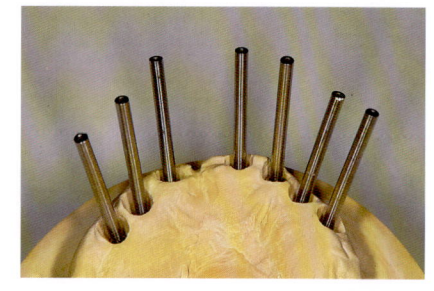

補綴主導型から患者中心のインプラント治療を目指して

図13-d ① 図13-d ②

図13-d ①、②　Platform switching type を利用して軟組織の圧迫を回避し、審美性を確保した。

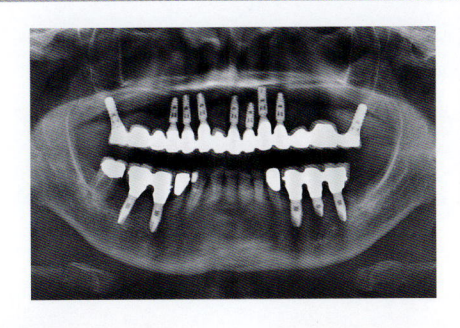

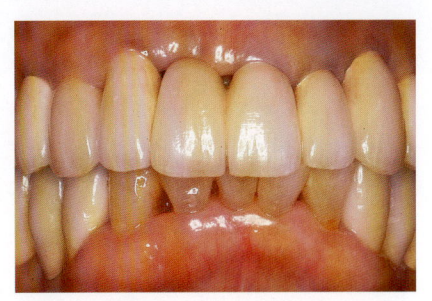

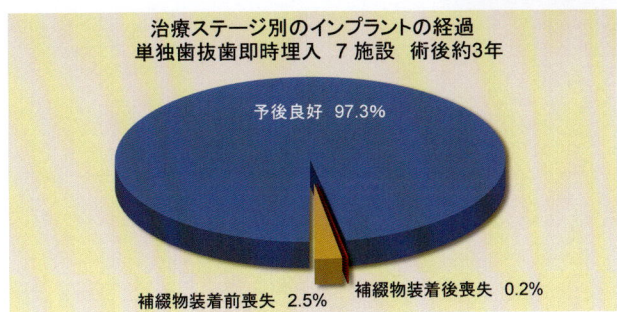

図14　単独歯抜歯即時埋入の臨床成績（7施設、術後約3年）。喪失率2.7%（12/436）ときわめて高い生存率を示している。（文献4より引用）

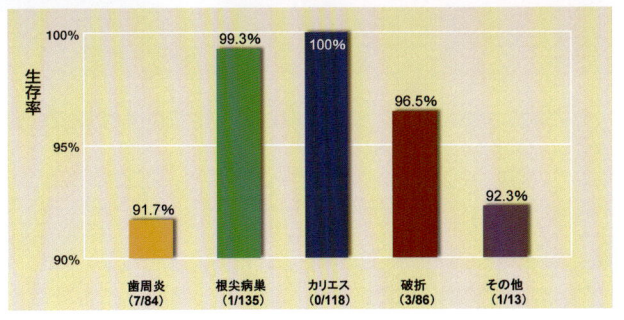

図15　単独歯抜歯即時埋入の臨床成績（7施設、術後約3年）。重度歯周炎を除き非常に良好な成績を得ている。（文献4より引用）

・化学的洗浄を行わない

などの点を守ることにより、きわめて高い成功率を収めてきている。抜歯即時の利点は言うまでもなく患者の負担の軽減であり、既存組織の有効利用であるが、リスクが大きい場合には感染の回避を重要視して、抜歯後創内浄化期終了後で、かつ、組織の廃用萎縮が進行する前に埋入を行うようにしている。

適応基準
①3壁性の骨欠損も適応となる（HDD＞HDW） ②感染部を徹底除去できれば、即時埋入も可能となる ③喫煙者は抜歯即時埋入の適応症となりうる ④HA-coated Implantを用いれば、初期固定は必ずしも必要としない ⑤インプラント先端部の骨の開窓は問題がない ⑥インプラントの長さの規制はない
除外基準
①唇側と口蓋側の骨レベルの差が大きい場合（＞5mm） ②大臼歯部においては根間中隔の欠如 ③付着歯肉がない場合

図16　抜歯即時埋入における臨床的な考え方（林　楊春、森田耕造、武田孝之）。

おわりに

患者の「患」という字の本来の意味は、「肉と心を串刺しにされてしまった状態」を示すと言われている。私たちのところに来院される患者たちは、ただたんに審美性回復、機能回復を目的としているわけでなく、傷つけられた肉体、心をもって来院する。それゆえ、先回りした気遣いをスタッフ全員が心がけて、おもてなしの心で向かえることが重要であると信じている。インプラントという異物を活かした使い方をするのも、壊した使い方をするのも私たち次第なのである。術者の自己満足にならないようつねに患者と一個人として付き合っていくことこそ、今、求められていることである。

参考文献

1. Fiorellini JP, Nevins ML. Localized ridge augmentation/preservation. A systematic review. Ann Periodontol. 2003 ; 8（1）: 321-327.
2. 武田孝之. 既存骨を利用した3D Implant Placement In：林　揚春，武田孝之（編）. The Immediate Implantology. 東京：ゼニス出版，2007 ; 79-94.
3. Buser D, Martin W, Belser UC. Optimizing esthetics for implant restorations in the anterior maxilla: anatomic and surgical considerations. Int J Oral Maxillofac Implants. 2004 ; 19 Suppl : 43-61.
4. 林　揚春，武田孝之. 多施設における単独歯抜歯即時埋入インプラントの生存率について. In：林　揚春，武田孝之（編）. The Immediate Implantology. 東京：ゼニス出版，2007 ; 144-147.

歯槽堤欠損の予防
～抜歯部位のマネージメント～

The Prevention of Alveolar Ridge Deformities ～Management of Extraction Site～

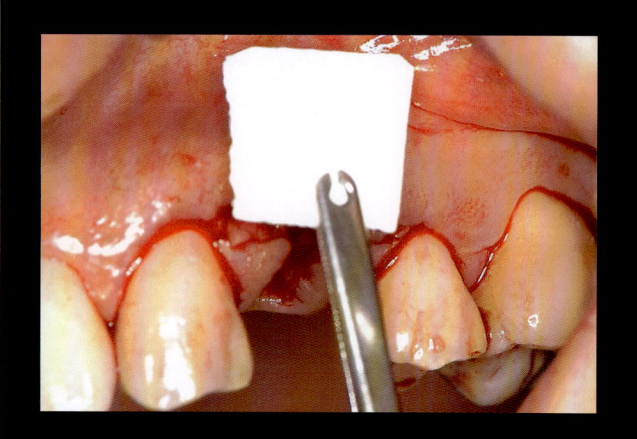

奥田裕司
（医療法人・おくだ歯科医院）

Okuda Hiroshi
(Okuda Dental Office)

はじめに

オッセオインテグレーテッドインプラントが臨床応用され、40年が経過した。その間さまざまな骨欠損に対する多くの骨増大法が紹介され、インプラントの適応症は大きく広がった。

しかし、これらの骨増大法の適応に際しては、治療期間や手術回数の増加、外科的侵襲や術後併発症のリスクの増大などといった問題点もあり、患者の負担も大きくなる。

抜歯後の骨吸収のメカニズムの考察から、これらの骨増大術を回避できる方法の一つとして、歯槽堤保存術を紹介したい。この歯槽堤保存術を適切に臨床応用できれば、より安全・確実なインプラント埋入手術が可能となり、複雑な手技や術後のトラブルを回避することができ、予知性の高いインプラント治療が行えると考えている。

本稿では、筆者が用いている歯槽堤保存術の有効性、術式、使用材料、治癒期間などについて、文献や症例を通じて報告する。

また、OJ 6thミーティングのタイトルである「待時埋入と即時埋入の適応を考える」にもフォーカスをあて、抜歯即時埋入は究極の歯槽堤保存術に成り得るのか否かについても、筆者の考えを述べたい。

1. 歯槽骨の生理的吸収

正常な歯槽骨、歯根豊隆により、正常な歯槽堤の高さ、頬舌的な幅、歯間乳頭は維持されている。しかしながら、抜歯を行うと歯根と歯根膜を失い、歯槽堤は生理的に吸収し、幅と高さを喪失する。オーバーレイの義歯を装着している患者の顎堤を見てみると、その変化がわかる（図1）。

図1-a、b　オーバーレイの義歯を装着している患者の顎堤。歯牙のある部位とすでに抜歯をしてある部位を比べると、抜歯後、歯槽骨は高さと幅を失うことがわかる。

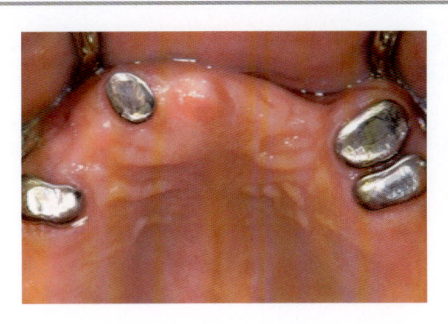

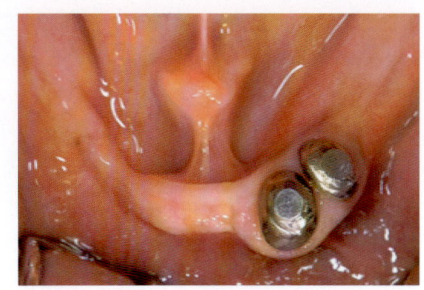

このような生理的吸収に加えて、歯周病、根尖病巣、不適切な抜歯、外傷などの病的な要因が加わるとより大きな骨吸収を惹起することになる。

歯槽堤の生理的吸収に関する研究は、1960年代から現在にいたるまで多くの報告がなされている[1~8]。これらの内容を要約すると、上下顎における抜歯後の歯槽突起の吸収は舌側・口蓋側よりも頬側で優位に大きく起こる。

また、歯槽堤の幅の減少は高さの喪失より大きく、骨幅の喪失は6ヵ月で平均3～5mm減少し、その骨幅の喪失の80％が抜歯後3ヵ月で生じる。そして、Schroppらは、12ヵ月後には歯槽堤の幅は50％が減少すると報告している[5]。

このように、抜歯を行い抜歯窩に何らかの処置を施さなければ、生理的吸収によりインプラントを埋入するには条件の悪い環境になってしまう。また、ブリッジのポンティック下においては、審美性、清掃性に劣る結果を招くことになる。

それでは、このような歯槽堤の吸収をどのようにすれば回避できるのかを考えてみたい。1997年にLekovicらは、抜歯のみを行った部位と非吸収性Gore-Texメンブレン（骨移植材は用いず）を用いて歯槽堤保存術を行った部位を6ヵ月後にリエントリーして比較したところ、抜歯のみでは、高さは1.00±0.00mm、幅は4.43±0.72mm吸収したが、メンブレンを用いた部位では、高さは0.28±0.18mm、幅は1.71±0.75mmに吸収が抑えることができたと報告した[7]。

また、1998年にはLekovicらが、吸収性メンブレンResolutを用いて同様の比較を行った結果、抜歯のみでは、高さは1.50±0.26mm、幅は4.56±0.33mm、メンブレンを用いた部位では、高さは0.38±0.22mm、幅は1.31±0.24mmと優位に吸収が抑制でき、メンブレンの露出などの合併症はみられなかったと報告した[8]。

さらにNevinsらは、抜歯窩に骨移植材（Bio-Oss）を填入した部位と填入しなかった部位を30～90日後にマイクロCTにて頬側の骨吸収を評価した結果、Bio-Ossを用いた抜歯窩は、19部位のうち15部位（79％）において頬側骨の喪失が20％以下であったのに対して、填入しなかった17部位のうち12部位（71％）は、頬側骨が20％以上喪失したと報告している[9]。

また、Iasellaらは、骨移植材（FDBA）と吸収性メンブレンを用いた群と、抜歯のみを行った群を比較したところ、水平的に約1.6mm、垂直的に約2.2mmの吸収量に差が生じたと報告している[10]。これらの報告から、抜歯のみを行うより、抜歯窩に何らかの骨移植材を填入するか、メンブレンで被うことにより、抜歯後の生理的吸収が予防できることがわかる。

2．抜歯窩の分類

図2は、筆者の用いている抜歯窩の分類法である。インプラント埋入部位、ブリッジ装着部位の抜歯は原則的にフラップレスで行い、ペリオトーム、マレット、フォーセップを用いて、特に唇側、頬側の薄い骨壁を破壊しないよう慎重に抜歯し、数種類のボーンキュレット・ロータリーインスルメント（ダイヤモンドバーなど）でしっかり掻爬後、出血が少なければデコルティケーションをすることも大切である。

その後、抜歯窩をキュレットやプローブを用いて骨壁の状態を診査し、その結果、次のように分類する。

・Type Ⅰ：歯肉退縮がなく、骨壁が正常な状態で4壁が残っている場合。

・Type Ⅱ：歯肉退縮はないが、唇側・頬側に部分的な

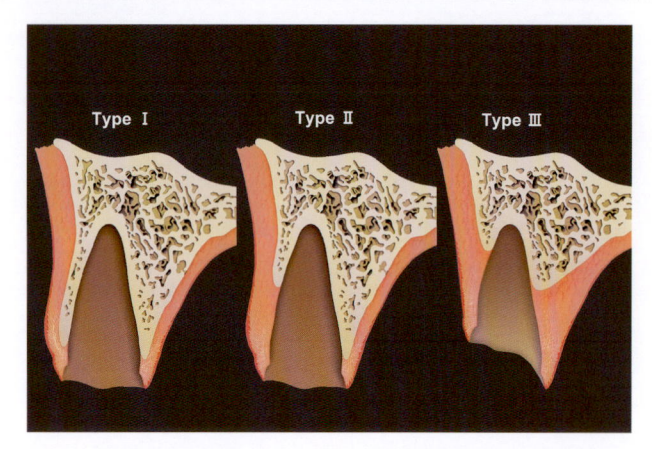

図2 抜歯窩の分類。Type Ⅰ：歯肉退縮がなく骨壁が正常な状態で4壁が残っている場合。Type Ⅱ：歯肉退縮はないが唇側・頬側に部分的な骨欠損がある場合（裂開、開窓）。Type Ⅲ：歯肉退縮もみられ、唇側・頬側あるいは他の骨壁が大きく欠損しているか、完全に喪失している場合。

骨欠損がある場合（裂開、開窓）。
・Type Ⅲ：歯肉退縮もみられ、唇側・頬側あるいは他の骨壁が大きく欠損しているか、完全に喪失している場合。

3．歯槽堤保存術（Socket preservation、Ridge preservation）

　Type Ⅰの抜歯窩においては骨、歯肉の状態が良好であるので、短期吸収性の骨移植材を既存の骨頂より必ずやや少なめに、かつあまり緊密に詰め過ぎないように注意して塡入し、その上にコラーゲンのスポンジ（CollaPlug）を置き、縫合する[11]（症例1-a〜c）。その後4ヵ月の治癒を待って、インプラントを埋入する（症例1-d）。

　Type Ⅱの抜歯窩においては、唇側・頬側の部分的骨欠損に対してできる限り小さなフラップを開き、フラップと骨欠損の間に長期吸収性のメンブレンを置き、あとはType Ⅰの抜歯窩の処置と同じ方法を用いる（症例2）。

　Type Ⅲの抜歯窩に対しては、頬舌側のフラップを剝離し、抜歯窩に短期吸収性の骨移植材を塡入後、吸収性メンブレンをGBR法と同様に設置し、必要に応じて減張切開を加え、できる限りメンブレンを被うように縫合

＊国内未承認。
＊＊歯科適用は国内未承認。

する（症例3、4）。

　その後、抜歯窩骨欠損の大きさにより4〜6ヵ月の治癒を待ってインプラントを埋入する。

4．歯槽堤保存術における疑問点

　歯槽堤保存術の有用性は今まで述べてきたが、実際にこの術式を臨床で用いると、多くの迷う点が出てくる。例えば、治癒期間はどのくらい待てば良いのか、インプラント予定部位には必ず歯槽堤保存術を行うほうが良いのか（例外はないのか）、骨移植材は何が良いか、メンブレンの種類は何が良いのか、開放創で良いのか、閉鎖創のほうが良いのか、前歯と臼歯は同じ方法で良いのか、などが挙げられる。

　骨移植材に関しては、抜歯後できれば短期間（6ヵ月以内）でインプラントを埋入したいわけであるから、その期間に吸収置換する材料を選択する必要がある。そのように考えると、自家骨や、3〜6ヵ月で吸収する短期吸収性の骨移植材料（Material for Short-term ridge preservation：DFDBA＊、FDBA＊など）が、筆者の考える分類ではこの分野に当てはまる。

　もし、自家骨、DFDBAを用いる場合は、吸収置換が少し早過ぎるので、9〜12ヵ月かけて吸収する長期吸収性の骨移植材料（Material for transitional ridge preservation：Bio-Oss＊、β-TCP＊＊など）と75：25%、あるいは50：50%の比率で混ぜて使うことが推奨される。

　メンブレンに関する使い分けに関しては、本稿の各症例をご参照いただきたい。Type Ⅲに関しては、骨欠損の大きさにより吸収期間の異なる2種類のメンブレンを使い分けている。そして、Type Ⅰ、Ⅱの抜歯窩に対しては開放創で治癒期間は4ヵ月であり、症例1、2からもわかるように、十分インプラントが埋入できる軟組織治癒と骨の硬さが得ることができる。また、Type Ⅲの抜歯窩に関してはできるだけ閉鎖創にし、治癒期間は4〜6ヵ月を設けている。

　また、前歯部に関しては、臼歯部に比べ唇側の既存骨が非常に薄い。そこで、臼歯部と同様に歯槽堤保存術を応用しても約20%の骨のボリュームが喪失するので、審美的な結果を得ることができなくなる。そこで、歯槽堤保存術を施してから4〜6ヵ月後、インプラントを埋

歯槽堤欠損の予防〜抜歯部位のマネージメント〜

TypeⅠの抜歯窩における歯槽堤保存術（症例1-a〜d）

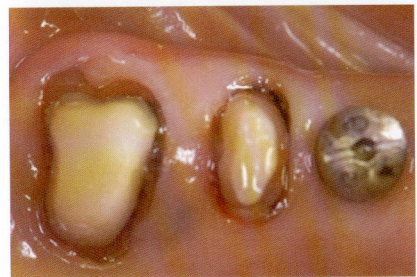

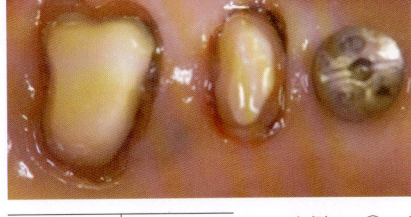

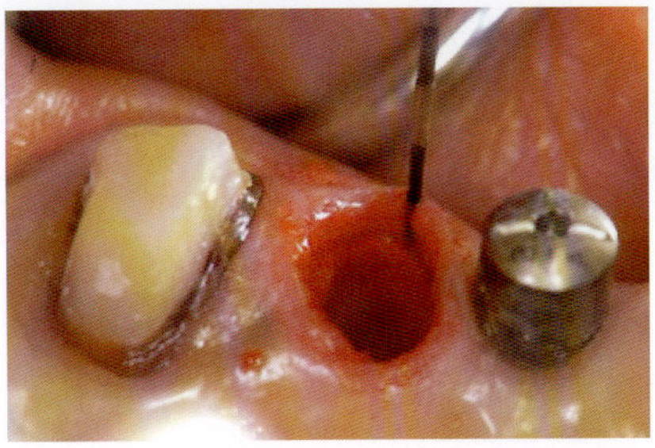

| 症例1-a ① | 症例1-a ② |

症例1-a ①、②　フラップレスで抜歯し、その後骨壁の状態をプローブやキュレットで診断する。この症例は4壁とも残っていた。

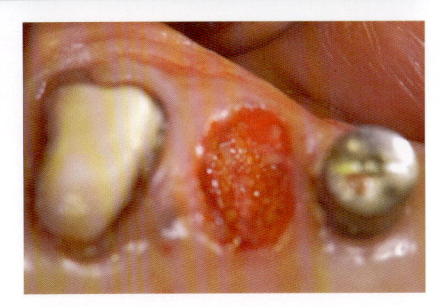

症例1-b　短期吸収性の骨移植材を残存歯槽頂の高さ以上には決して填入せず、少し少なめに、そしてあまり緊密にコンデンスし過ぎないようにする。

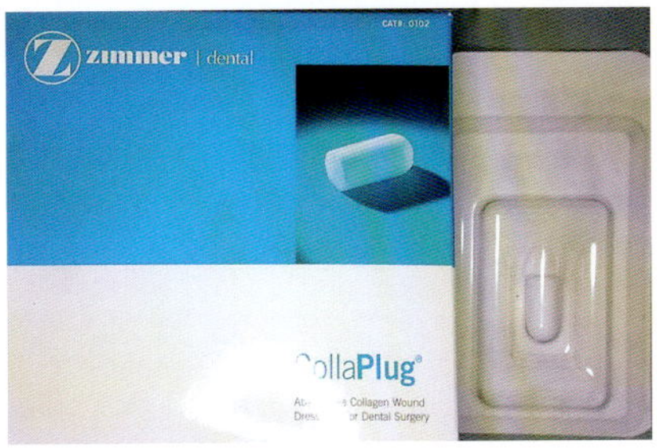

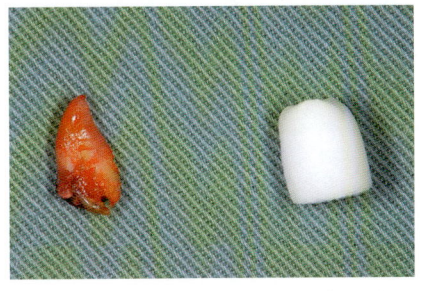

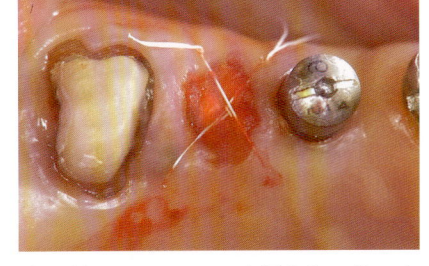

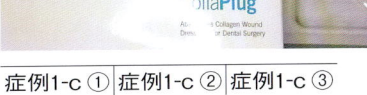

| 症例1-c ① | 症例1-c ② | 症例1-c ③ |

症例1-c ①〜③　骨移植材より上の歯肉の厚みより少し長めのCollaPlugを填入し、その上をクロスマットレス縫合など用いて縫合する。

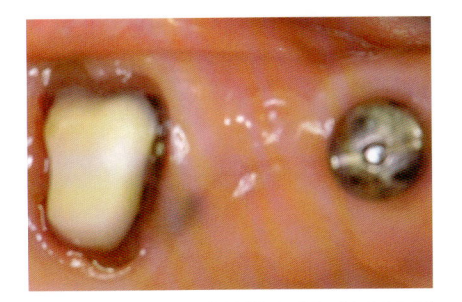

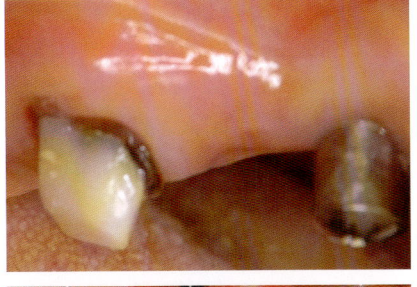

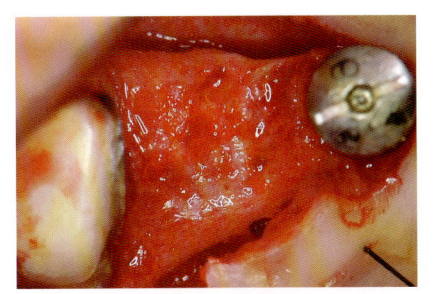

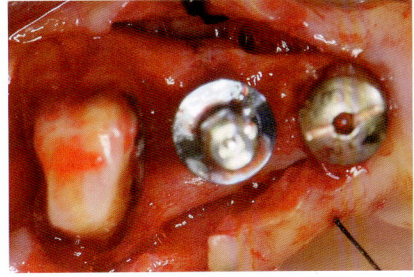

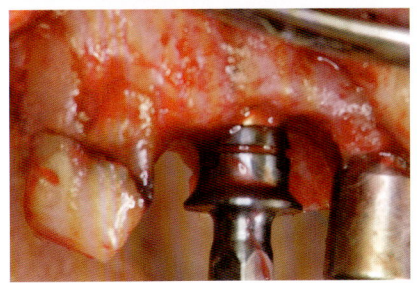

| 症例1-d ① | 症例1-d ② |
| 症例1-d ③ | 症例1-d ④ | 症例1-d ⑤ |

症例1-d ①〜⑤　抜歯後4ヵ月の状態。フラップを開くと十分な骨幅と高さ維持できており、インプラントを通常埋入できた。

入する際にマイナーなGBR法を併用するか、抜歯時の唇側骨および唇側骨基底部の形態を診査して、歯槽堤保存術と同時に唇側骨外側部に長期吸収性の骨移植材とメンブレンを併用して置き、抜歯窩には短期吸収性の骨移植材を用いて、唇側の約20％の吸収量を見こした保存術（増大術と言えるかもしれない）を応用することによって、審美的な結果を得ることが可能になると考えている。したがって、臼歯においてTypeⅠの処置をするケースであっても、前歯においてはTypeⅡに近いアプローチをする。TypeⅡではTypeⅢに対する処置をすることにより、唇側に骨吸収を補正することができると考える（**症例5**）。

TypeⅡの抜歯窩における歯槽堤保存術（症例2-a～f）

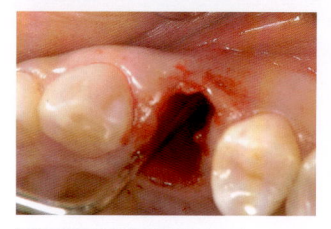

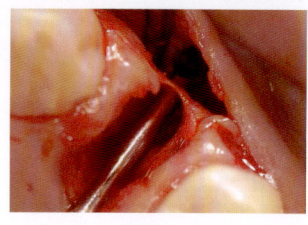

症例2-a ①、② 抜歯窩を探ると頬側骨が欠損しているのがわかる。

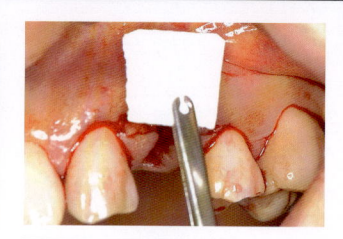

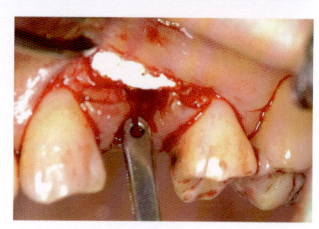

症例2-b ①、② 小さなフラップを開いて長期吸収性のメンブレンを骨欠損がカバーできる大きさにトリミングする。

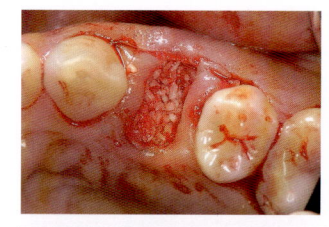

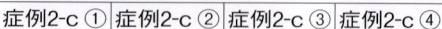

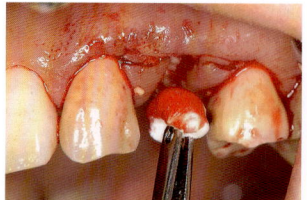

症例2-c ①～④ メンブレンで頬側の骨壁を作り、そこに短期吸収性の骨移植材を塡入してTypeⅠの抜歯窩と同様にCollaPlugをその上に置き、縫合する。

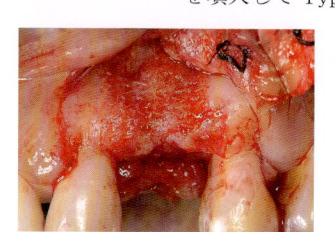

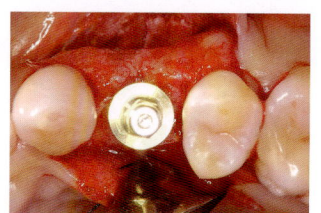

症例2-d ①～④ 抜歯後4.5ヵ月の状態。フラップを開くと頬側の骨欠損は完全になくなっており、骨幅、高さも維持でき、インプラントを通常埋入できた。

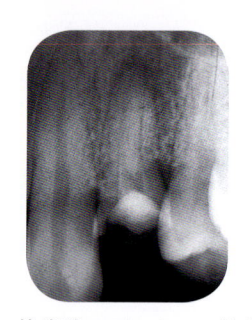

症例2-e 抜歯時のデンタルX線像。

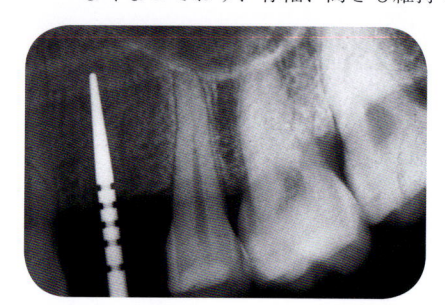

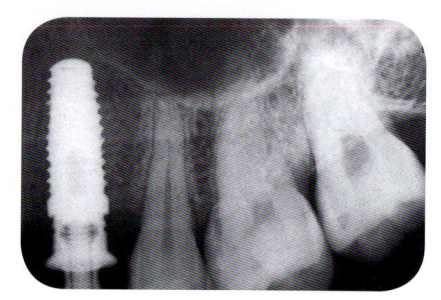

症例2-f ①、② 抜歯後4.5ヵ月のX線像。インプラント埋入時、既存骨と骨移植材が同化して境界がわからない。

5. 抜歯即時インプラント埋入は究極の歯槽堤保存術に成り得るか

抜歯後、新鮮抜歯窩の口蓋骨に沿うようにインプラントを埋入すると、唇側にはギャップができる。Carlsson[12]、Akimoto[13]、Botticelli[14]らの報告により、現在では2.25mmまでのギャップであれば、骨移植材やメンブレンなど何も応用しなくとも、そのギャップは再生新生骨で満たされ、その新生骨とインプラントは組織学的にオッセオインテグレーションすることが証明されている。そのように考えると、抜歯即時埋入は問題ないと思えるが、筆者がフォーカスを当てたいのは、唇側骨外側の骨の変化である。

AraújoとLindheは、抜歯窩の治癒過程を組織学的に評価した[6]。その中で頬側骨のほとんどは歯根膜繊維が入り込んでいるBundle bone（束状骨）で構成されており、抜歯後に歯牙と歯根膜がなくなると血液供給が断たれ、頬側のBundle bone（束状骨）は吸収し、喪失する。しかし、

歯槽堤欠損の予防～抜歯部位のマネージメント～

TypeⅢの抜歯窩における歯槽堤保存術①（症例3-a～c）

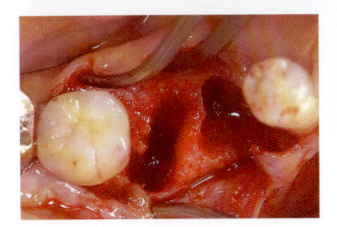

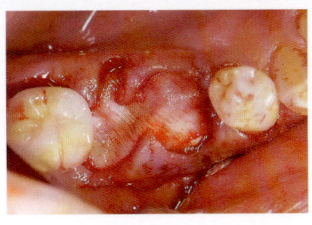

| 症例3-a ① | 症例3-a ② |

症例3-a ①、② 歯根破折のために頬側根尖部まで骨が喪失している。フラップを開き、短期吸収性の骨移植材を填入して、その上を短期吸収性のメンブレンで被う。

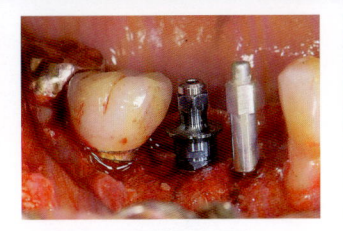

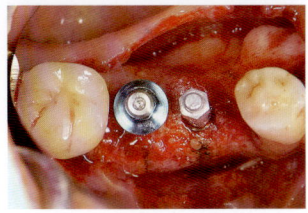

| 症例3-b ① | 症例3-b ② |

症例3-b ①、② 抜歯後4ヵ月。インプラント埋入時、頬側の骨は完全に回復している。

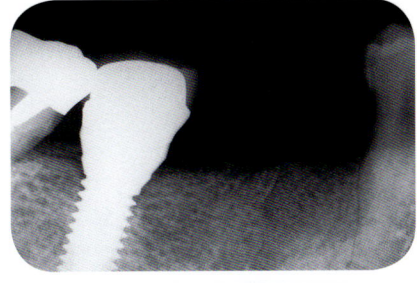

| 症例3-c ① | 症例3-c ② | 症例3-c ③ |

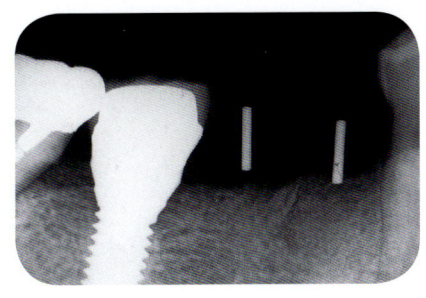

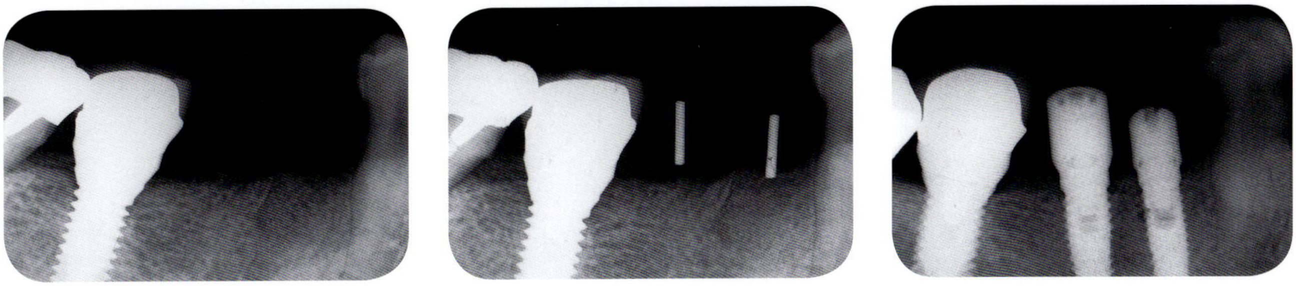

症例3-c ①～③ 抜歯後2、3ヵ月後および4ヵ月後（インプラント埋入時）のデンタルX線像。

TypeⅢの抜歯窩における歯槽堤保存術②（症例4-a～d）

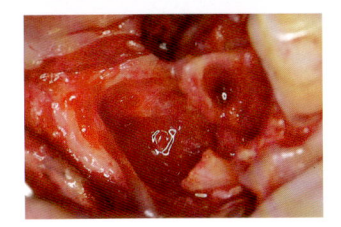

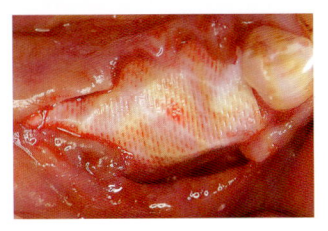

| 症例4-a ① | 症例4-a ② |

症例4-a ①、② 頬側骨が根尖部まで大きく吸収していた。フラップを開いて骨移植材を置き、欠損部が大きかったので長期吸収性のメンブレンをGBR法と同様に設置した。

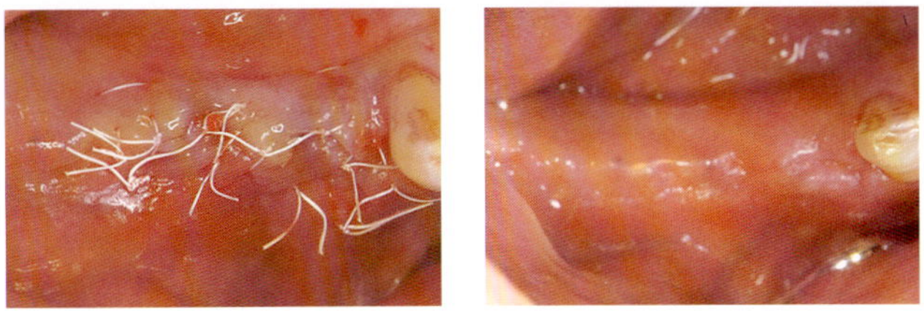

| 症例4-b ① | 症例4-b ② |

症例4-b ①、② 縫合時（b①）3週後（b②）の治癒の状態。歯間乳頭を保存し、それらを交互に縫合することにより、減張切開を加えなくてもメンブレンをうまく被うことができる。

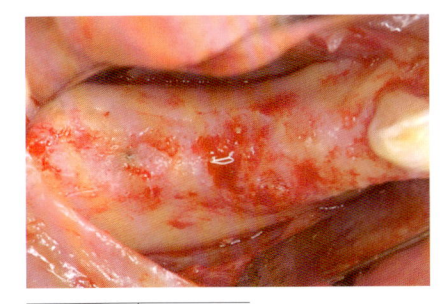

| 症例4-c ① | 症例4-c ② |

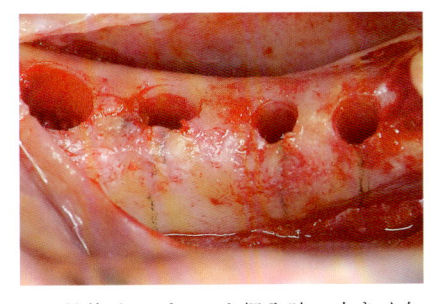

症例4-c ①、② 7ヵ月後インプラント埋入時。大きく欠損していた頬側骨は完全に回復していた。c②は最終インプラントホール形成時。しっかりとした骨が形成されており、ドリリングよっても骨に亀裂が生じることなく、骨移植材の顆粒も認められない。

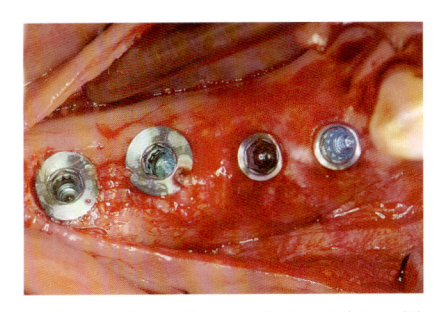

症例4-d インプラントをシンプルに通常埋入できた。

59

シンポジウム1

TypeⅡの抜歯窩にTypeⅢと同様の歯槽堤保存術を行った症例①(症例5-a〜c)

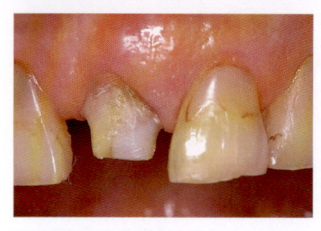

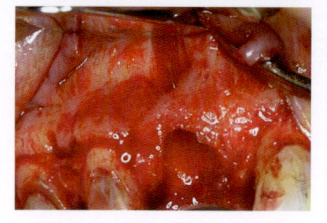

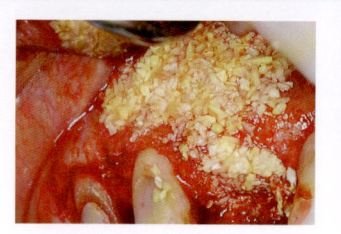

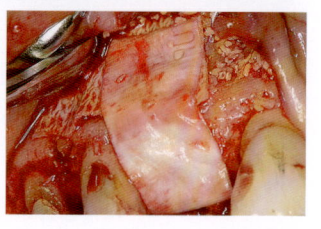

症例5-a ①｜症例5-a ②

症例5-a ①、②　フラップレスで抜歯し抜歯窩を診査すると、根尖部に開窓がありTypeⅡの欠損であったが、臼歯と違い頬舌側のフラップを開き、TypeⅢと同様の処置をした。

症例5-b ①｜症例5-b ②

症例5-b ①、②　唇側の約20％の吸収量を考慮して長期吸収性の骨移植材を置き、その上を長期吸収性のメンブレンで被う。抜歯窩には短期吸収性の骨移植材を填入し、短期吸収性のメンブレンで被う。

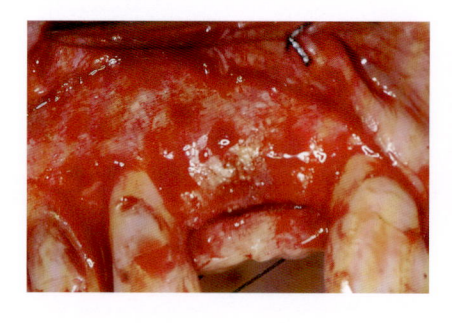

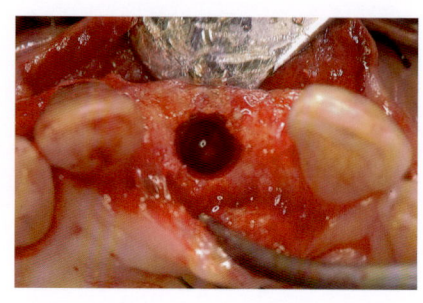

症例5-c ①｜症例5-c ②

症例5-c ①、②　7ヵ月の治癒後、インプラント埋入時。唇側には十分な骨の厚みが存在する(c①)。インプラント最終ホール形成時、唇側には2mm以上の骨の厚みが確保できた(c②)。

舌側骨は頬側骨より厚みがありCortical boneとBundle boneより構成されるので、抜歯後同様にBundle boneは喪失するが、外側にCortical boneが残存し、リモデリングが起こるために吸収量が少なくなる。この研究では、8週後には頬側骨は約2mm吸収を起こし、根尖側に移動すると述べられている。

この治癒過程がもたらす現象が前述の抜歯窩の生理的吸収であり、それを予防する方法が歯槽堤保存術である。それでは、この新鮮抜歯窩にインプランを埋入すれば、頬側骨の吸収は予防できるのであろうか。

Araújoらは、右側にITIインプラントを抜歯即時埋入、左側はインプラントを埋入せずそのまま縫合し、3ヵ月後に組織学的評価を行い比較検討した[15]。その結果左側の抜歯のみの部位は、先ほど述べた報告と同様に頬側骨は舌側骨より2.2mm±0.9mm根尖側に吸収した。それでは、インプラントを埋入した右側はどうであったか。右側と同様に頬側骨は2.4±0.4mm吸収し、インプラントサーフェースが露出した。したがって、抜歯窩にインプラントを即時埋入しても、抜歯窩の高さの吸収は抑制できないと結論づけた。

それでは幅に関してはどうであろう。イヌにおけるAraújoらの報告[16]、ヒトにおけるBotticelliらの報告[17]から、埋入時に見られた大きなMarginal gapは新生骨で満たされなくなるが、頬側は平均2.0mm、舌-口蓋側は平均1.0mm外側の骨も吸収を起こすと報告している。したがって、これらの報告から抜歯即時埋入を行うと、ギャップはなくなり、オッセオインテグレーションが確立してインプラントは機能するが、外側骨、特に唇側、頬側骨は高さと幅を失う(図3)。

幅の吸収は唇側歯肉に陥凹を作り、歯頸部にシャドウが生じ、反対側同歯牙の歯肉カントゥアとの不調和が生じる。また、高さの喪失は歯肉退縮を起こし、反対側の同歯牙との歯冠長の不調和を生じる可能性が高い。

天然歯であれば平均0.7mmの薄い歯槽骨に支持されているだけであっても、長期間歯肉退縮を起こさないケースもあるが、これらの骨は歯根膜が存在しているので、インプラント唇側に同様の厚みの骨が存在するのとは根本的に異なる。したがって、短期的に歯肉退縮を起こしていないケースでも、長期的には退縮を起こす可能性は高いと考えられる。

おわりに

OJ 6thミーティングのテーマでもあった「より確実な

インプラント治療を求めて」の治療法の一つとして、歯槽堤保存術を紹介させていただいた。また、抜歯即時インプラント埋入は患者、術者にとっても治療期間短縮、外科的侵襲軽減など大きなメリットがあるが、本稿で述べたような問題点が生じる可能性がある。

数十年前、審美領域におけるインプラント埋入の基準が明らかでなかった頃、多くの失敗症例を目にした。その後、Tarnow[18]、Salama[19]、Grunder[20]らの報告がなされ、これらの原則を守れば大きな失敗は防げるようになってきた。抜歯即時埋入、特にフラップレスによる抜歯即時埋入においては、唇側のギャップが何ミリまでなら適応症なのか、いかなるケースでも口蓋側に埋入するの␣か、それとも周囲のギャップを最小にする位置に埋入するのが良いのか、唇側骨が健全な時（TypeⅠ）と欠損がある時（TypeⅡ、Ⅲ）、また、唇側骨の厚みが薄い・

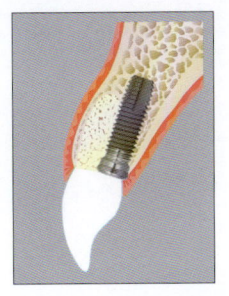

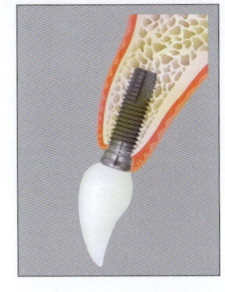

図3-a　フラップレス抜歯即時埋入の理想的な治癒。

図3-b　しかし、実際にはこのように唇側の外側骨は吸収し、高さと幅を失う。

厚い、また軟組織のBio-typeなどの条件により埋入位置・埋入深度は異なるかなど、今後多くの原則づくりと長期結果の観察が必要と考える。フラップレスによる抜歯即時インプラント埋入は非常に魅力ある治療法であるが、いまだ解決できていない問題点も多く、十分な症例選択が必要である。今後多くの研究、報告に期待したい。

参考文献

1. Pietrokovski J, Massler M. Alveolar ridge resorption following tooth extraction. J Prosthet Dent. 1967 ; 17 (1) : 21-27.
2. Johnson K. A study of the dimensional changes occurring in the maxilla following closed face immediate denture treatment. Aust Dent J. 1969 ; 14(6) : 370-376.
3. Lam RV Contour change of the alveolar process following extraction J Prosthe Dent 1960 ; 10 : 25-32.
4. Cardaropoli G, Araujo M, Lindhe J. Dynamics of bone tissue formation in tooth extraction sites. An experimental study in dogs. J Clin Periodontol. 2003 ; 30(9) : 809-818.
5. Schropp L, Wenzel A, Kostopoulos L, Karring T. Bone healing and soft tissue contour changes following single-tooth extraction : a clinical and radiographic 12-month prospective study. Int J Periodontics Restorative Dent. 2003 ; 23(4) : 313-323.
6. Araújo MG, Lindhe J. Dimensional ridge alterations following tooth extraction. An experimental study in the dog. J Clin Periodontol. 2005 ; 32(2) : 212-218.
7. Lekovic V, Kenney EB, Weinlaender M, Han T, Klokkevold P, Nedic M, Orsini M. A bone regenerative approach to alveolar ridge maintenance following tooth extraction. Report of 10 cases. J Periodontol. 1997 ; 68(6) : 563-570.
8. Lekovic V, Camargo PM, Klokkevold PR, Weinlaender M, Kenney EB, Dimitrijevic B, Nedic M. Preservation of alveolar bone in extraction sockets using bioabsorbable membranes. J Periodontol. 1998 ; 69(9) : 1044-1049.
9. Nevins M, Camelo M, De Paoli S, Friedland B, Schenk RK, Parma-Benfenati S, Simion M, Tinti C, Wagenberg B. A study of the fate of the buccal wall of extraction sockets of teeth with prominent roots. Int J Periodontics Restorative Dent. 2006 ; 26(1) : 19-29.
10. Iasella JM, Greenwell H, Miller RL, Hill M, Drisko C, Bohra AA, Scheetz JP. Ridge preservation with freeze-dried bone allograft and a collagen membrane compared to extraction alone for implant site development : a clinical and histologic study in humans. J Periodontol. 2003 ; 74 (7) : 990-999.
11. Wang HL, Kiyonobu K, Neiva RF. Socket augmentation : rationale and technique. Implant Dent. 2004 ; 13 (4) : 286-296.
12. Carlsson L, Röstlund T, Albrektsson B, Albrektsson T. Implant fixation improved by close fit. Cylindrical implant-bone interface studied in rabbits. Acta Orthop Scand. 1988 ; 59(3) : 272-275.
13. Akimoto K, Becker W, Persson R, Baker DA, Rohrer MD, O'Neal RB. Evaluation of titanium implants placed into simulated extraction sockets : a study in dogs. Int J Oral Maxillofac Implants. 1999 ; 14(3) : 351-360.
14. Botticelli D, Berglundh T, Lindhe J. Resolution of bone defects of varying dimension and configuration in the marginal portion of the peri-implant bone. An experimental study in the dog. J Clin Periodontol. 2004 ; 31(4) : 309-317.
15. Araújo MG, Sukekava F, Wennstrom JL, Lindhe J. Ridge alterations following implant placement in fresh extraction sockets : an experimental study in the dog. J Clin Periodontol. 2005 ; 32(6) : 645-652.
16. Araújo MG, Sukekava F, Wennstrom JL, Lindhe J. Tissue modeling following implant placement in fresh extraction sockets. Clin Oral Implants Res. 2006 ; 17(6) : 615-624.
17. Botticelli D, Berglundh T, Lindhe J. Hard-tissue alterations following immediate implant placement in extraction sites. J Clin Periodontol. 2004 ; 31(10) : 820-828.
18. Tarnow DP, Cho SC, Wallace SS. The effect of inter-implant distance on the height of inter-implant bone crest. J Periodontol. 2000 ; 71(4) : 546-549.
19. Salama H, Salama MA, Garber D, Adar P. The interproximal height of bone : a guidepost to predictable aesthetic strategies and soft tissue contours in anterior tooth replacement. Pract Periodontics Aesthet Dent. 1998 ; 10 (9) : 1131-1141.
20. Grunder U, Gracis S, Capelli M. Influence of the 3-D bone-to-implant relationship on esthetics. Int J Periodontics Restorative Dent. 2005 ; 25(2) : 113-119.

グラフトレスコンセプト
～ショートインプラント、傾斜埋入、All-on-4～

Graftless Concept
～Short Implant, Tilted Placement, All-on-4～

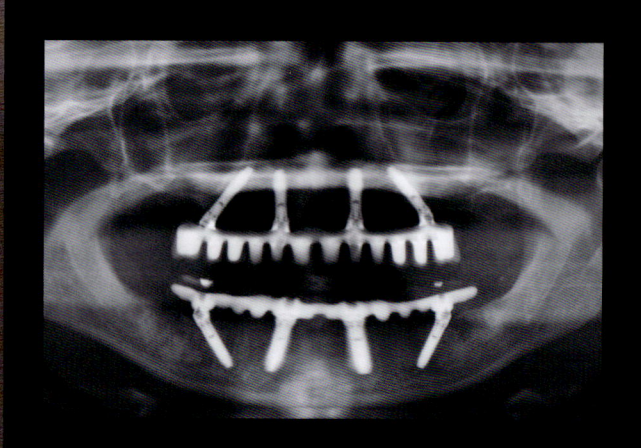

三好敬三
（三好デンタルクリニック、
インプラントセンター21®）

Keizo Miyoshi
(Miyoshi Dental Clinic,
Implant Center 21®)

はじめに

今日、「For the Patient」という言葉を見聞きすることが多くなったように感じる。筆者の所属するデンタルコンセプト21が掲げる「自分や自分の家族に行いたい治療を患者さんに行う」という治療目標・治療方針は、すべては患者のために行う治療であるということを決して忘れてはならないという意味であり、筆者自身も「For the Patient」という言葉を治療目標に掲げている。

そして、何らかの理由で不幸にも歯を失ってしまった患者は、歯の機能的・審美的回復とその歯の長期的な維持・安定を求めて来院しており、最初からインプラント治療を求めて来院しているわけではない。インプラント治療は、機能的・審美的回復の一手段に過ぎないということを忘れてはならない。例えば、下顎前歯部における単独歯欠損症例などにおいては、将来的なことを考え、筆者はインプラントを埋入しないことが多い。治療計画を立案するにあたり、診査・診断、最終補綴物の設計、インプラント埋入ポジションの決定は重要であるが、もっとも重要な項目は、患者のニーズであると考えている。

患者のニーズは、低侵襲で安全・確実に、治療期間は短く、審美性は高く、快適に、費用はできるだけ安く、長持ちする歯を手に入れたいということであり、その対極にあって患者がもっとも行いたくない治療の一つが骨造成（グラフト）である。

表1 骨造成を行う場合と行わない場合の比較

比較項目＼術式	グラフト	グラフトレス
外科的侵襲	大きい	小さい
治療期間	約9〜12ヵ月	約3〜4ヵ月
治療費	＋骨移植、骨造成費用	通常通り
感染リスク	高い	低い
手技的難易度	高い	通常通り
審美性	高い	通常通り
長期的予後	？	通常通り

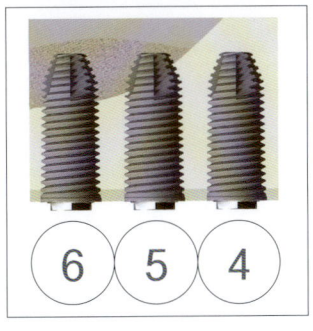

図1-a 骨吸収が進行している症例で、インプラントを垂直的に埋入する場合にはグラフトが必要になる。

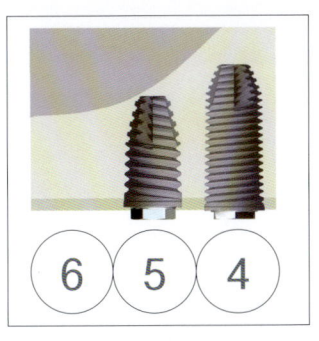

図1-b 図のようなカンチレバーの設計は、近心・遠心を問わず禁忌としている。

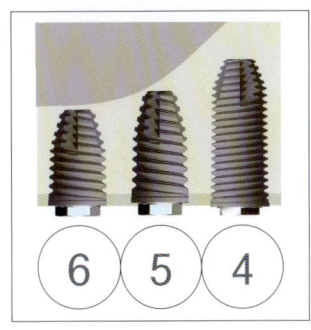

図1-c ショートインプラントを用いれば、グラフトレスで垂直的に埋入することが可能となる。

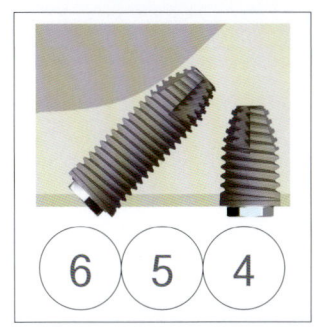

図1-d 傾斜埋入することによって、カンチレバーを排除したブリッジによる治療が可能となる。

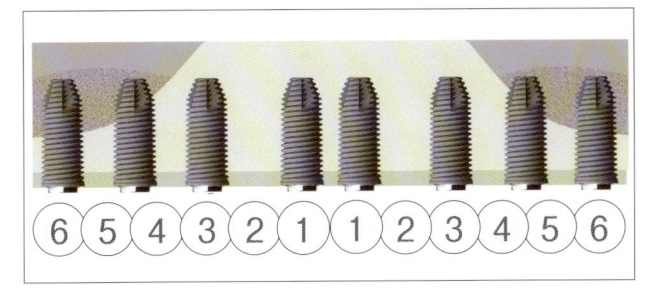

図1-e 従来法では、全顎的治療に8本のインプラントが必要だと言われていた。

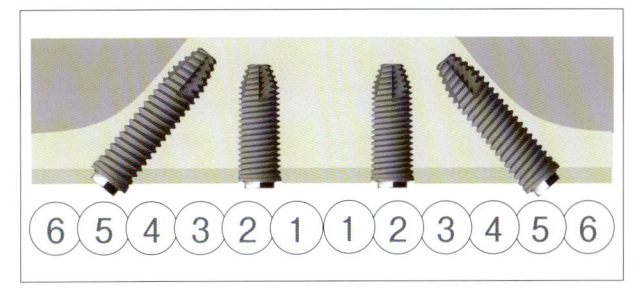

図1-f All-on-4。骨質の良い部分により長いインプラントを傾斜埋入することでカンチレバーを避け、即時荷重を可能とする。

グラフトvsグラフトレス

骨吸収が進行した顎堤へインプラントを埋入する場合、骨造成する場合（グラフト）とそうでない場合（グラフトレス）のそれぞれの比較を示す（表1）。どのような状況においても、グラフトを行わないでインプラント治療が可能であれば、審美部位を除いては、術者も患者もグラフトレスによる治療を選択することは明白である。

グラフトレスコンセプト

グラフトレスによるインプラント治療を行うにあたって考えられる治療のオプションは、ショートインプラントの活用や傾斜埋入による方法、さらに、All-on-4およびザイゴマなどが挙げられる。

例えば、上顎小臼歯部や第一大臼歯の欠損で骨吸収が進行している症例においてインプラントを垂直的に埋入する場合には、サイナスリフトなどのグラフトが必要になる（図1-a）。グラフトを回避する方法として、第一大臼歯部をポンティックとするカンチレバーの設計も可能であるが、多大な咬合負担がかかる部位においてカンチレバーの設計は、遠心・近心を問わず禁忌としている（図1-b）。このような症例において「ショートインプラント」を用いれば、グラフトレスでインプラントを垂直的に埋入することが可能となり（図1-c）、または、「傾斜埋入」することによって、カンチレバーを排除したブリッジによる治療が可能となる（図1-d）。

さらに、カンチレバーとショートインプラントおよび傾斜埋入の垂直的荷重に対する応力解析を行ったRenouardら[1]は、カンチレバー設計時の遠心インプラントにかかる応力は、それ以外のインプラントの約2.5～4倍になるとしており、カンチレバー設計がいかにハイリスクかということを実証している。

従来法では、8本のインプラントが必要といわれた全顎的治療（図1-e）に対しても、傾斜埋入を行うことでグラフトおよびカンチレバーを回避することが可能になる。この治療法を基礎とするAll-on-4は、骨質の良い部分に、より長いインプラントを埋入すること、およびカンチレバーを避けることで即時荷重まで可能として、高い治療成績を残している（図1-f）。

シンポジウム1

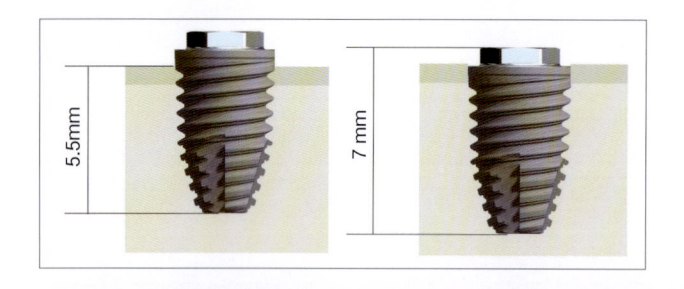

図2 ショートインプラントは骨内に7mm埋入する2回法と、約6.5〜5.5mm埋入する1回法がある。骨吸収を極力防ぐために、1回法での処置が推奨される。

下顎臼歯部にショートインプラントを埋入した症例（症例1-a〜c）

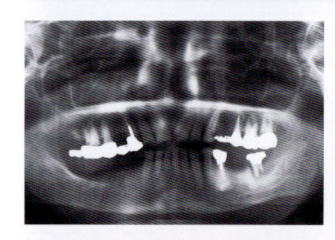

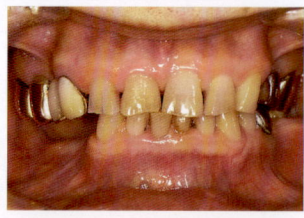

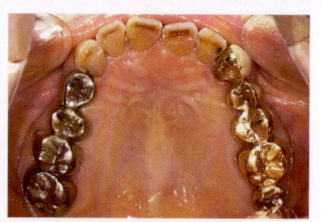

症例1-a①	症例1-a②	症例1-a③
症例1-a④	症例1-a⑤	症例1-a⑥

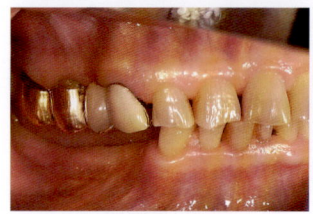

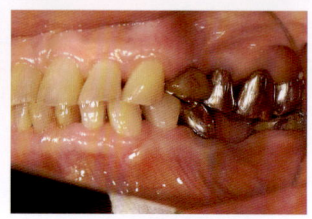

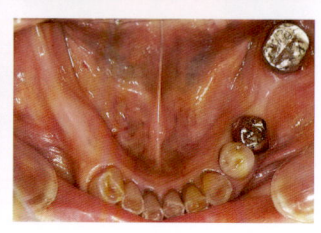

症例1-a①〜⑥　患者は79歳の女性。初診時のパノラマX線像および口腔内写真。

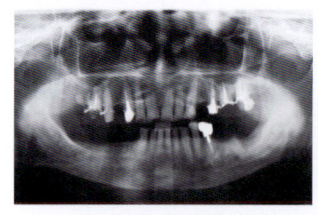

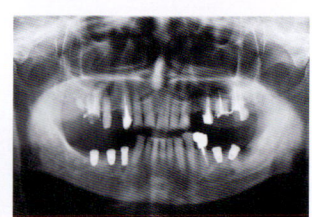

症例1-b①	症例1-b②

症例1-b①、②　抜歯後および術後パノラマX線像。6 5|6 7 はφ5.0×7.0mmのショートインプラントを埋入。4 はφ3.75×8.5mmのMkⅢ、|7 は約35〜40°の傾斜埋入により、|7 の抜歯窩を避けて埋入可能となった。

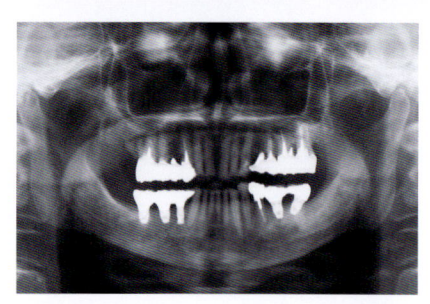

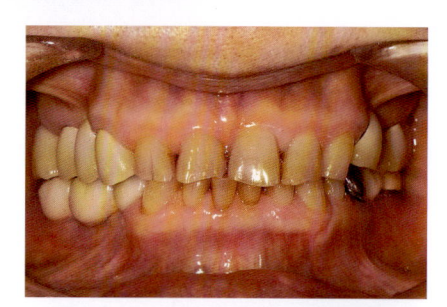

症例1-c①	症例1-c②
症例1-c③	症例1-c④

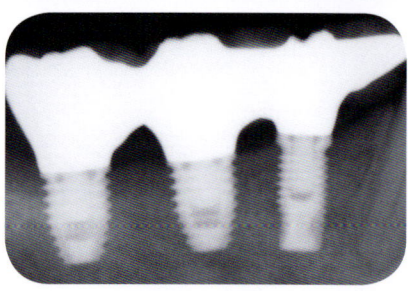

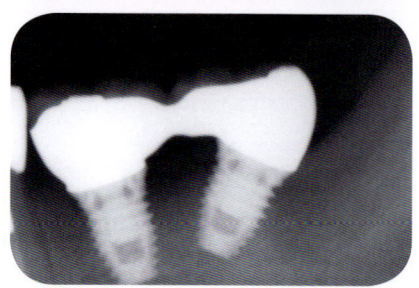

症例1-c①〜④　最終補綴物装着後のパノラマおよび正面観とデンタルX線像。

1）ショートインプラント

　ショートインプラントは、ロングインプラント（13mm以上）に比べて成功率が劣るという論文が発表されているが、実際にはどうなのであろうか。1994年のLekholmらによる論文[2]では、長さ7mmのインプラントの成功率は93.3％であり、13mmのインプラントは94.4％

上顎臼歯部にショートインプラントを埋入した症例（症例2-a、b）

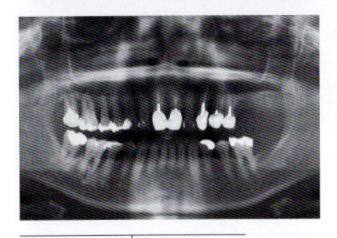

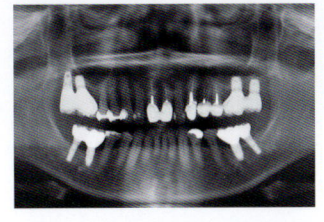

症例2-a ①｜症例2-a ②

症例2-a ①、② 初診時および最終補綴物装着時のパノラマX線像。6｜6 7 はφ6.0×7mm のショートインプラント、7 は φ5.0×7mm のショートインプラントを埋入。

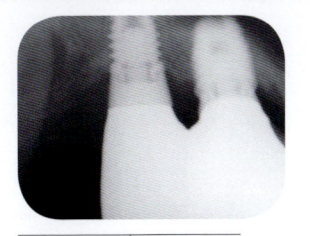

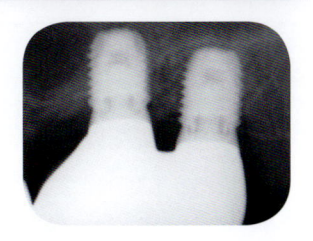

症例2-b ①｜症例2-b ②

症例2-b ①、② 最終補綴物装着時のデンタルX線像。

上顎無歯顎にショートインプラントを埋入した症例（症例3-a～c）

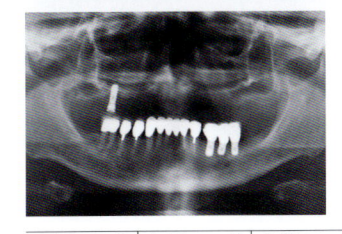

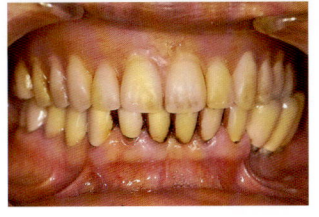

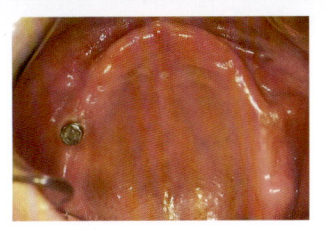

症例3-a ①｜症例3-a ②｜症例3-a ③

症例3-a ①～③ 初診時のパノラマX線像および口腔内。4 5 6 の補綴不良と、他院で埋入した上顎インプラント周囲に高度骨吸収が見られる。

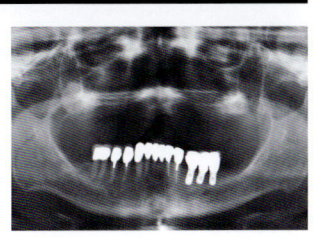

症例3-b インプラント埋入術前のパノラマX線像。右上のインプラント除去後、両側にサイナスリフトを行った。鼻腔が広いことがわかる。

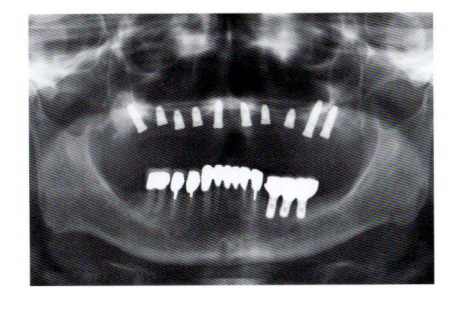

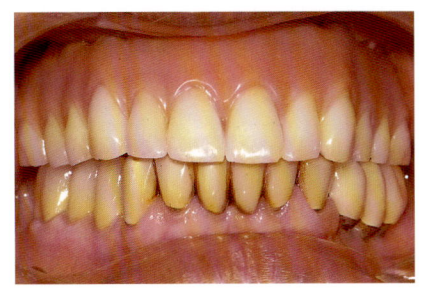

症例3-c ①｜症例3-c ②

症例3-c ①、② インプラント埋入後のパノラマX線像および最終補綴物装着後の口腔内。右上からφ4.0×11.5mm、φ4.0×7.0mm、φ4.0×7.0mm、φ4.0×7.0mm、φ4.0×10.0mm、φ4.0×8.5mm、φ4.0×7mm、φ4.0×7mm、φ4.0×15.0mm、φ4.0×13.0mm のインプラントを埋入。4 5 6 のインプラント補綴も再製作した。

と報告されている。数値上約1％劣っているのは事実であるが、むしろ、この約1％の差は成功率にほとんど差がないと考えて良いのではないだろうか。その理由としては、ショートインプラントが用いられる部分は骨量が少なく、ショートインプラントしか埋入できない部位に多く用いられているため、決して条件の良い部位とは言えない。その中で約1％の差はないに等しいと言えるからである。さらに、最近では2005年のRenouardら[3]による発表で、94.6％という成功率が示されている。

また、以前のデータはほとんどが機械研磨で表面加工されたインプラントのデータであり、TiUniteのデータによると、さらに成功率は高くなっている。したがっ

て、下顎臼歯部における欠損症例で、骨吸収が進行して下顎管までの距離がない場合、垂直的骨造成を行うのは、ショートインプラントが埋入できない7mm以下の症例のみで、それ以外はショートインプラントで治療が可能である（図2）。埋入深度が7mm以上ある症例において、ショートインプラントの活用はきわめて有効である（症例1～3）。

2）傾斜埋入

上顎小臼歯部や第一大臼歯の欠損で骨吸収があり、垂直にインプラントが埋入できない症例においては、上顎洞前壁に沿って傾斜埋入を行い（図1-d）、アングルアバッ

シンポジウム 1

上顎右側に傾斜埋入を行った症例（症例4-a）

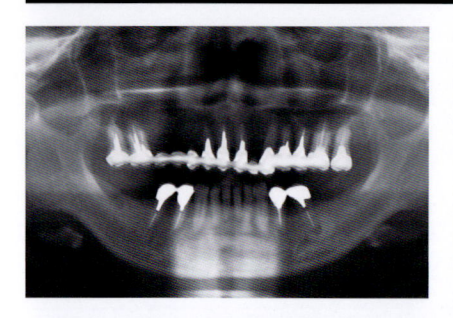

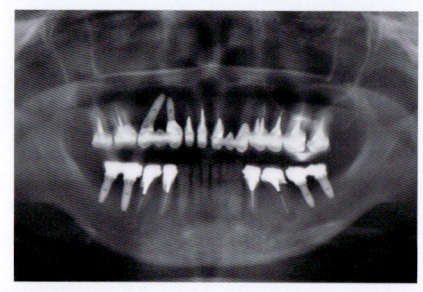

症例4-a ①｜症例4-a ②

症例4-a ①、②　初期治療終了時および最終補綴物装着後のパノラマX線像。⑤４③に後方傾斜のインプラントを埋入。インプラントを傾斜埋入することにより、サイナスリフトおよびソケットリフトを避けることができた。

下顎右側に傾斜埋入を行った症例（症例5-a〜e）

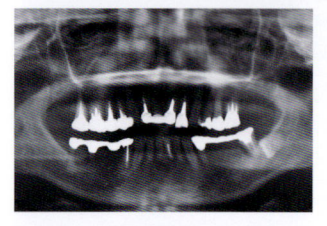

症例5-a　初診時のパノラマX線像。７６部にブレードタイプのインプラントが見られる。

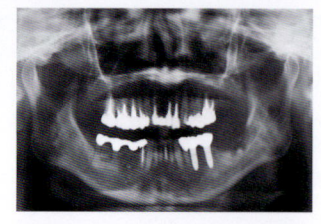

症例5-b　８の埋伏歯を抜歯後、５６にインプラント埋入後のパノラマX線像。

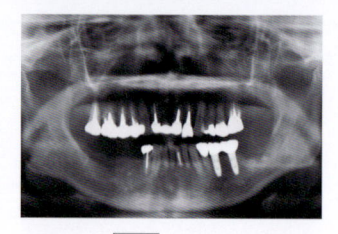

症例5-c　５６上部構造装着時および７６のブレード除去後のパノラマX線像。

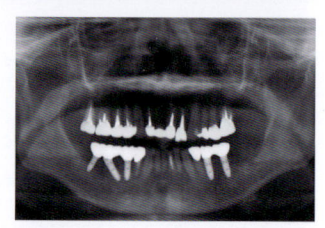

症例5-d　７６５に最終補綴物装着後のパノラマX線像。

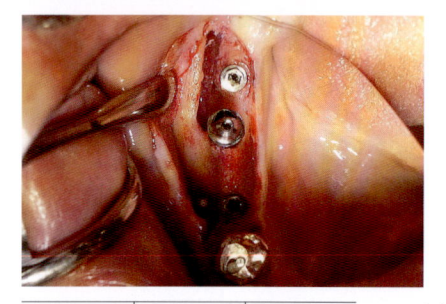

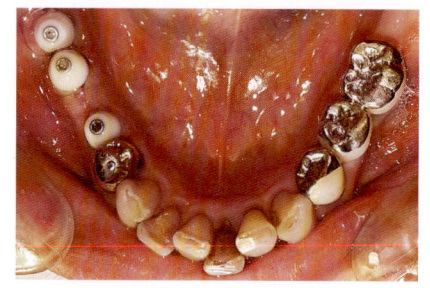

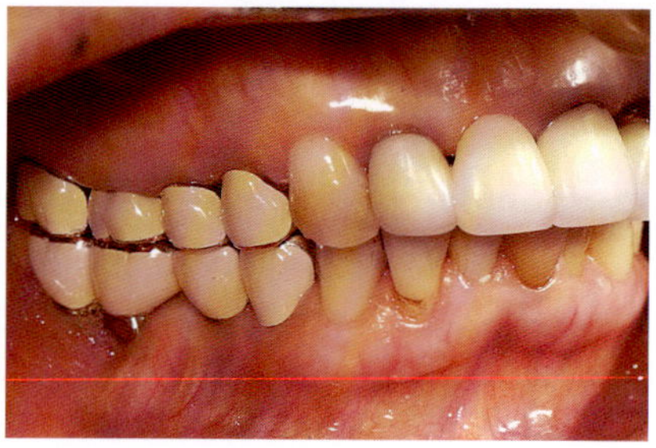

症例5-e ①｜症例5-e ②｜症例5-e ③　症例5-e ①〜③　術中の口腔内および最終補綴物装着時の側方面観。

トメントを用いてブリッジにて機能回復を図ることも可能である。

　このように傾斜埋入を行うことによって、サイナスリフトやGBRを行うことなく治療可能となるため、患者にとっても術者にとってもきわめて有効である（症例4、5）。そして、傾斜埋入されたインプラントと垂直に埋入されたインプラントでは成功率に差異はないとKrekmanov[4]やAparicio[5]らが述べている。

　また、傾斜埋入によってカンチレバーを少なくしたり、なくしたりすることができ、最遠心部に加わる応力も緩和できるため、辺縁骨の吸収も少なく、上部構造の破折防止に有効であると思われる。

　傾斜埋入は、抜歯窩の治癒不全や埋入時期を急ぐ場合や、後述するAll-on-4にも有効な方法の一つである。

無歯顎患者の治療方法（グラフトレス）

　下顎臼歯部の高度骨吸収症例では、オトガイ孔間に2〜4本のインプラントを埋入し、アタッチメントを用いてオーバーデンチャータイプで治療すれば、低侵襲で機能・審美の回復を図ることが可能である（図4）。

　上顎前歯部の高度骨吸収症例においては、臼歯部にインプラントを埋入し、コーヌスタイプのオーバーデンチャーで機能的にも審美的にも十分回復可能である（図5）。

　さらに高度に骨吸収が進行している症例においては、CTおよび画像診断ソフトを用いて手術用のサージカルステントガイドを製作し、傾斜埋入や埋入深度を安全・確実にインプラント治療を行うことができる（図6）。

　しかし、無歯顎患者のインプラント治療には、治癒期間中の不自由さが伴うため、患者に大きな負担を強いる

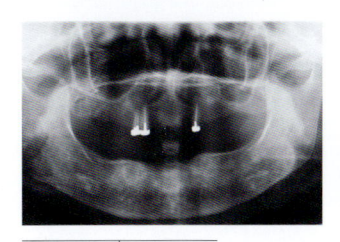

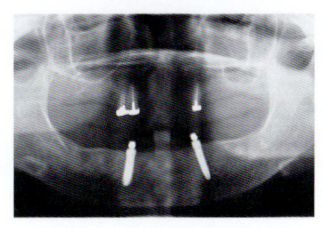

図4-a、b　インプラント支持＋粘膜支持の可撤式義歯（オーバーデンチャー）。術前・術後のパノラマX線像。高度骨吸収の症例に、オトガイ孔間前方に2本のインプラントを埋入してボールアタッチメントタイプのオーバーデンチャーで即時荷重した症例。

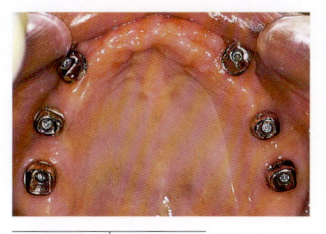

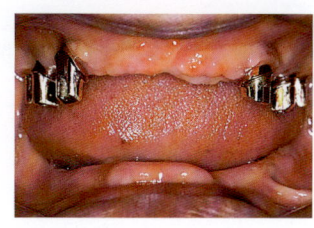

図5-a、b　インプラント支持の可撤式義歯（オーバーデンチャー・コーヌスタイプ）。術後最終補綴物装着前の口腔内。前歯部骨吸収により、前歯部へのインプラント埋入が困難であるため、臼歯部にインプラントを埋入してオーバーデンチャー（コーヌスタイプ）で仕上げた症例。

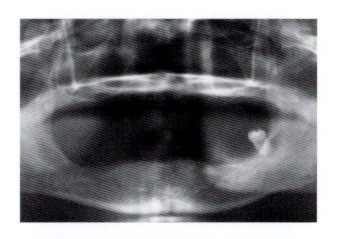

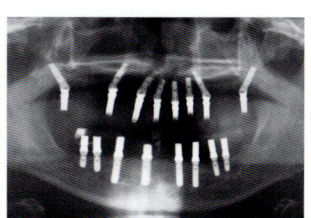

図6-a、b　インプラント支持の固定式義歯（フルブリッジ）。術前・術後のパノラマX線像。上顎サイナスリフトを行わないで、傾斜埋入によってグラフトレスでインプラント治療を行った症例。

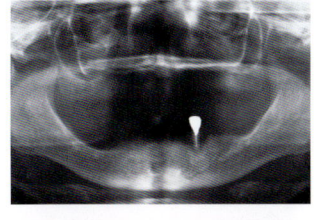

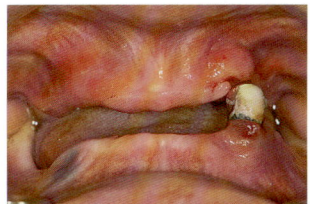

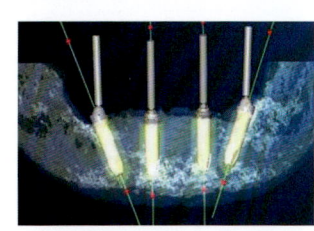

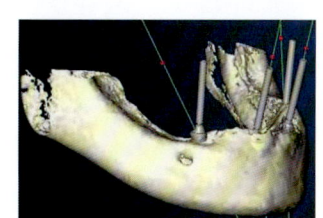

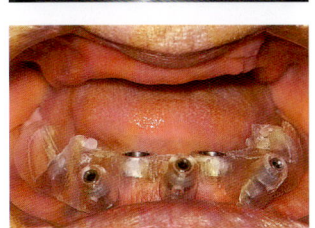

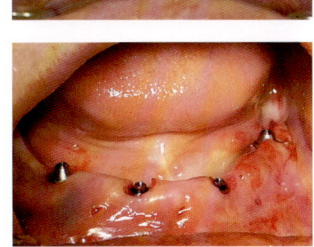

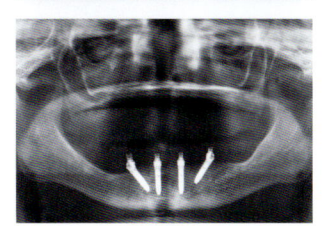

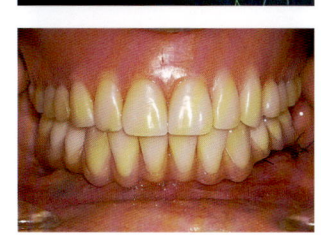

図7-a～h　NobelGuide™ を使用した All-on-4。初診時（a、b）、NobelGuide™ による設計（c、d）、術中（e、f）、術後（g、h）。グラフトレス、フラップレスによる手術が可能である。また、即日にプロビジョナルレストレーションを装着し、即時荷重を行うことができる。

ことにもなる。このようなことから、現在ではグラフトレスはもちろんのこと、より早期に機能回復可能な治療法を患者も術者も求めている（図7）。

3）All-on-4

無歯顎患者の機能回復における治療期間中の暫間補綴物の不自由さは言うまでもないが、All-on-4は、今まで不自由だった可撤式の義歯が手術当日に固定式のフルブリッジに変わるため、患者の満足度がきわめて高い治療法である。

All-on-4の治療術式は、上顎は上顎洞前壁間、下顎はオトガイ孔間に4本のインプラントを埋入し、即日に上部構造を装着・固定するものであり、Malóによって開発された。この治療法は、グラフトレスで即日に機能回復し、審美性に優れ、経済的で成功率が高く、快適であるというコンセプト（図7）であり、瞬く間に世界中に普及した。これこそグラフトレスコンセプトを用いた最適な治療法であると言える（症例6～8）。

さらに NobelGuide™ を用いてフラップレスで即日に完成する方法も確立され、今ではインプラント治療の一オプションとして日々われわれの臨床を支えている。

下顎にAll-on-4を行った症例（症例6-a～c）

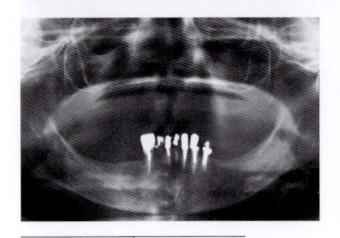

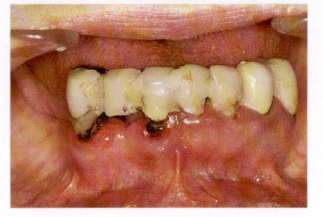

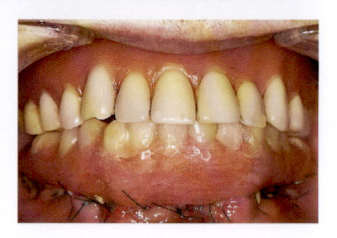

症例6-a ①｜症例6-a ②

症例6-a ①、②　初診時のパノラマX線像および口腔内。RPDの支台歯である下顎前歯部のう蝕が進行して不安定な状態である。

症例6-b ①｜症例6-b ②

症例6-b ①、②　All-on-4による術後パノラマX線像および口腔内正面観。咬合機能の早期回復を求めた患者の要求に応じてAll-on-4による即時荷重を行った。抜歯後、審美性の長期的維持を考慮して根尖付近まで骨を落とした。

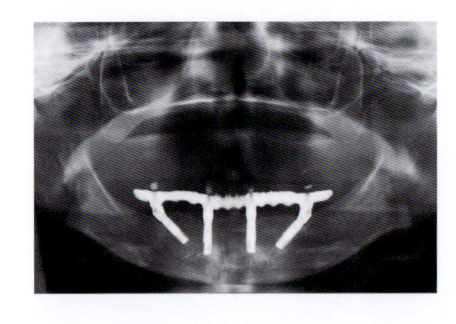

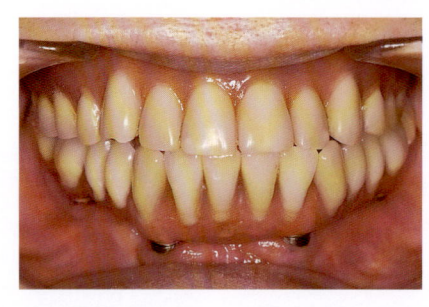

症例6-c ①｜症例6-c ②

症例6-c ①、②　最終補綴物装着時のパノラマX線像および口腔内。カンチレバーを排除した暫間補綴物を6ヵ月間使用したのち、チタンフレームで強度を増した最終補綴物を装着した。

上下顎にAll-on-4を行った症例①（症例7-a～d）

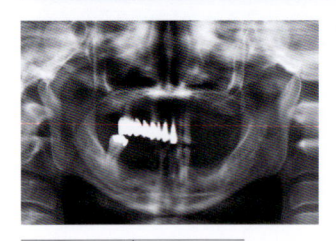

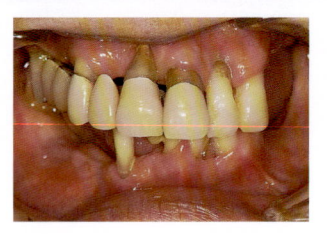

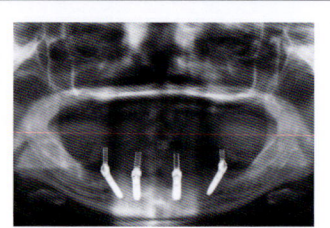

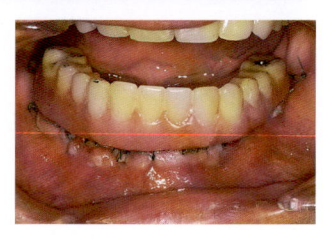

症例7-a ①｜症例7-a ②

症例7-a ①、②　初診時のパノラマX線像および口腔内。重度の歯周病により保存できる歯はない。できるかぎり早期の咬合機能回復および審美性の改善が求められる。

症例7-b ①｜症例7-b ②

症例7-b ①、②　All-on-4による下顎術後パノラマX線像および口腔内写真正面観。All-on-4による即日治療によって咬合機能の回復および審美性の改善が図れた。

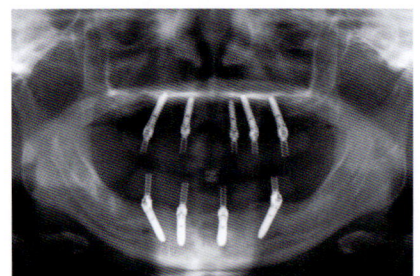

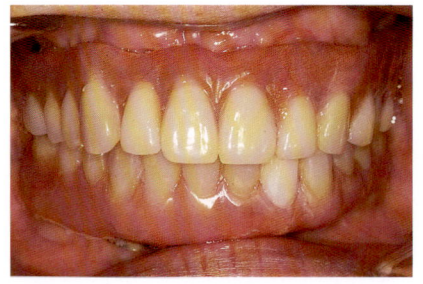

症例7-c ①｜症例7-c ②

症例7-c ①、②　All-on-4による上顎術後パノラマX線像および口腔内。術前のCT撮影によって上顎洞口蓋側の特殊な形態が確認できたため、5本のインプラント埋入によって即時荷重を達成した。

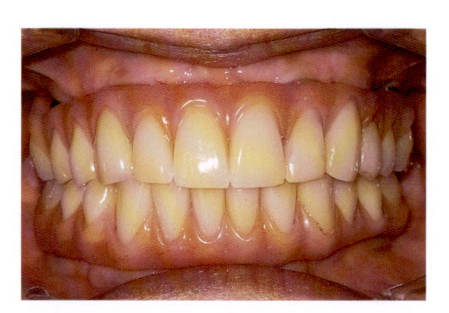

症例7-d　最終補綴物装着時の口腔内。暫間補綴物を6ヵ月間使用し、その間に咬合調整を行い、最終補綴物を装着した。All-on-4による全顎的インプラント治療は、従来法に比べて極端に来院回数が少なくて済むということを実感できる症例である。

上下顎にAll-on-4を行った症例②（症例8-a～e）

症例8-a ①｜症例8-a ②

症例8-a ①、② 初診時のパノラマX線像および口腔内正面観。重度の歯周病によって、上下顎ともに犬歯以外の歯牙を抜歯とした。上下顎の犬歯を保存してインプラント治療を行った場合は、上下顎ともに8～10本のインプラント埋入が必要となる。

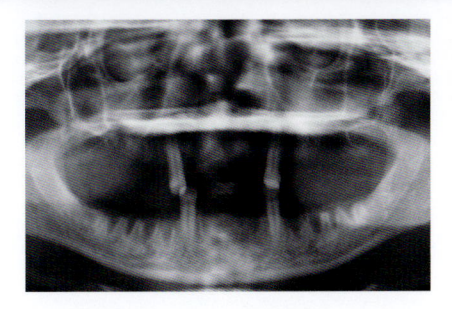

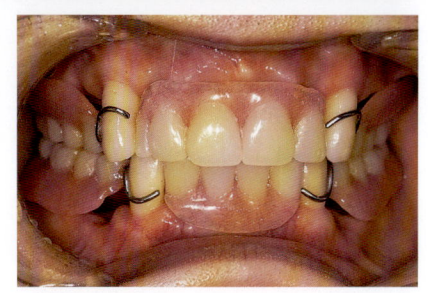

症例8-b ①｜症例8-b ②

症例8-b ①、② All-on-4による下顎術後パノラマX線像および口腔内。戦略的抜歯により無歯顎とすることで、All-on-4が可能になる。

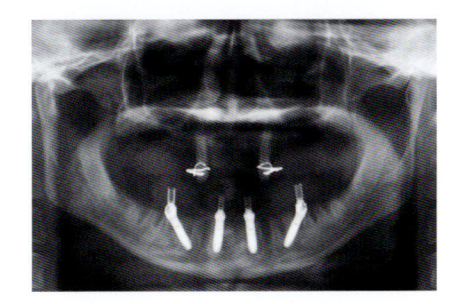

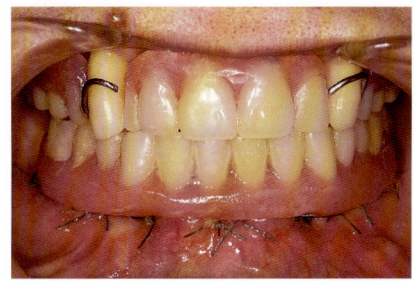

症例8-c ①｜症例8-c ②

症例8-c ①、② All-on-4による上顎術後パノラマX線像および口腔内。上顎も同様に戦略的抜歯による無歯顎治療とし、4本のインプラント埋入によってAll-on-4による即時荷重が可能となった。

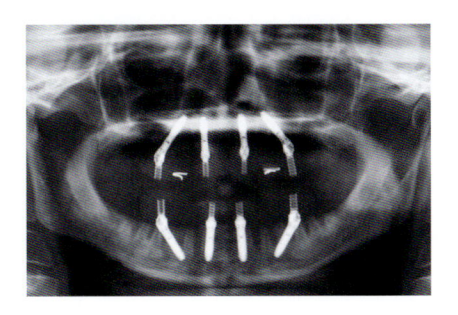

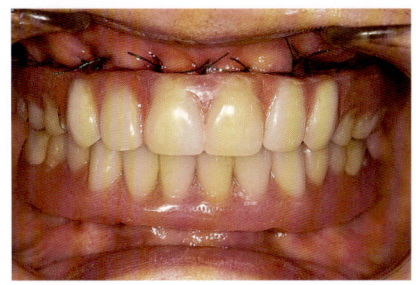

症例8-d ①｜症例8-d ②

症例8-d ①、② 最終補綴物装着時のパノラマX線像および口腔内。ワンピースのチタンフレームで強度を増した最終上部構造を装着した。

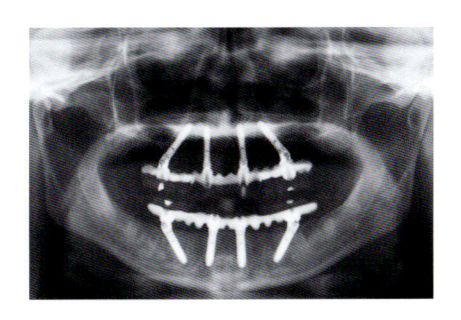

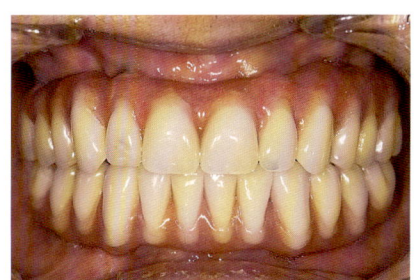

症例8-e ①｜症例8-e ②

症例8-e ①、② 上顎にCMセラミックブリッジ装着時のパノラマX線像および口腔内。オールセラミックス製のフルブリッジによって、審美性の向上を図ることが可能となる。

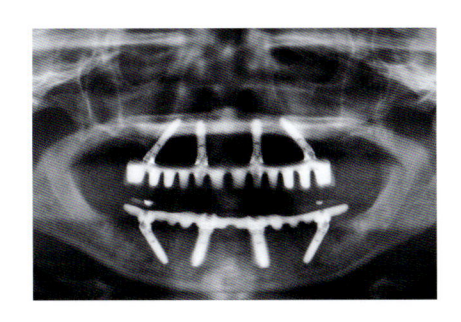

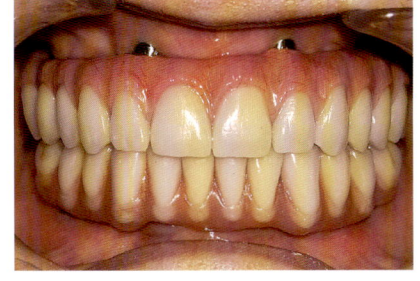

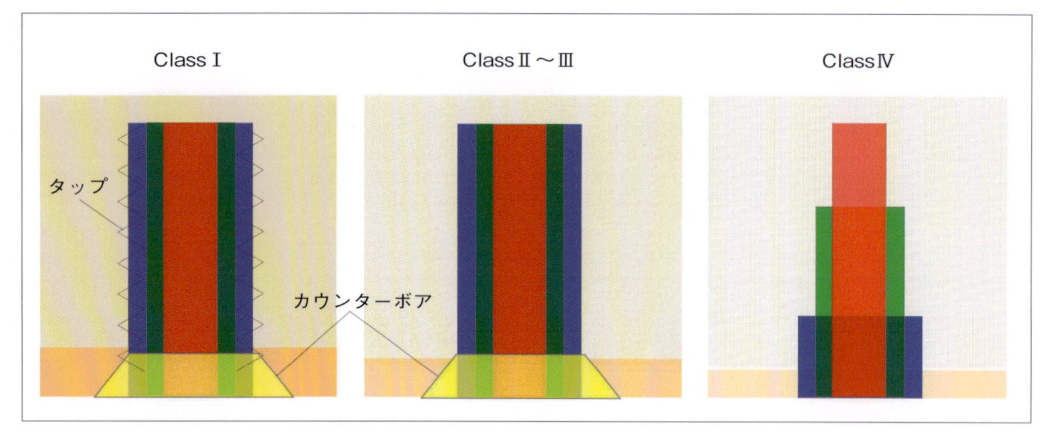

図8 即時荷重を成功させるためのアダプテーションテクニック。即時荷重を成功させるためには、高い初期固定を獲得する必要がある。そのために骨質に応じて最終ドリルの径を変えていく（図中の赤→緑→青の順）。Class I ではタップを形成し、Class II〜III では、Class I よりも細い径の最終ドリルとし、Class IV ではさらにドリルの深度を変えて形成するテクニックを用いる。

即時荷重を成功させるためのアダプテーション＆モディファイドアダプテーションテクニック

All-on-4による即日治療を達成するためには、的確な骨質の判断と確実な初期固定を得るための手技が必要である（図8）。

Immediate functionの代表格であるBrånemark systemにおけるインプラント埋入時の骨質の判断は、ファーストドリルによる骨形成時の感覚がすべてであり、その感覚によって術者自身がセカンドドリルおよび最終ドリルを選択することになる。

骨質に応じて最終ドリルの径を調整するのがアダプテーションテクニックであり、セカンドドリルおよび最終ドリルによる骨形成深度まで調整するのがモディファイドアダプテーションテクニックである。即時荷重には、このような手技によって35〜50Ncmといった高い初期固定を得ることが必要不可欠である。

おわりに

以上、述べてきたとおり、無歯顎症例においては、All-on-4などの治療法により、「グラフトレス」＋「イミディエート」といった即日完了のインプラント治療が可能となった。

さらに、NobelGuide™ などに代表されるコンピュータシミュレーションによる術前の精密な設計や手術用ガイドの活用によって、「フラップレス」＋「グラフトレス」＋「イミディエート」という夢のような治療が安全・確実に行える時代になったと言える。

まさに「For the Patient」である。

参考文献

1. Renouard F, Rangert B. Risk Factors in Implant Dentistry. Chicago : Quintessence, 2000.
2. Lekholm U, van Steenberghe D, Herrmann I, Bolender C, Folmer T, Gunne J, Henry P. Osseointegrated implants in the treatment of partially edentulous jaws: A prospectivde 5-year mulitcenter study. Int J Oral Maxillofac Implants. 1994 ; 9(6) : 627-635.
3. Renouard F, Nisand D. Short implants in the severely resorbed maxilla: a 2-year retrospective clinical study. Clin Implant Dent Relat Res. 2005 ; 7 Suppl 1 : S104-110.
4. Krekmanov L, Kahn M, Rangert B, Lindström H. Tilting of posterior mandibular and maxillary implants for improved prosthesis support. Int J Oral Maxillofac Implants. 2000 ; 15(3) : 405-414.
5. Aparicio C, Perales P, Rangert B. Tilted implants as an alternative to maxillary sinus grafting: a clinical, radiologic, and periotest study. Clin Implant Dent Relat Res. 2001 ; 3(1) : 39-49.

シンポジウム2

上田秀朗
岡田隆夫
森田耕造

インプラントを基盤とした包括歯科臨床の実際
〜より確実なインプラント治療を求めて〜

The Actual State of the Comprehensive Clinical Dentistry Based on Implants
〜For More Certain Implant Treatment〜

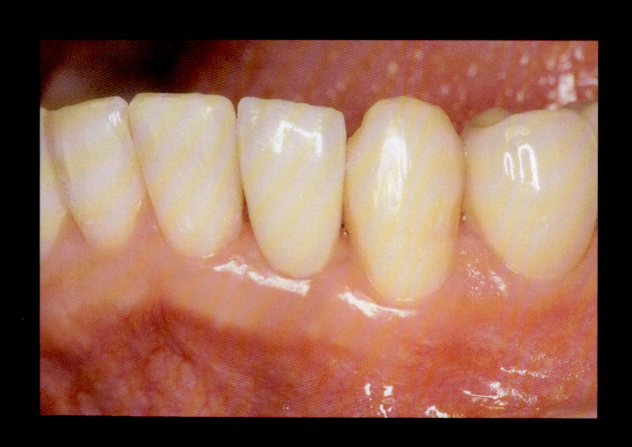

上田秀朗[*1]、
筒井祐介[*2]、矢守俊介[*2]
(うえだ歯科[*1]、筒井歯科医院[*2])

Hideaki Ueda
Yusuke Tsutsui
Shyunsuke Yamori
(Ueda Dental Office, Tsutsui Dental Clinic)

はじめに

　欠損歯列を含んだ顎口腔機能の回復を図るにあたり、インプラントを治療方法として選択することは、機能回復の面だけでなく、審美修復という面からもう一つの有力なオプションとして広く国民の間に認識され、中長期的な経過を見ても、良好な成績を得ている。さらに今日では、治療期間の短縮や早期における咬合の確保などQOLに対する要求が高まり、さまざまな即時埋入の術式が紹介され、臨床応用されている。

　しかし、安全・確実な方法としては依然、待時埋入が第一の選択肢であり、即時埋入は埋入部位の条件によっては適応が困難となる場合がある点や、臨床主導的な状況で長期的な経過報告に乏しく予後に不安が残る点など、今後はさらなるエビデンスの確立や不安の残るリスク要素の排除が求められる。ただ、顎口腔機能の回復の点からインプラントを選択する場合、欠損部位における術式ばかりにとらわれるのではなく、残存天然歯を含めた口腔内全体が長期にわたり機能的・審美的で、トラブルなく健康な状態を保つことがもっとも重要であり、欠損に至った原因を見極め、再び歯列の崩壊を引き起こさないような全顎的な視点での治療設計が優先されることを忘れてはならない。

　実際の臨床においては、患者側からの要望や欠損を取り巻く環境はさまざまであり、綿密な診査・診断のもと、即時埋入・待時埋入の利点・欠点を十分理解したうえで、最終的にもっとも効率の良い治療方法を、全顎治療の流れを踏まえて決定していく判断力が求められている。

　本稿では、全顎的な診査・診断に基づき、インプラントを用いて顎口腔機能の回復を図った包括歯科臨床の実際を、私見を通して供してみる。

インプラントを基盤とした包括歯科臨床の実際〜より確実なインプラント治療を求めて〜

CR充填を行い、審美性の回復を図った症例（症例1-a、b）

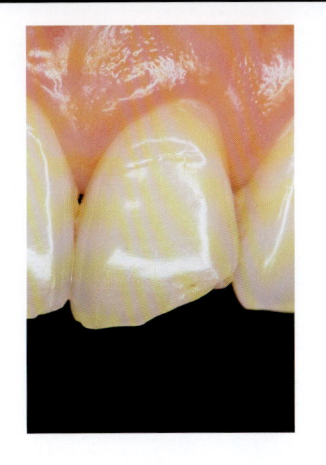

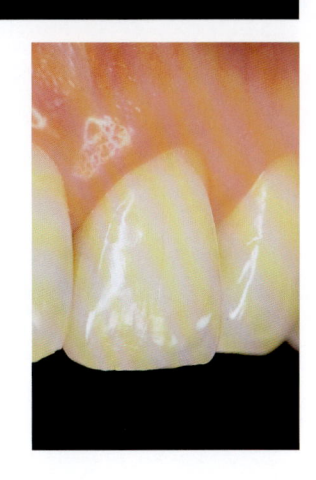

症例1-a　術前の|2。遠心歯冠部切縁が破折をきたしている。

症例1-b　術後の|2。MIの概念にのっとり、コンポジットレジン充填積層法にて修復。

歯周病、不正歯列による咬合崩壊を包括的に治療した症例（症例2-a〜g）

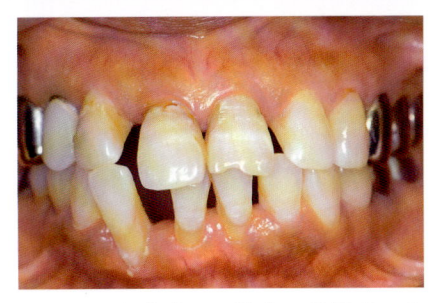

症例2-a　初診時の口腔内。歯周病によりいわゆる咬合崩壊をきたしている。

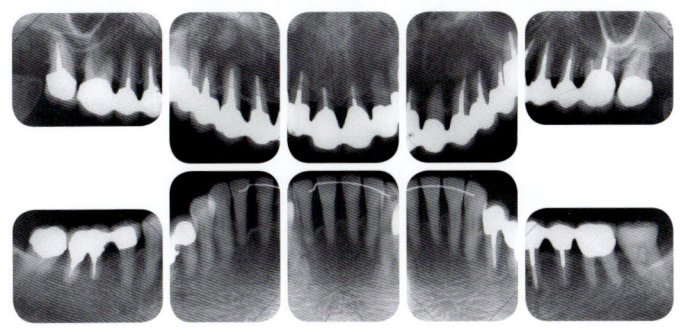

症例2-b　初診時10枚法デンタルX線写真。重度の骨吸収を認める。

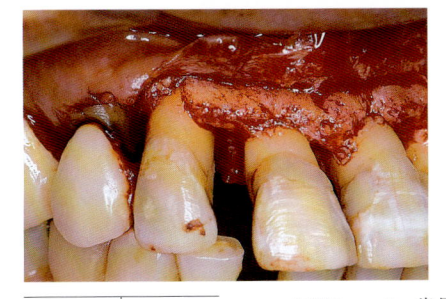

| 症例2-c | 症例2-d |

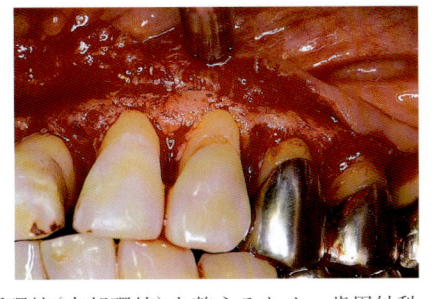

症例2-c、d　歯周環境（内部環境）を整えるため、歯周外科処置を行う。

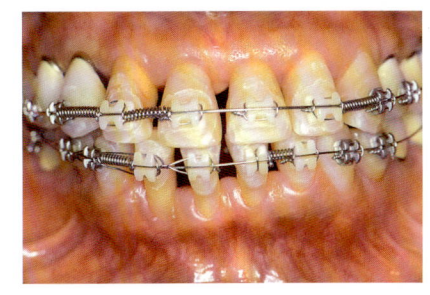

症例2-e　矯正治療。補綴処置により咬合の再構成を図る。

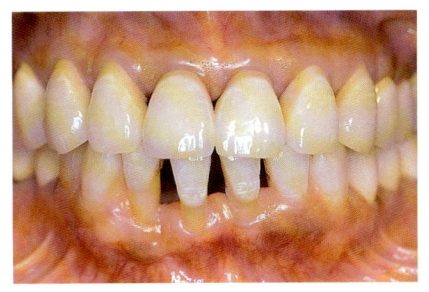

症例2-f　初診時より16年経過時の口腔内写真。メインテナンスにより長期にわたり良好に推移している。

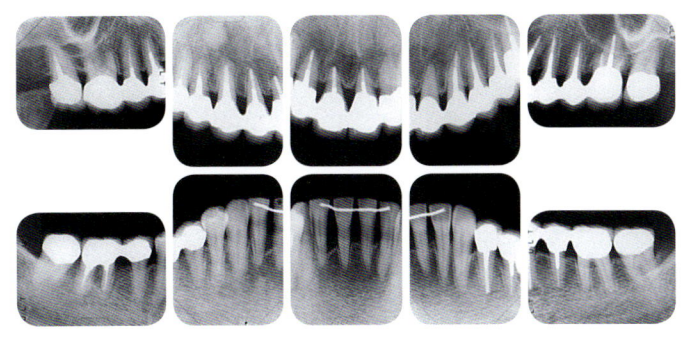

症例2-g　術後16年6ヵ月の10枚法デンタルX線写真。歯周組織は安定している。

３|部に抜歯即時埋入を行った症例（症例3-a〜e）

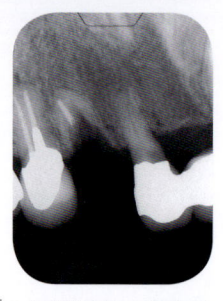

症例3-a　術前の３|のＸ線写真。歯肉縁下カリエスを認める。

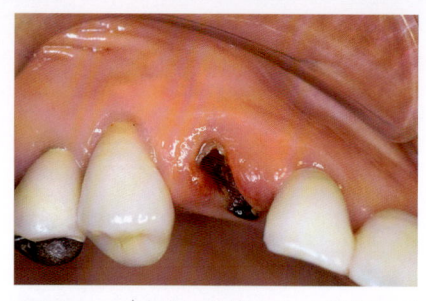

症例3-b　３|は残根状態なため保存不可能である。

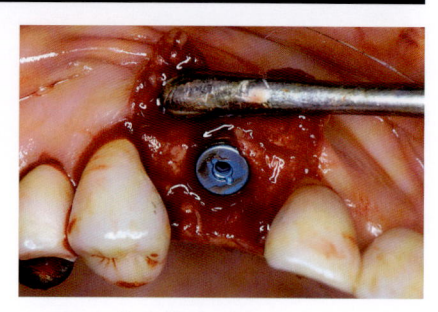

症例3-c　抜歯即時でのインプラント埋入を行った。

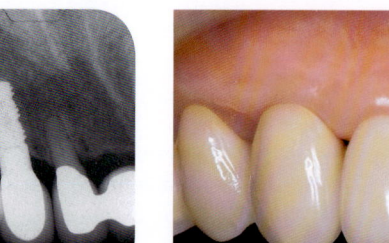

症例3-d　最終補綴物装着時Ｘ線写真。インプラント周囲の骨は安定している。

症例3-e　最終補綴物装着時。審美的に満足が得られる結果となった。

包括歯科診療

　患者をライフサイクルの中でとらえ、炎症と力の要素について包括的な視点から診査し、顎口腔系の調和を壊す原因を見つけ、取り除き、生体の治癒能を引き出す。その不足部分を補うために手を加える。これが「最小の侵襲で最大の治療効果を上げる包括歯科診療」であると認識し、実践している。ただし、ここでの「最小」とは、たんにMIの概念だけを指すのではない。歯科医療とは、置換医療が大きなウエイトを占めており、何かを得るためには、代償として何かを失う。MIの概念に乗っ取り、歯の侵襲を極力避けた処置も非常に重要である。しかし、大きく顎口腔系が破壊された場合、歯の延命を図り長期の咬合の安定を得るためには、広範囲の修復処置が必要となることもある。

　症例１において、|２は、積層法のCR充填で対応し、審美性の回復を図った。局所の修復処置はできるだけ歯の切削を避け、MIの概念で治療を行う。

　しかし、歯周病に罹患し、歯列不正を伴い、いわゆる咬合崩壊となったケースでは、炎症と力のコントロールを念頭に入れ、積極的な治療の介入を余儀なくされることもある（**症例２**）。

より確実なインプラント治療

　昨今、抜歯即時埋入・即時荷重といった治療期間の短縮を目指した術式が散見されるようになってきた。しかし、依然としてより確実な手法は、待時埋入であると筆者は考える。症例の選択いかんでは、即時埋入での術式が有効な場合もあるが、一般的には多くの症例で適応となりにくい。包括的なアプローチを行い、長期の治療期間が必要な場合、待時埋入を選択しても、治療期間にさほど差が見られることはない。しかし、メインテナンスでのリカバリーや局所だけの治療の場合は、抜歯即時埋入など治療期間の短縮を図った術式の選択が患者サイドからは望まれる（**症例３**）。いずれにしても、待時埋入、即時埋入の適応症を吟味する必要がある。

待時埋入が有効な症例

　症例４は、|７６が歯根破折のため抜歯となった。このような場合、GBRが必須であり、また大臼歯であるため、骨再生の必要条件である歯肉弁による一次閉鎖が困難である。抜歯後６ヵ月の治癒期間を待ち、インプラントの埋入とGBRを行った。待時埋入を行うことで、抜歯窩の治癒はほぼ図られており、骨造成の範囲が縮小される。

待時埋入が有効な症例（症例4-a〜g）

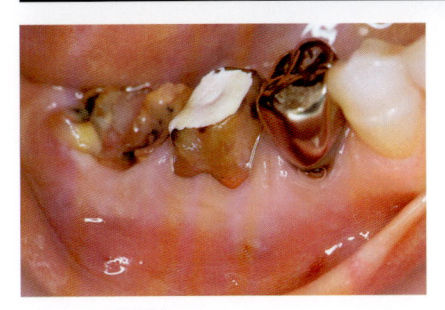

症例4-a ７６┃は歯根破折のため保存不可能の状態である。

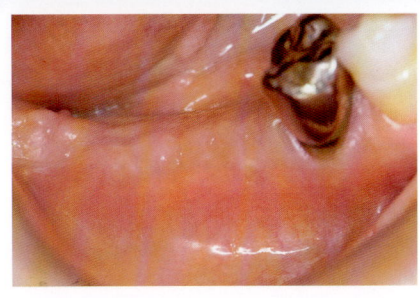

症例4-b 抜歯後6ヵ月経過時。歯肉と骨の治癒を待ち一次手術を行う。

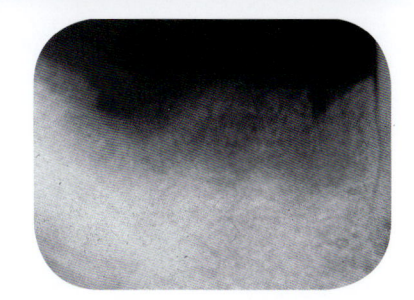

症例4-c 抜歯後6ヵ月のデンタルX線写真。抜歯窩への骨の添加を認める。

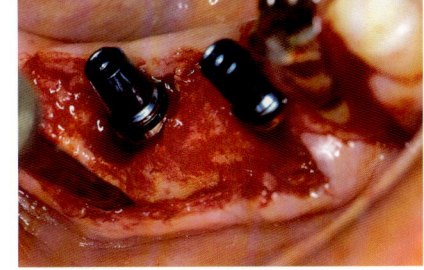

症例4-d｜症例4-e

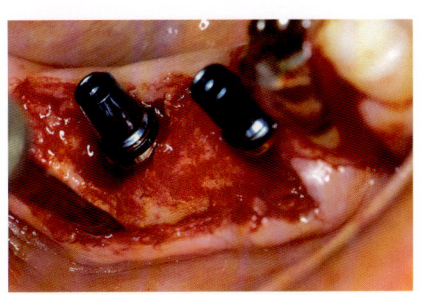

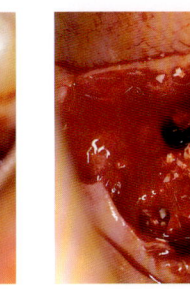

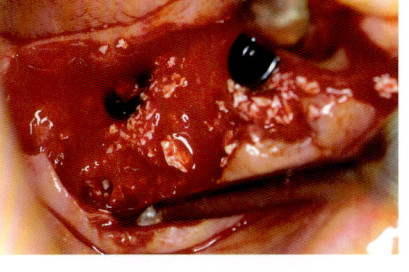

症例4-d インプラント埋入と同時にGBRを行った。

症例4-e 軽度な骨欠損のため非吸収性メンブレンを使用した。

症例4-f｜症例4-g

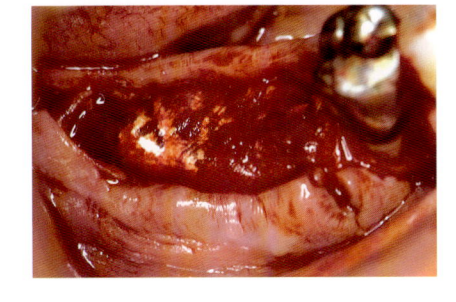

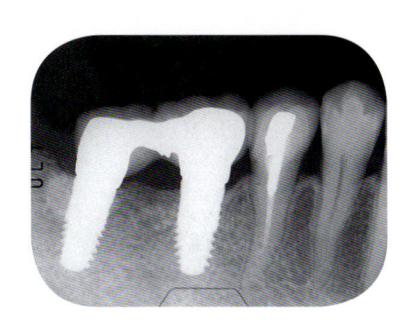

症例4-f 十分に減長切開を加え一次閉鎖を図るために緊密に縫合を行った。

症例4-g 術後2年のX線写真。インプラント周囲の骨は安定している。

術式をよりシンプルに、かつ容易にするには、待時埋入の選択が有効な場合が多い。

抜歯即時埋入が有効な症例

症例5は、┃１が縁下カリエスと歯根破折のため保存不可能の状態であり、インプラントによる修復処置を行った。本症例では、術前処置として歯肉のボリュームを獲得するため挺出を行い、抜歯窩の精査の結果、適応と判断し抜歯即時埋入を施行した。即時埋入の適応としては、一般的に埋入部位において骨におよぶ炎症が少なく、開窓や裂開が認められないことが条件となる。埋入位置は口蓋側寄りとし、方向は歯軸方向で埋入した。

抜歯即時埋入では、抜歯後に生じる頰側の骨吸収を極力抑えることが可能であると言われている。このように症例の選択を厳密に行えば、即時埋入が治療期間短縮のための有効な手段となる。

前歯部インプラントにおけるティッシュマネージメント

インプラント上部構造の形態は埋入位置によって決定される。そのため、審美性が最優先される前歯部インプラントは、特に慎重に一次手術を行う必要がある。しかし、多くの場合、骨吸収を認めることが多く、理想的な位置への埋入をするには、骨造成を必要とすることが多い。また、審美性を獲得するためには、ある程度の歯肉の幅

抜歯即時埋入が有効な症例（症例5-a〜i）

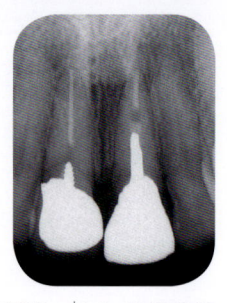

症例5-a　術前X線写真。1|に歯根破折が認められた。

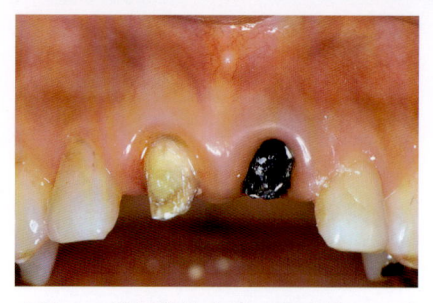

症例5-b　補綴物除去後。歯肉縁下に達するう蝕が認められた。

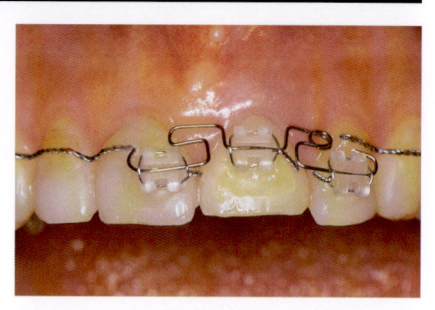

症例5-c　1|を挺出させることにより、二次手術後の歯肉退縮の対応を行った。

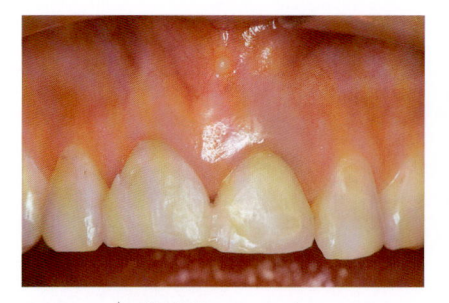

症例5-d　1|挺出後。ややオーバーコレクション気味に挺出を行った。

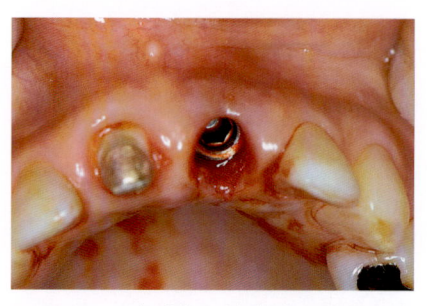

症例5-e　一次手術。抜歯窩の状態が良好なため抜歯即時埋入を行った。

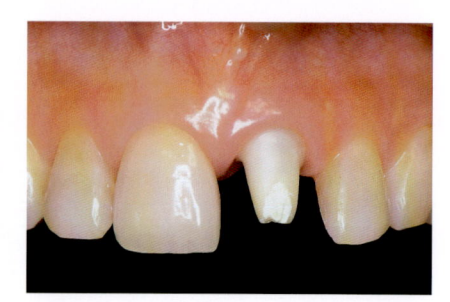

症例5-f　1|最終アバットメント装着時。プロビジョナルレストレーションにより、サブジンジバルカントゥアの調整を行った。

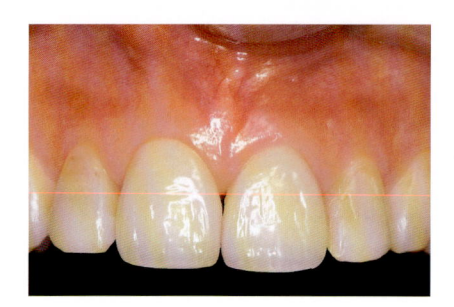

症例5-g　1|1にプロビジョナルレストレーションを装着し、審美性を模索する。

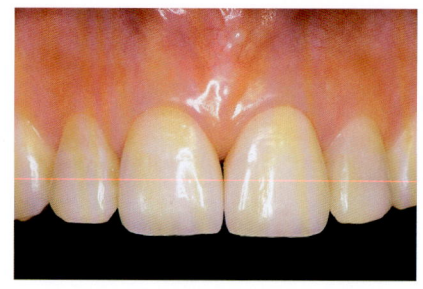

症例5-h　最終補綴物装着時。歯頸ラインの整合性も獲得でき、審美性は良好である。

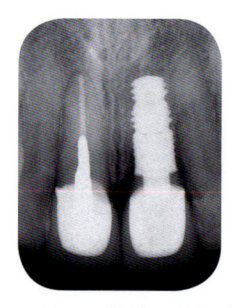

症例5-i　術後X線写真。頸部の吸収は多少認められるものの、インプラント周囲の骨は安定している。

と厚みが必要であり、Garberらは、「隣在歯もしくは同名歯との歯頸ラインの整合性と類似した歯間乳頭様組織を得るために、インプラント周囲に約3〜4mmの軟組織の高さと隣在歯もしくは同名歯と同等幅の歯肉の厚さが必要である」と発表している[1]。さらに、前歯部単独修復のインプラントにおいて、二次手術後、約2mmの歯肉退縮が起こると言われている[2]。

いずれにしても、審美性の高いインプラント上部構造を装着するためには、骨と歯肉のボリュームが重要であり、硬・軟組織のティッシュマネージメントが鍵を握る。

挺出およびGBRで対応した症例

症例6の患者は、1|の違和感が主訴で来院した。術前のX線写真において歯根破折で保存不可能の状態となっている。また、歯肉はクレフト状に退縮している。まず、インプラントの術前処置として、歯肉のボリュームを獲得するために1|の挺出を行った。その後抜歯を行い、抜歯窩の精査の結果、頬側に骨の裂開を認めたため待時埋入を選択した。次に、約1ヵ月歯肉の治癒を待ち、インプラントの埋入を施術した。頬側に骨の裂開が生じたため骨補填材を填入し、TRメンブレンを設置し、骨造成を行った。約6ヵ月の治癒期間を待って二次手術を行っ

インプラントを基盤とした包括歯科臨床の実際～より確実なインプラント治療を求めて～

挺出およびGBRで対応した症例（症例6-a～k）

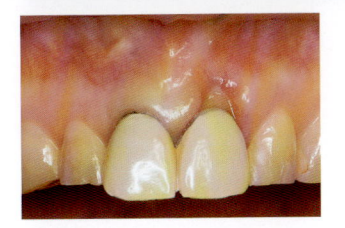

症例6-a　初診時口腔内。1|にクレフト状の歯肉退縮を認める。

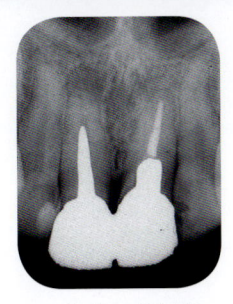

症例6-b　術前X線写真。1|に根尖病変、|1に歯根破折を認める。

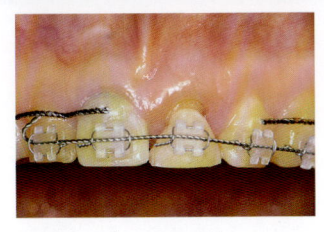

症例6-c　|1の挺出（オーバーコレクション）を行い、歯肉の造成、骨の添加を図る。また、1|には歯内療法を行っている。

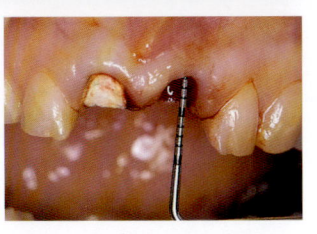

症例6-d　|1抜歯時の口腔内。頬側骨に裂開を認める。

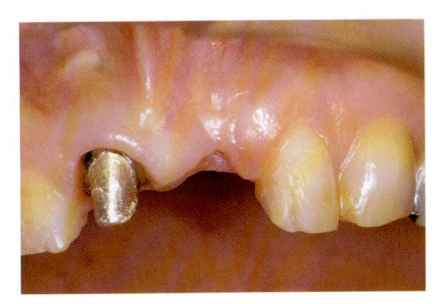

症例6-e　抜歯後1ヵ月の口腔内。歯肉の治癒を認める。

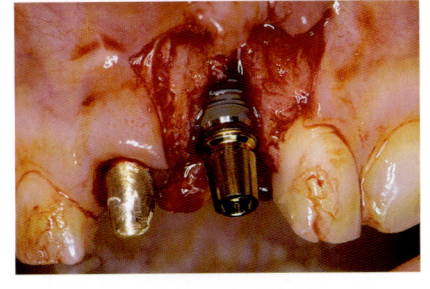

症例6-f　インプラント一次手術。インプラント頸部に頬側骨の裂開を認める。

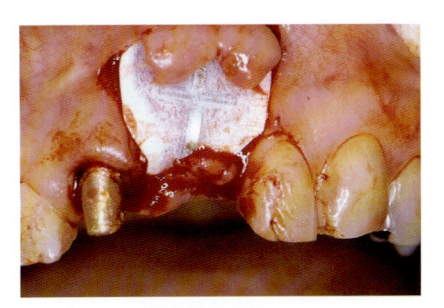

症例6-g　GBR。骨補填材を填入し、TRメンブレンを設置した。

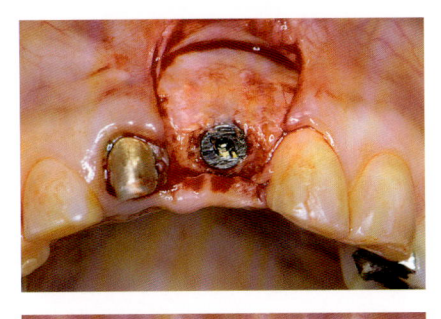

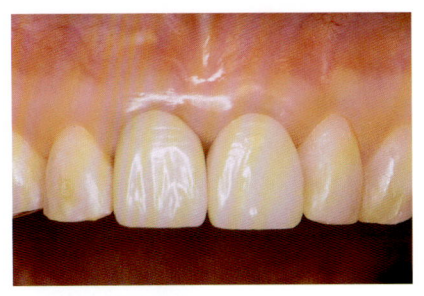

症例6-h　約6ヵ月の治癒期間を待って二次手術を行った。頬側に十分な骨造成を認める。

症例6-i　プロビジョナルレストレーション。審美的な歯頸ラインの獲得がなされた。

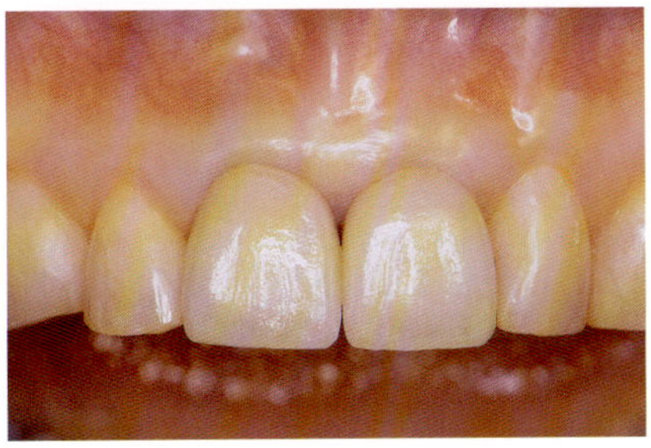

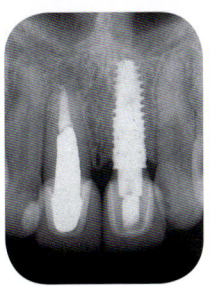

症例6-j　最終補綴物装着時。完成度の高い上部構造は患者に満足を与える。

症例6-k　術後X線写真。|1の根尖病変も治癒傾向を認める。また、インプラント周囲の骨は安定している。

た。インプラント頬側頸部には十分な骨造成が図れていた。前歯部において審美性を獲得するためには歯頸ラインの整合性が重要な要素となるが、本症例では、|1のプロビジョナルレストレーションの歯頸ラインが根尖側に位置しており、歯頸ラインの整合性の観点から、審美性を障害している。そのため、若干の歯肉の切除と骨整形を行い、右側の臨床歯冠長延長を試みた。最終補綴物装着時において、審美性の獲得を図ることができた。

臼歯部インプラントにおけるティッシュマネージメント

臼歯部インプラントの優先順位としては、機能性、つまり確実な咬合支持を獲得することにより咬合を安定させ、機能回復を図ることを第一の目的とする。しかし、欠損部顎堤は吸収されていることもあり、インプラントの埋入を困難とすることがある。また、下歯槽管や上顎

GBR および GTR で対応した症例（症例7-a～f）

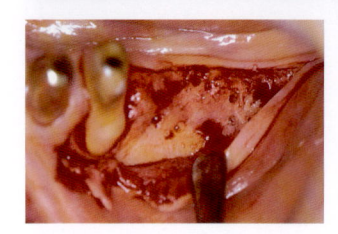

症例7-a　GBR および GTR。骨幅が薄いためインプラントの埋入は困難となっている。

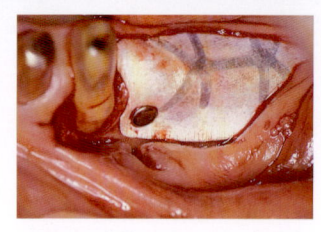

症例7-b　5と骨造成部に骨補填材を填入し TR メンブレンを設置した。

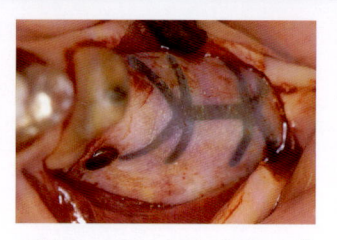

症例7-c　GBR および GTR 後5ヵ月の状態。歯槽粘膜の裂開もなく良好に経過したため TR メンブレン周囲に炎症は認められない。インプラント埋入に十分な骨造成は図れた。

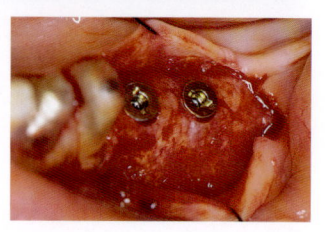

症例7-d　インプラント一次手術。基本に忠実にインプラントの埋入を行った。

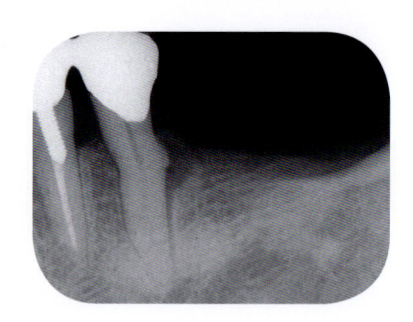

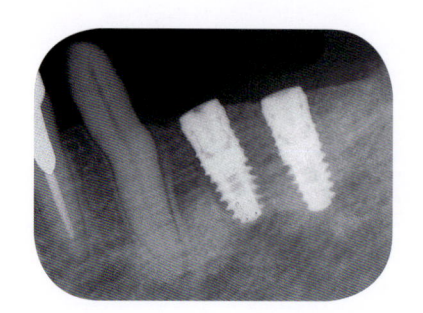

症例7-e｜症例7-f

症例7-e　術前 X 線写真。5の遠心に骨縁下欠損を認める。

症例7-f　GBR および GTR 後5ヵ月 X 線写真。5の骨縁下欠損は治癒している。

洞などの解剖学的制約のため、骨造成が必要とされることが多い。骨造成の一般的な手法としては、GBR が広く用いられている。

GBR および GTR で対応した症例

症例7の患者は、67にインプラントを希望し、来院した。術前の X 線写真において、下歯槽管までの距離は十分で埋入深度には問題がない。しかし、埋入に必要な骨幅は不足しており、また、5遠心には骨縁下欠損が認められる。そこで、骨幅の獲得と骨縁下欠損の改善のため、GBR と GTR を同時に行った。水平切開は歯槽頂に設定し、縦切開は5近心に設定した。その後、粘膜骨膜弁を丁寧に剥離翻転し、骨面を露出した。まず5遠心の肉芽の廓清とルートプレーニングを行い、骨造成部皮質骨のデコルチケーションを行った。骨補填材を5骨縁下欠損部と骨造成部に填入し、TR メンブレンを設置した。メンブレンはピンによって固定し、減張切開を施し単純縫合にて歯肉弁の一次閉鎖を行った。術後は粘膜の裂開も認められず、9ヵ月の治癒期間を待ってインプラントの埋入を行った。十分な骨幅の獲得と、5遠心の骨縁下欠損の改善が認められた。

スプリットクレストおよびソケットリフトで対応した症例

骨を拡幅する手法として GBR 以外にスプリットクレストがある。スプリットクレストは歯槽骨頂部にスリットを形成し、骨ノミで広げてゆく。この手法は既存骨に挟まれたスリット部の骨造成を図るため、再生療法の概念から考えると条件としては非常に恵まれている。症例8の患者は、543欠損部のインプラント治療を希望し、来院した。欠損部顎堤は重度に吸収しており、インプラント埋入が困難となっているため、スプリットクレストにて対応した。拡幅する部位の歯槽骨頂から水平のスリットを、また縦のスリットは両隣在歯からやや離して形成した。

その後、骨ノミを使用し、頬側方向へ骨片が離断しないように慎重に若木骨折させ、骨造成部に骨補填材を填入し、TR メンブレンを設置した。十分に減張切開を施したのち、縫合は垂直マットレス縫合で歯肉弁の一次閉鎖を試みた。術後6ヵ月の治癒期間を待って、インプラントの埋入を行った。十分な骨幅の獲得は得られたが、5は上顎洞底の関係で埋入深度を得ることが困難で、ソケットリフトにて対応した。

スプリットクレストおよびソケットリフトで対応した症例（症例8-a〜h）

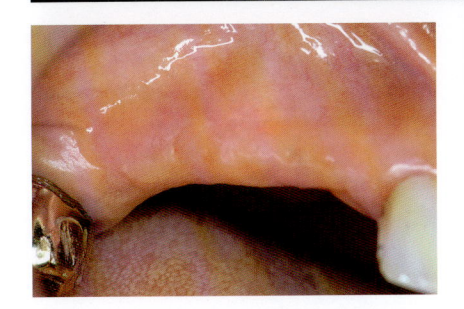

症例8-a ５４３｜術前口腔内。角化歯槽粘膜の幅は少なく、歯肉頬移行部は陥凹している。

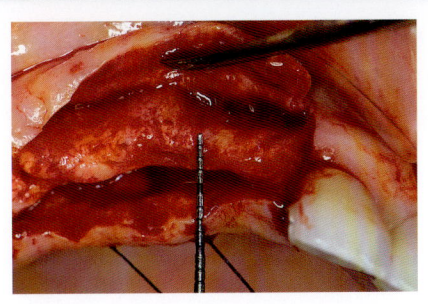

症例8-b スプリットクレスト術前。歯槽骨頂の幅は4mmと非常に薄く、インプラントの埋入は困難であった。

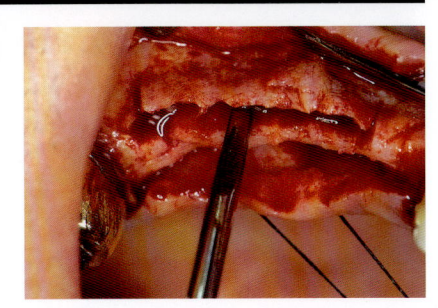

症例8-c 水平的骨幅改善のためスプリットクレストを行った。歯槽骨頂にスリットを加え、骨ノミで拡幅していく。

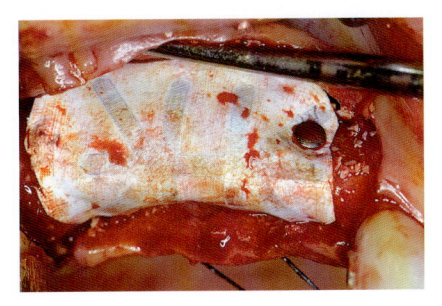

症例8-d 骨再生部に骨補填材を填入し、TRメンブレンを設置した。

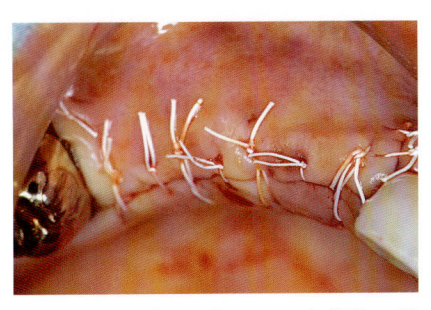

症例8-e スプリットクレスト術後。垂直マットレス縫合の変法で緊密に縫合し、一次閉鎖を試みた。

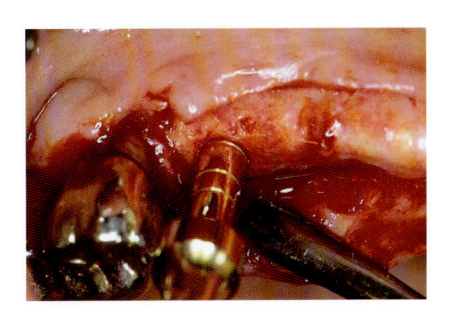

症例8-f 術後6ヵ月。オステオトームを使用してソケットリフトを行った。

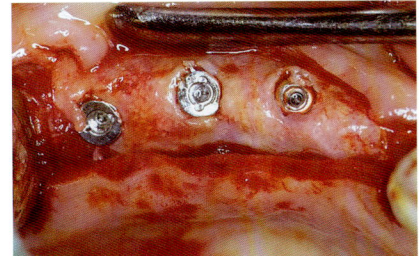

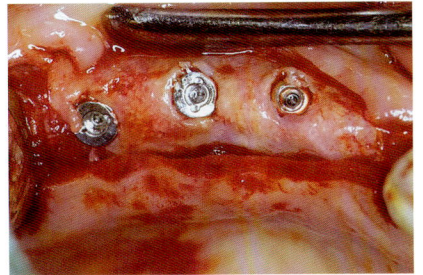

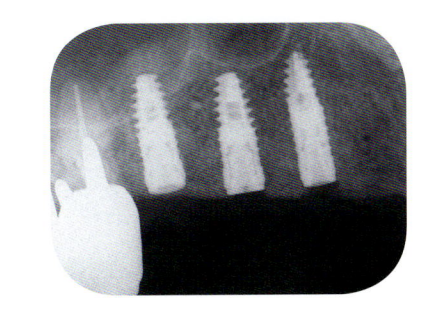

症例8-g 一次手術時。十分な骨造成を図ることで、理想的な位置へのインプラントの埋入が可能となる。

症例8-h 一次手術後のX線写真。上顎洞は多房性を呈しており、｜５の位置は上顎洞底が低位となっていたため、ソケットリフトにより上顎洞底の拳上を図った。

インプラントを基盤とした包括歯科臨床の実際

重度歯周病を伴った過蓋咬合の症例

症例9の患者は2004年4月初診、49歳の女性で、咀嚼障害を主訴として来院した。左側顎関節にクリック音、疼痛などの臨床症状を認めた。術前の正面観において、咬合平面が右側に傾斜している。

また、前歯部の被蓋関係が深く歯列全体ではまり込み、いわゆる窮屈な咬合となっている。この状態のままでは、クレンチングを惹起する恐れがある。術前のデンタルX線写真において全顎的に重度の歯周病に罹患していることが確認でき、｜６５４は欠損している。右側上顎欠損部はCTを撮影し、画像再構成ソフトを用いシミュレーションを行い、オトガイ部から採取した自家骨で、サイナスフロアエレベーションを施術した。同時にインプラント2本を埋入し、咬合支持の回復を図った。顎位に関しては左側の関節円板が偏位しており、是正するもやや不安定であり、プロビジョナルレストレーション右側前歯部口蓋にフラップを付与し、顎位の最終的な修正と安定を図った。

最終補綴物はプロビジョナルレストレーションを模倣して製作した。被蓋関係の改善、咬合平面の是正、左右対称で連続性を持ったU字型歯列の獲得がなされた。術後の10枚法において歯根膜腔の拡大や骨吸収は認められず、残存歯とインプラントの安定は図れている。

シンポジウム2

重度歯周病を伴った過蓋咬合の症例（症例9-a〜n）

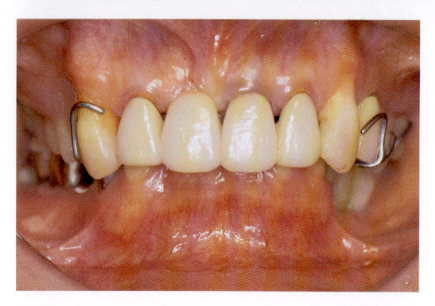

症例9-a 初診時の正面観。咬合平面が右側に傾斜し、前歯部の被蓋関係が深くなっている。

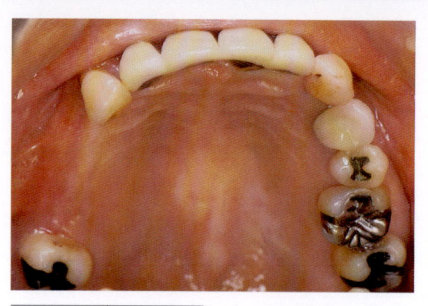

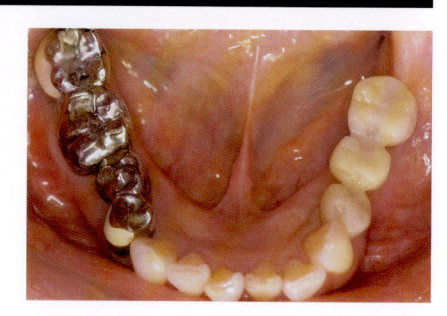

症例9-b | 症例9-c

症例9-b、c 同上下顎咬合面観。態癖が原因と思われる歯列不正が認められる。

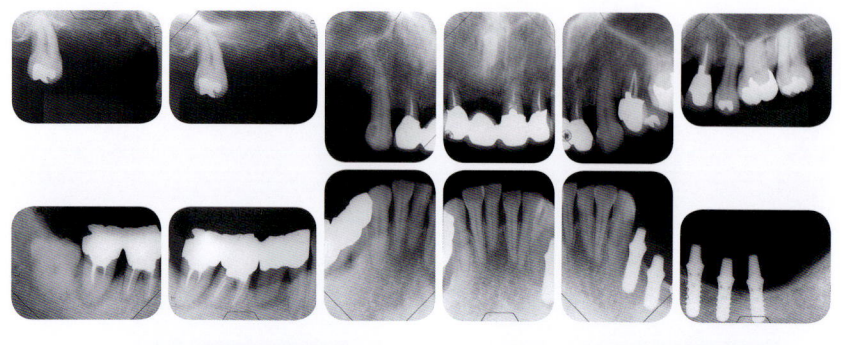

症例9-d 初診時デンタルX線写真。全顎的に重度の骨吸収が認められる。

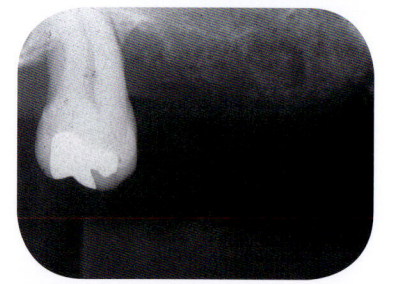

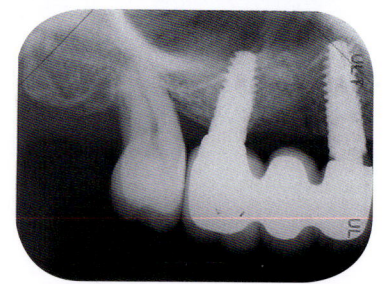

症例9-e | 症例9-f

症例9-e 上顎右側サイナスフロアエレベーション術前X線写真。術前において上顎洞底が低位に認められる。

症例9-f 術後X線写真。サイナスフロアエレベーション後、若干の吸収が認められるもののインプラント周囲の骨は安定している。

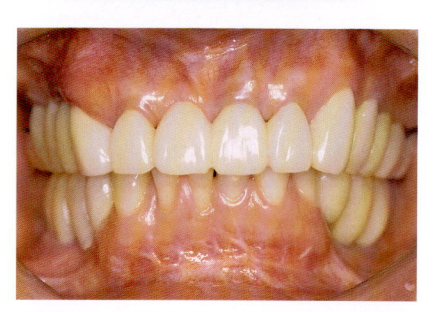

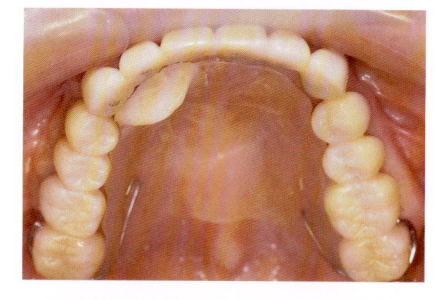

症例9-g | 症例9-h

症例9-g プロビジョナルレストレーション。最終的に審美性・機能性の再評価を行い、最終補綴物に反映させる。

症例9-h 最終的な顎位の修正。顎位の評価を行い、偏位しないようにフラップを付与した上顎のプレートを装着した。

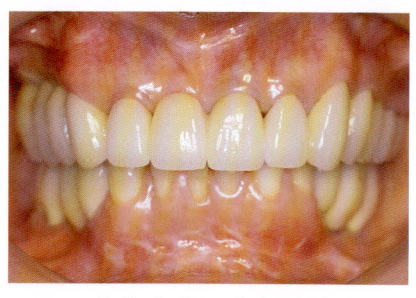

症例9-i 術後正面観。前歯部被蓋関係、咬合平面も是正し、機能的・審美的に満足のいく結果となった。

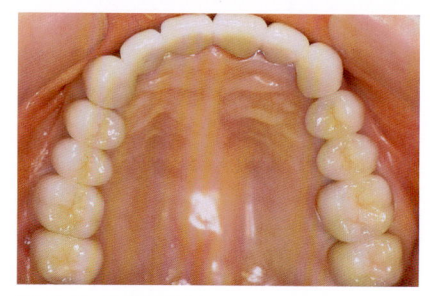

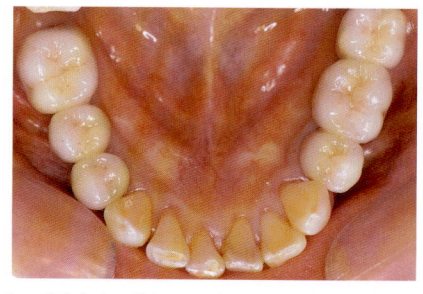

症例9-j | 症例9-k

症例9-j、k 術後上下顎咬合面観。可能な限り左右シンメトリックとなるように補綴物を製作した。

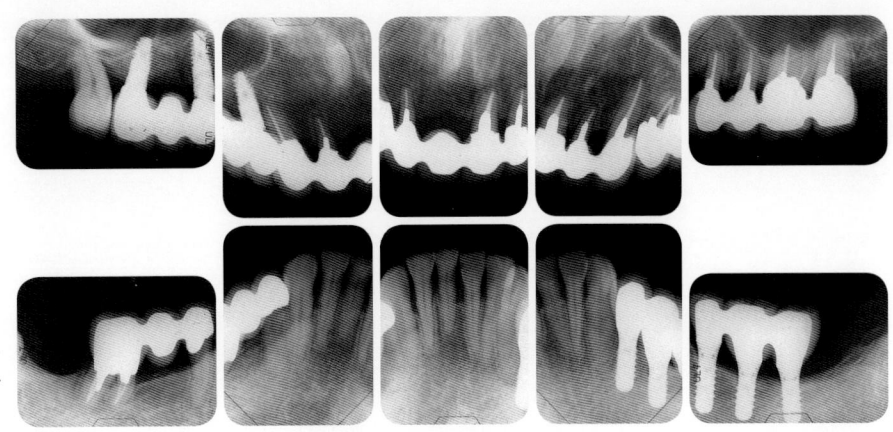

症例9-l 術後10枚法X線写真。インプラント、残存歯ともに周囲の骨は安定している。

歯列不正とう蝕により咬合崩壊を起こした症例

症例10の患者は2001年7月初診、36歳の男性で、審美障害と咀嚼障害を主訴として来院した。骨格性のII級、長期に及ぶう蝕の放置、態癖などにより歯列不正をきたし、いわゆる咬合崩壊となっている。また、本症例も歯列全体ではまり込み、いわゆる窮屈な咬合となっている。術前の10枚法において歯周病の問題は軽度であるが、残根状態なため保存不可能の歯が散見される。まず保存不可能な歯を抜歯し、歯内療法を施し、矯正治療を開始した。本症例では、歯列不正が極度なため矯正用インプラントを使用し、固定源とした。矯正治療終了後、6|6は咬合支持の補強、|2は両隣在歯の切削の回避を目的としてインプラントの埋入を行った。その後、プロビジョナルレストレーションにより審美性・機能性の再評価を行い、最終補綴物を製作した。最終補綴物はプロビジョナルレストレーションを模倣して製作した。長期におよぶ咬合の安定を図るためには、このような包括的なアプローチが重要となる。術後の10枚法において、残存歯とインプラントの安定は図れている。

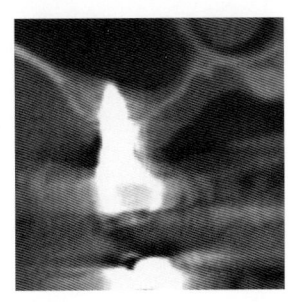

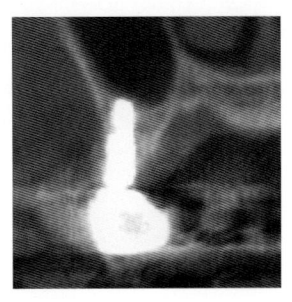

症例9-m | 症例9-n　症例9-m、n サイナスフロアエレベーション後2年のCT画像。インプラント周囲にサイナスフロアエレベーションにより造成された骨が認められる。

おわりに

インプラント治療は、欠損歯列を含む顎口腔機能の回復を図る有力な一つのオプションとして認識されるようになってきた。また、たんに機能性の回復が求められた時代から、昨今では審美性や治療期間の短縮、早期における咬合の確保などQOLに対する要望が高まり、即時埋入などさまざまな術式が紹介され、臨床応用されるに至った。しかし、それらインプラント治療を行った症例がトラブルなく、長期にわたり安定していることがもっとも重要であるということを忘れてはならない。

そのためには、欠損部の状況ばかりに目を配るのではなく、欠損の生じた原因、現在の病態など症例に潜むさまざまな因子を、的確に診査・診断する能力が求められてくる。そのうえで、最小の侵襲で最大の治療効果を上げるべく治療方針を決定していかなければならないが、侵襲を減らすことや治療期間の短縮にとらわれて、術式主導で治療を行うことが決して最善の選択とは限らないことも認識しておく必要がある。

今回提示した抜歯後即時インプラント埋入の症例は、抜歯窩に炎症も認められず、頬側骨の裂開や開窓といった問題も存在しないため、条件としては良好である。また、待時埋入の症例では、大臼歯であるため、即時埋入を選択すると、インプラントと既存骨に大きいギャップが生じることとなり、上皮のダウングロースが懸念される。また、複根管であり炎症も存在するため即時埋入は困難である。いずれにしても適応症の選択が重要となる。

81

シンポジウム2

歯列不正とう蝕により咬合崩壊をきたした症例（症例10-a〜r）

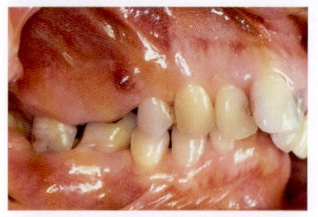

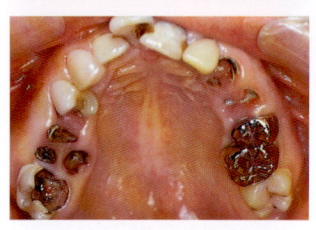

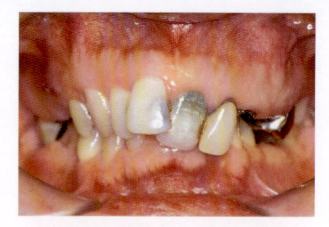

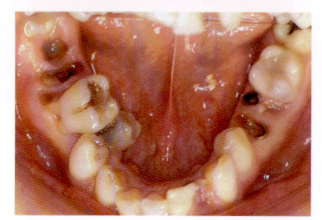

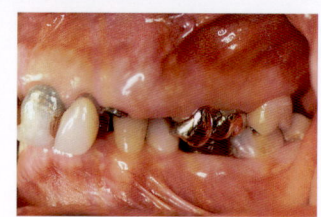

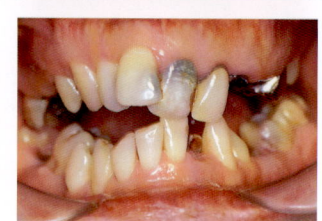

症例10-a〜f　初診時口腔内。a、c：側方面観。咬合支持は4|のみで、う蝕の放置のため対抗歯が挺出し歯肉と咬みこんでいる。b：正面観。骨格性、アーチレングスディスクレパンシー、カリエスの放置、態癖など複合的な問題が絡み合い極度な歯列不正となっている。d、e：咬合面観。臼歯部が内側に傾斜しV字型歯列弓となっている。f：前方運動時。波を打ったように咬合平面の乱れが認められる。

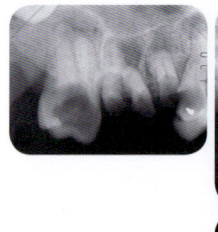

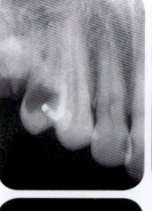

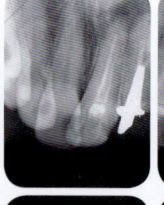

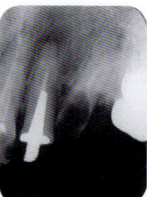

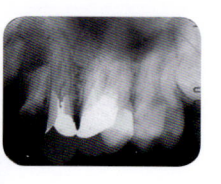

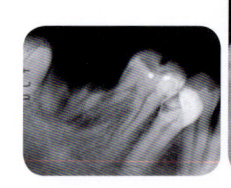

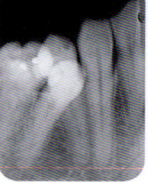

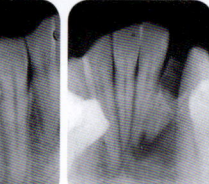

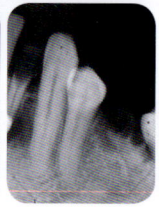

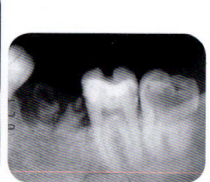

症例10-a	症例10-b	症例10-c
症例10-d	症例10-e	症例10-f

症例10-g　初診時10枚法X線写真。歯周病による骨吸収は認められないものの、残根、根尖病変が散在している。

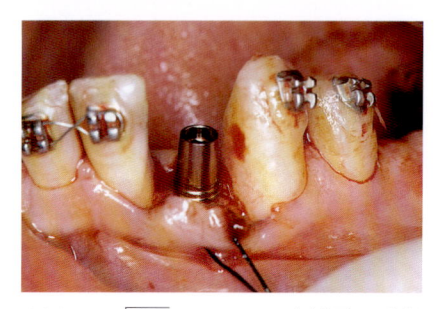

症例10-h　|13にスペースを矯正で確保し、|2にインプラントの埋入を行った。

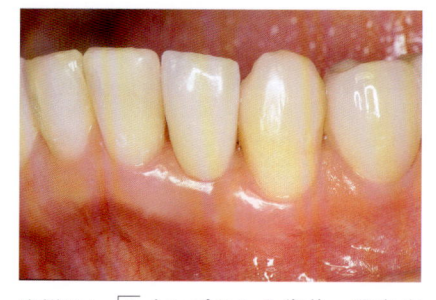

症例10-i　|2インプラント術後。隣在歯とのバランスも取れ、審美性の獲得はなされた。

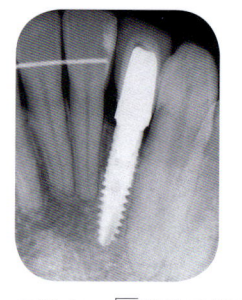

症例10-j　|2術後X線写真。埋入スペースが限られていたが、歯根と接触もなくインプラント周囲の骨は安定している。

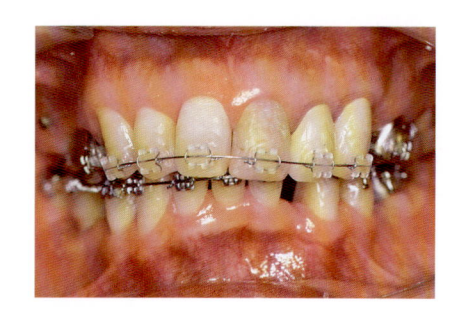

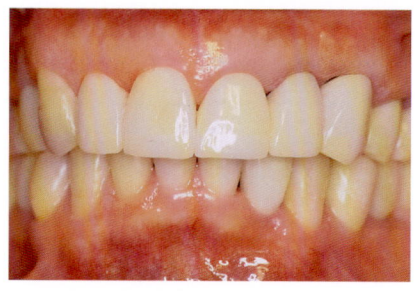

症例10-k	症例10-l

症例10-k　矯正治療。極度の歯列不正なため、固定源として矯正用インプラントを使用した。

症例10-l　プロビジョナルレストレーション。審美性・機能性を模索していき、最終補綴物に反映させる。

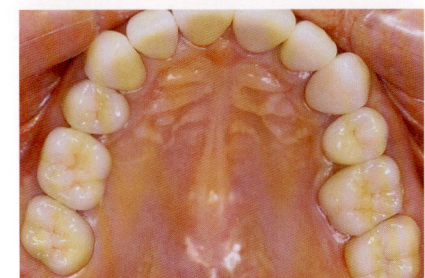

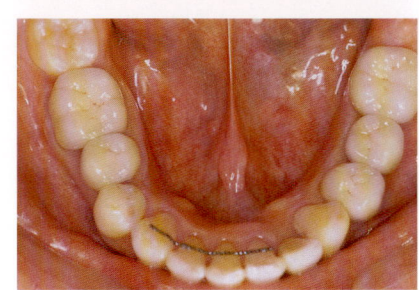

インプラントを基盤とした包括歯科臨床の実際〜より確実なインプラント治療を求めて〜

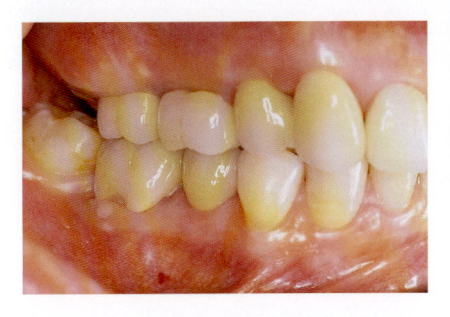

症例10-m	症例10-n	症例10-o
症例10-p	症例10-q	

症例10-m〜q　術後の口腔内。m、o：側方面観。右側は1歯対2歯、左側は1歯対1歯の咬合関係となったが、可能な限り咬合接触点を多く与え、咬合の安定を図る。n：正面観。極度の歯列不正も改善され、適正な咬合平面を与えることができた。p、q：咬合面観。可能な限り左右対称で連続性をもったU字型の歯列を完成させる。

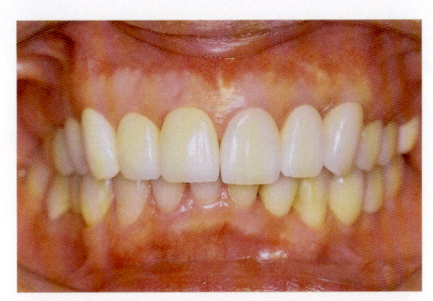

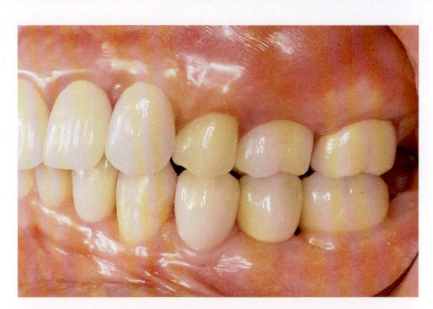

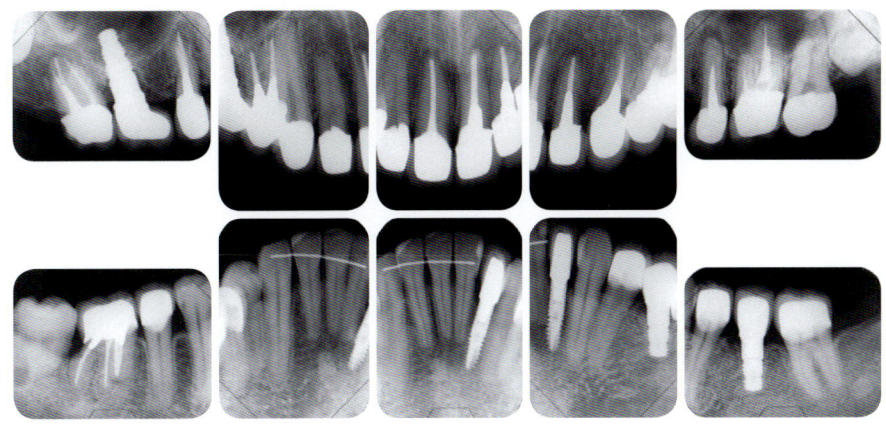

症例10-r　術後の10枚法X線写真。残存歯とインプラントの安定は図れている。

　ティッシュマネージメントについては、GBR、スプリットクレスト、ソケットリフトなどの症例を提示した。この分野に関する術式やエビデンスはほぼ確立されてきており、今回の症例もそれを裏付ける結果となった。

　われわれが治療を行っていくうえで優先しなければならないのは、患者をライフサイクルの中でとらえ、まず全身から顔貌に至る問題を診査し、顎関節や咀嚼筋群に現れる症状を踏まえて、顎位、歯列不正、歯周病の問題へとトップダウンに改善させながら、それらが生涯を通じて健康で、快適な生活を営めるように機能していくことであると考える。

　本稿は、インプラントを基盤とした包括歯科臨床の実際というテーマで、2007年6月に逝去された筒井昌秀先生の症例を通して執筆させていただいた。謹んで感謝と哀悼の意を表します。

参考文献

1. Garber DA, Salama MA, Salama H. Immediate total tooth replacement. Compend Contin Educ Dent. 2001；22(3)：210-216, 218.
2. Small PN, Tarnow DP. Gingival recession around implants: a 1-year longitudinal prospective study. Int J Oral Maxillofac Implants. 2000；15(4)：527-532.
3. 筒井昌秀, 筒井照子. 包括歯科臨床. 東京：クインテッセンス出版, 2003.
4. 筒井昌秀, 佐竹田 久. イラストで見る筒井昌秀の臨床テクニック. 東京：クインテッセンス出版, 2004.

自験例1,140本から学ぶ即時荷重インプラント成功へのプロトコールと審美的配慮

Protocol to the Success with Immediately Loaded Implant and Preventive Approach to Esthetic Dentistry : an Analysis of Our Case Series of 1,140 implants

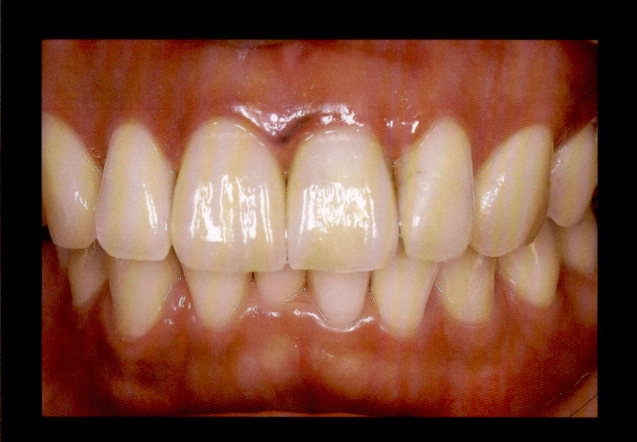

岡田隆夫
（大阪インプラントセンター）

Takao Okada
(Osaka Implant Center)

はじめに

インプラント療法が咀嚼機能と審美性の回復において、有効な治療法であることは論を待たない。一方、近年はいかに早くそうした回復を達成するかという「即時性」の要素が加わってきた。

これまでオッセオインテグレーションの獲得には一定の免荷治癒期間が必須とされてきたが、今後はいかに「短期間で」、「通院回数が少なく」、しかも「綺麗にできあがる」というニーズにも応えられるかが、新たな治療指針となるであろう。

本稿では、今後の即時荷重法のプロトコールの一助とすべく、筆者の医院（大阪インプラントセンター、以下当センター）インプラント治療の自験例12,253本のうち、即時荷重を行った1,140本のインプラントについて統計学的検討を行った。

自験例の概要

当センターで1992年より2007年4月までに3,189症例、14,179本のインプラントの埋入を行った。Lekholmらは補綴終了後1年の残存率は5年後のものとほとんど変化がないと報告していることから[1]、このなかで最終補綴物が装着され、1年以上のフォローアップが可能であった2,682症例、12,253本の待時荷重症例について見てみた（表1）。上下顎合計の残存機能率は96.5％（11,819／12,253本）、すなわち、3.5％、434本がいずれかの時期にトラブルが発生し、撤去されている（表2）。

撤去の時期について調べると、227本（52.3％）がアバットメント連結時にはオッセオインテグレーションしていたにもかかわらず、撤去に至っている（表3）。この転機の大きな原因としては、補綴物の不適合と咬合付与の不適切にあると考えられる。オッセオインテグレーション

表1　当センターにおいて1992年から2007年4月まで補綴装着後1年以上のフォローアップが可能だったインプラント症例

	補綴物装着後1年以上のフォローアップが可能だった数	補綴物装着後1年以上のフォローアップが不可能だった数
3,189名の患者	2,682	507
14,179本のインプラント	12,253	1,926

表2　残存機能率

	残存率	インプラント数	残存数	撤去数
上顎	95.4%	6,735	6,426	309
下顎	97.7%	5,518	5,393	125
合計	96.5%	12,253	11,819	434(3.5%)

表3　治療時期別の撤去率

	一次手術および二次手術後	補綴物装着後	合計
上顎	147(47.6%)	162(52.4%)	309
下顎	60(48.0%)	65(52.0%)	125
合計	207(47.7%)	227(52.3%)	434

表4　単独埋入インプラントの残存機能率

	残存率	インプラント数	残存数	撤去数
上顎	98.8%	323	319	4
下顎	97.8%	139	136	3
合計	98.5%	462	455	7(1.5%)

表5　上顎における残存機能率

インプラント体の種類		表面性状	インプラント数	撤去数	残存率
ストレート	RP	Machined	1,108	70	93.7%
		Rough	3,142	108	96.6%
	WP	Machined	118	29	75.4%
		Rough	178	10	94.4%
テーパード	RP	Machined	31	1	96.8%
		Rough	1,997	60	97.0%
	WP	Machined	33	3	90.9%
		Rough	123	5	96.0%

表6　下顎における残存機能率

インプラント体の種類		表面性状	インプラント数	撤去数	残存率
ストレート	RP	Machined	1,877	67	96.4%
		Rough	2,252	27	98.8%
	WP	Machined	278	23	91.7%
		Rough	131	12	90.8%
テーパード	RP	Machined	54	1	98.1%
		Rough	358	15	98.7%
	WP	Machined	24	1	95.8%
		Rough	110	0	100%

しているインプラント体は本来動かないため、咬合付与や補綴物に不適合があると、その機械的ストレスにより骨とインプラント体との境界面に軋轢が生じ、オッセオインテグレーションが崩壊するものと推測される。

次に、12,253本中、単独歯欠損に対しインプラント1本を埋入した462例について検討すると、残存機能率は98.5%（455／462本）で、7本のみの撤去（1.5%）という結果であり（表4）、これは先に示した全症例におけるアバットメント連結前に撤去に至った症例の割合（1.7%）に近似していた。インプラント埋入後、上顎で6ヵ月半、下顎で3ヵ月半の免荷期間を経てアバットメントを連結した待時荷重インプラントに関しては、レギュラープラットフォーム（3.75〜4.3mm）の粗面、ストレートインプラントでは、上顎で96.6%（表5）、下顎で98.8%（表6）と高い残存機能率が得られた。長さ別における残存機能率においても上下顎合計で、長さ6〜7mmで96.4%、8〜8.5mmで95.3%、10mmで97.7%、10mm以上で98.1%とすべてに良い結果が得られ、有意な群間格差は認められなかった（表7）。特に6〜7mmの短いインプラントでは、上顎臼歯部の骨がきわめて少ない部位に口蓋の骨形態に合わせて傾斜埋入させた場合においても、96%以上の高い残存機能率が示された。

より長いインプラントと比較した残存機能率での同等性と、長さに比例して頻度が増加する下歯槽神経麻痺や上顎洞穿孔、翼突動静脈損傷による出血などのリスクを回避する観点から、ショートインプラントは有用であると考えられる（図1）[2]。また、短いインプラントに長い歯冠の補綴物を装着しても、高い残存機能率を示すため、天然歯で言われる歯冠歯根比（C/R ratio）の問題による残存機能率への影響は少ないと考える。

即時荷重インプラントについて

次に、即時荷重インプラントの予後について、統計学的に考察してみたい。1996年から2007年4月までに310例、1,140本のインプラント埋入を行った（表8）。患者背景は平均年齢55歳（22〜82歳）、男女比126：184で女性が多い傾向にあった。7.6ヵ月（4.1〜55.9ヵ月）の平均観察期間

表7　長さ別の残存機能率

インプラント体の長さ	表面性状	インプラント数	撤去数	残存率
6mm、7mm	Machined	273	29	89.4%
	Rough	526	19	96.4%
8mm、8.5mm	Machined	170	9	94.7%
	Rough	1,148	54	95.3%
10mm	Machined	406	26	93.6%
	Rough	1,903	44	97.7%
10mm 以上	Machined	2,221	77	96.5%
	Rough	4,814	91	98.1%

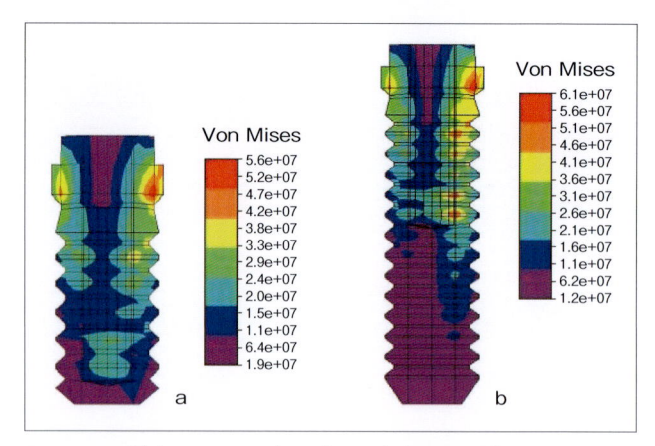

図1　a：長さ6mmのインプラントと、b：長さ12mmのインプラントにおける応力分布の比較。（文献2より引用・改変）

表8　部位別の即時荷重インプラント症例数

	上顎	下顎	合計
症例数	142	168	310
インプラント数	512	628	1,140

表9　即時荷重インプラント症例の患者背景

症例数	310
インプラントの本数	1,140
男女比（男性：女性）	1：1.46
残存率	99.3%
平均残存期間	7.6ヵ月（4.1～55.9）

で（表9）、残存機能率は上顎が99.8％（511／512本）、下顎が98.9％（621／628本）で、合計99.3％（1,132／1,140本）と高率であった（表10～16）。上顎が下顎に比較してより高い残存機能率が示されたが、その理由のひとつとして、下顎には堅固な初期固定を獲得しにくいケースが多いことが考えられた。通念的にはむしろ、骨質の脆弱な上顎のほうが初期固定を得るのが難しいと考えるべきであるが、上顎は術前の画像情報などから、口蓋の骨を利用するなどして初期固定が35～40Ncm以上得られる部位を見極めることは、ある程度可能である。そして、極度に吸収した上顎骨には、即時荷重の治療計画は立案しない。一方、下顎の場合、臼歯部には下顎管という解剖学的特徴を有するため、バイコルティカルでの埋入により神経麻痺の出現が懸念される場合は、初期固定を犠牲にしたプランニングをせざるを得なく、初期固定の予測はもちろんのこと、その獲得も困難となる。ただ、このような症例でも舌側など、利用できる皮質骨は徹底的に探索し、利用して下顎管を避けつつ初期固定を維持する（あるいは上げる）ための工夫を試みる必要はある。下顎における初期固定は、インプラント体の長さよりも皮質骨の厚みに相関関係が示されているため（図2）[3]、筆者は特にCT画像のCoronal viewにより埋入に合目的な皮質骨部位の探索に努めている。

現在、即時荷重インプラントが世界的に普及するその途上にあって、さまざまな知見が報告されるようになってきた。Romanosらは、埋入部位の骨は早期に適度なメカニカルストレスを付与することにより骨芽細胞（Osteoblast）を刺激し、骨形成が促進され、逆にメカニカルストレスが無いまま放置すると骨量が減少の方向へ進むことを in vivo で示しており（図3、4）[4]、これは即時荷重の有用性を組織学的に支持するものである。また、与える荷重の大きさに関しては、現在臨床的には、35Ncm以上のトルクで埋入し、微小動揺（Micromotion）を50～150μmの範囲にとどめておくことが治療を成功に導く基準値であると考えられている[5]。

当センターでは近年、全インプラント症例に占める即時荷重の比率が増加しており（図5）、2007年に入ってからは6月末現在で、上顎で78.3％（429／620本）、下顎で90.5％（421／465本）の合計78.3％（850／1,085本）となっているが、症例を多く経験するに従い、その「安定性」が実感されてきた。先に示したとおり、即時荷重症例の合計の残存機能率は99.3％と高率であるが、その理由について考察してみたい。

当センターでは通常、埋入後10～14日で印象採得し、

表10 即時荷重インプラントの短期評価（1）：全症例の残存機能率

	インプラント体の種類	インプラント数	残存数	残存率
上顎	ストレート	30	30	100%
	テーパード	482	481	99.8%
下顎	ストレート	106	103	97.2%
	テーパード	522	518	99.2%
合計		1,140	1132	99.3%

表11 即時荷重インプラントの短期評価（2）：タイプ別残存機能率（長さ7mm）

	形態	ストレート			テーパード		
	径	NP	RP	WP	NP	RP	WP
上顎	インプラント数	0	2	0	0	1	1
	撤去数	0	0	0	0	0	0
	残存率	-	100%	-	-	100%	100%
下顎	インプラント数	0	5	2	0	59	4
	撤去数	0	0	0	0	0	0
	残存率	-	100%	100%	-	100%	100%
合計	インプラント数	0	7	2	0	60	5
	撤去数	0	0	0	0	0	0
	残存率	-	100%	100%	-	100%	100%

表12 即時荷重インプラントの短期評価（2）：タイプ別残存機能率（長さ8〜8.5mm）

	形態	ストレート			テーパード		
	径	NP	RP	WP	NP	RP	WP
上顎	インプラント数	0	1	1	0	10	1
	撤去数	0	0	0	0	0	0
	残存率	-	100%	100%	-	100%	100%
下顎	インプラント数	0	13	2	0	132	9
	撤去数	0	0	0	0	0	1
	残存率	-	100%	100%	-	100%	88.9%
合計	インプラント数	0	14	3	0	142	10
	撤去数	0	0	0	0	0	1
	残存率	-	100%	100%	-	100%	90.0%

表13 即時荷重インプラントの短期評価（2）：タイプ別残存機能率（長さ10mm）

	形態	ストレート			テーパード		
	径	NP	RP	WP	NP	RP	WP
上顎	インプラント数	0	7	0	0	63	5
	撤去数	0	0	0	0	0	0
	残存率	-	100%	-	-	100%	100%
下顎	インプラント数	0	22	1	0	143	27
	撤去数	0	0	0	0	1	0
	残存率	-	100%	100%	-	99.3%	100%
合計	インプラント数	0	29	1	0	206	5
	撤去数	0	0	0	0	1	0
	残存率	-	100%	100%	-	99.5%	100%

表14 即時荷重インプラントの短期評価（2）：タイプ別残存機能率（長さ11.5〜12mm）

	形態	ストレート			テーパード		
	径	NP	RP	WP	NP	RP	WP
上顎	インプラント数	0	2	0	0	72	2
	撤去数	0	0	0	0	1	0
	残存率	-	100%	-	-	98.6%	100%
下顎	インプラント数	0	19	0	0	70	9
	撤去数	0	0	0	0	2	0
	残存率	-	100%	-	-	97.1%	100%
合計	インプラント数	0	21	1	0	141	10
	撤去数	0	0	0	0	3	0
	残存率	-	100%	100%	-	97.9%	100%

表15 即時荷重インプラントの短期評価（2）：タイプ別残存機能率（長さ12mm以上）

	形態	ストレート			テーパード		
	径	NP	RP	WP	NP	RP	WP
上顎	インプラント数	0	17	0	0	318	9
	撤去数	0	0	0	0	0	0
	残存率	-	100%	-	-	100%	100%
下顎	インプラント数	0	42	0	0	65	4
	撤去数	0	3	0	0	0	0
	残存率	-	92.9%	-	-	100%	100%
合計	インプラント数	0	59	0	0	383	13
	撤去数	0	0	0	0	3	0
	残存率	-	94.9%	-	-	100%	100%

表16 即時荷重インプラントの短期評価（2）：タイプ別残存機能率（合計）

	形態	ストレート				テーパード			
	径	NP	RP	WP	合計	NP	RP	WP	合計
上顎	インプラント数	0	29	1	30	0	464	18	482
	撤去数	0	0	0	0	0	1	0	1
	残存率	-	100%	100%	100%	-	99.8%	100%	99.8%
下顎	インプラント数	0	101	5	106	0	489	53	4
	撤去数	0	3	0	3	0	3	1	0
	残存率	-	97.0%	100%	97.2%	-	99.3%	98.1%	99.2%
合計	インプラント数	0	130	6	136	0	993	71	1,004
	撤去数	0	3	0	3	0	4	1	5
	残存率	-	97.7%	100%	97.8%	-	99.6%	98.6%	99.5%

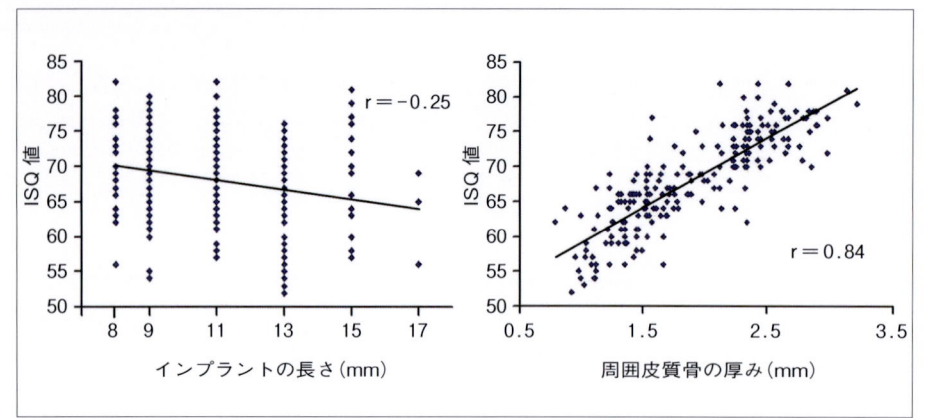

図2 a：埋入直後のISQ値とインプラント体の長さには弱い逆相関が認められた。b：一方、周囲皮質骨の厚みとの間には強い順相関が認められた。（文献3より引用・改変）

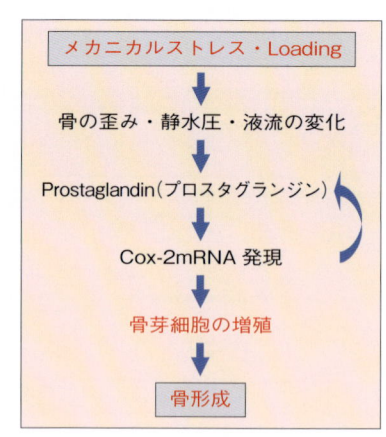

図3 メカニカルストレスと骨形成の関係。

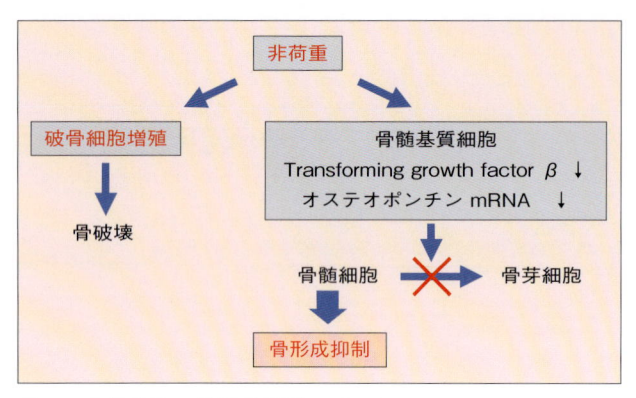

図4 非荷重時の骨形成抑制のプロセス。

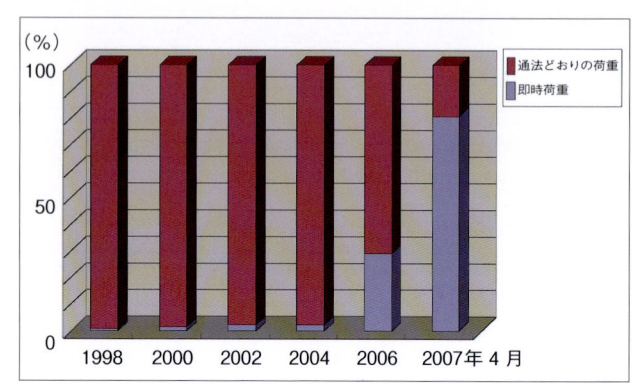

図5 当センターにおける即時荷重インプラント症例の年次推移。

3～4週以内に最終補綴物のフレームワークを装着している。すなわち、上部構造は金属やジルコニアの最終フレームではあるが、歯冠部はレジン仕上げにとどめておき、咬合や歯肉形態が安定したのち、ポーセレン焼付による最終仕上げを行っている。Barewalらは、骨質分類（図6）上のすべての骨質に埋入したインプラントのISQ値は、埋入3週後まで低下し、その後上昇することを述べている（図7）[6]。また、ブローネマルクインプラントをはじめスレッド型インプラントでは、下歯槽神経近傍に埋入し、麻痺が出現した際の対処として、埋入後2～3週以内であれば2～3回転ほどリバースさせ、埋入深度を1.2～1.8mm程度浅くしてもその後のオッセオインテグレーションには影響ないことが知られている。これらは少なくともオッセオインテグレーション開始には埋入後3週前後のタイムラグがあり、この期間内であればインプラント体の小移動はある程度許容されることを示すものであるが、われわれはまさにこの時期にフレームを装着することで、フレーム自体の微細な歪みをインプラント体の微小移動で相殺し、その後のオッセオインテグレーションに悪影響を残さなかったことが高い残存機能率につながったものと考えている。また、荷重予定インプラントの最終的なトルク値を40～55Ncmに合わせることも重要であり、そのため初期固定が目標トルク値（Ncm）に達しない場合や、最後の1～2回転でようやく達したものについては待時荷重に変更する場合もある。感覚的には、インプラント埋入の半分付近からトルク値の上昇が実感されることが「荷重を全体で受け止められる」安定したインプラント体の条件であると考えており、そのために、骨質・骨量に合わせた形成ドリルの選択法や、オステオトームによる埋入窩の形成法、インプラント埋入時のトルクをタップの切り方でコントロールする方法などがある。注意点としては、いずれの方法を用いる場合でも、埋入トルクの上がりすぎによるオーバーヒートや、周囲骨の乏血性壊死を防ぐために、最高でも

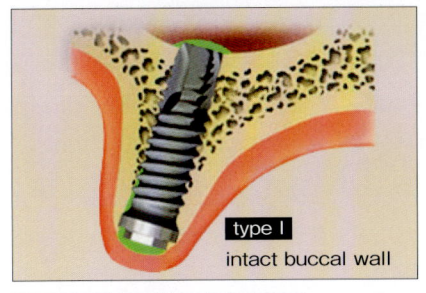

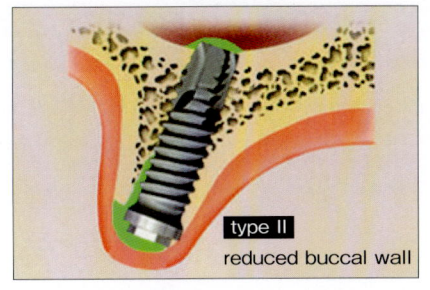

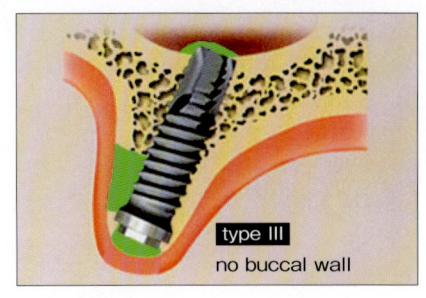

自験例1,140本から学ぶ即時荷重インプラント成功へのプロトコールと審美的配慮

| 図6-a | 図6-b | 図6-c | 図6-a〜c 分類される骨質のタイプ。(文献6より引用・改変) |

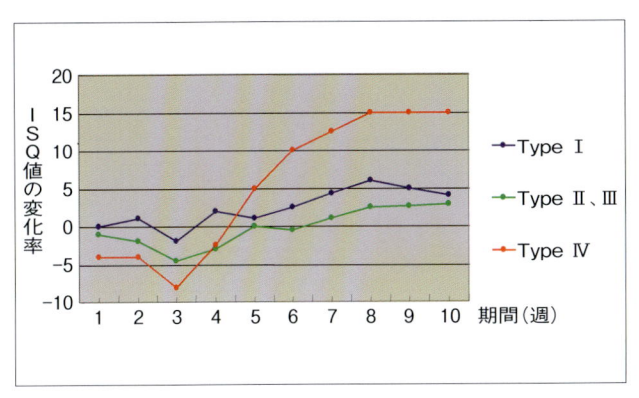

図7 骨質の違いによるISQ値の経時変化。

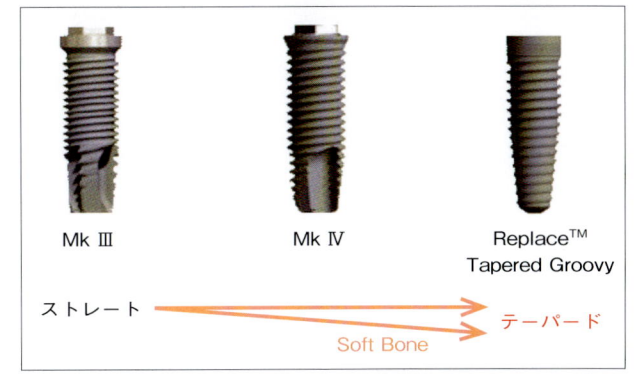

図8 即時荷重に使用されるインプラント(ブローネマルクインプラントシステム)。

表17 確実な初期固定を得るためのインプラント体とドリルの選択

骨質、部位	選択すべきドリル	選択すべきインプラント体
極度なソフトボーン、上顎結節、上顎臼歯部	・φ2.70mm ドリル ・途中まで：φ2.85mm ドリル ・入口部分：φ2.85mm ドリル ・φ3.75 Mark III用タップ 数回転	Mark IV TiUnite φ4.0mm
ソフトボーン、上顎大臼部、上顎小臼歯部	・φ2.85mm ドリル ・入口部分：φ3.0mm ドリル ・φ3.75 Mark III用タップ 数回転 ・骨質に合わせて考えるアダプテーションテクニック	Mark IV TiUnite φ4.0mm
上顎前歯部、下顎大臼歯部	・φ3.0mm ドリル	Mark III TiUnite φ3.75mm またはφ4.0mm
下顎前歯部	・φ3.0またはφ3.15mm ドリル ・マークIII用タップ、約半分の長さ	Mark III TiUnite φ3.75mm またはφ4.0mm
下顎硬い大理石様の骨	・φ3.35mm ドリル＋タップ ・骨質に合わせて考えるアダプテーションテクニック	Mark III TiUnite φ3.75mm

60Ncm以下に抑えることが大事である。
・トルクが途中で40〜55Ncmを超えることが予見される場合は、1〜2回の逆回転と正回転を繰り返し、少しずつ埋入を進める。
・それでも進まない場合は一度フィクスチャーを外して、少し太めのドリルで埋入窩を再形成、もしくはタップを多めに切り、埋入し直す。
という手順で、ときには潔く1ステップ前に戻り、最終トルクを40〜55Ncmに合わせることが成功の秘訣といっても過言ではない。この方法をアダプテーションテクニックという。一般的なドリルの太さと埋入インプラントの関係を図と表に示す(図8、表17)。

そして、即時荷重1,100余例の自験例から統計学的にフィードバックされたものや、理論的背景をもとに筆者自身が感覚として掴んだものなどを総合して思案したプロトコール(適応基準)を表に示す(表18〜20)。

89

表18 筆者らの無歯顎に対する即時荷重インプラントのプロトコール

①	良好な初期固定がある ・上下顎とも埋入トルク値4.0Ncm以上、またはISQ値62以上
②	インプラント体の径と長さ

	径	長さ(mm以上)
上顎前歯・小臼歯部	3.75	10
上顎大臼歯部	5	10
下顎前歯・小臼歯部	3.75	8.5
下顎大臼歯部	5	8.5

③	複数のインプラントを分散埋入する ・上顎4本(10mm未満は6本)以上 ・下顎4本以上
④	バイコルチカルな固定が望ましい
⑤	インプラントは暫間ブリッジで強固に固定
⑥	暫間ブリッジにはカンチレバーを設けない

表19 筆者らの単独歯欠損に対する即時インプラントのプロトコール

部位	前歯・小臼歯		大臼歯		2本埋入時	
	直径(mm以上)	長さ(mm以上)	直径(mm以上)	長さ(mm以上)	直径(mm以上)	長さ(mm以上)
上顎	3.75	10	5	10	3.75	8.5
下顎	3.75	8.5	5	10	3.75	8.5
埋入トルク	45Ncm以上				40Ncm以上	
ISQ値	68以上				65以上	

表20 筆者らの部分欠損に対する即時インプラント埋入のプロトコール

	直径(mm以上)	長さ(mm以上)	埋入トルク	ISQ値
上顎	3.75	10	40Ncm以上	62以上
下顎	5	8.5		

欠損本数	2	3	4	5	6	7	8〜13
インプラント数 上顎		2		3			4
インプラント数 下顎		2		3			4

表21 審美領域における抜歯即時荷重のメリットとデメリット

	即時荷重法	2回法手術
唇側の歯肉	歯肉退縮が1年で約1mm	歯肉退縮しにくい
歯間乳頭	歯間乳頭が温存されやすい	歯間乳頭が退縮することが多い

表22 唇側の歯肉退縮の対策

①可能な限り歯周組織に損傷を与えず、歯周形態を保存する。
　⇒ペリオトーム(Nobel Biocare)を使用して抜歯
②予測した最終的な歯肉縁から2.5mm〜3mmの深さに埋入する。
③インプラントと唇側抜歯窩の間隙に、吸収されにくいβ-TCPやHAを充填する。
④唇側にFGG(遊離歯肉移植)を行う。

審美領域の抜歯後即時埋入・即時荷重インプラントのポイント

　インプラント埋入の位置、方向、深さも確かに重要なファクターであるが、審美的要求をかなえるためには、歯間乳頭を含めた唇側歯肉の高さや形態、ラインなどの調和の取れた回復が大きな課題となる。抜歯後即時埋入・即時荷重を行うと、通常は元の歯肉ラインよりも1〜2mm退縮するというデメリットの一方で、歯間乳頭は維持されるというメリットがある(表21)[7〜9]。

抜歯のポイント

・周囲骨、特に唇側に対する侵襲を最小限するようにペリオトーム®などを使用して愛護的に行う。
・抜歯窩の掻爬は確実に速やかに行う。歯根肉芽腫や歯根嚢胞などの病変がある場合には取り残しを防ぐため、可及的に一塊として摘出する。

ドリリングのポイント

・抜歯窩内口蓋壁の抜歯窩底から歯槽縁の中間ほどにスターティングポイントをラウンドバーにて決定し、同時

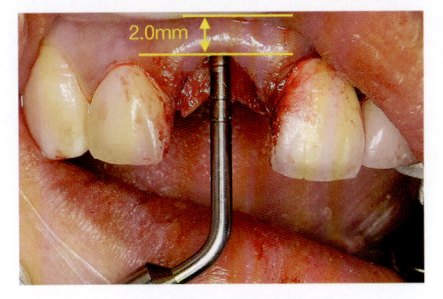

症例1-a　上顎前歯部の移植床。

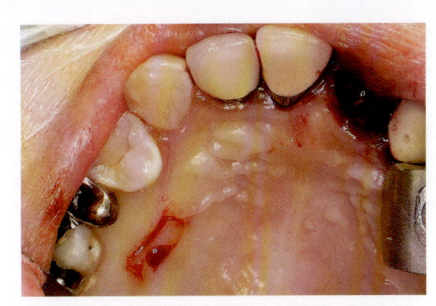

症例1-b　口蓋部より移植粘膜を採取。

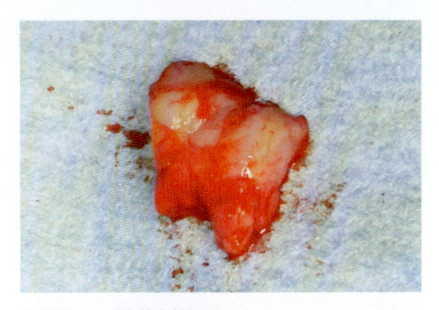

症例1-c　粘膜採取片。

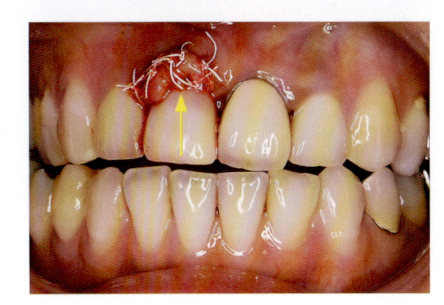

症例1-d　移植後。

症例1-e　プロビジョナルレストレーション装着後。

にやや深部までバーを進め、おおよその方向付けを行う。
・次にφ2mmのツイストドリルで方向と深さを決定する。この時、ドリル先端で進む先の骨量や骨質の感触を確かめることが大切で、ハンドピースを意図的に少しブラして、振動を与えて形成することにでその先端部の微妙な骨質の感触を実感できる。こうして鼻・副鼻腔近傍まで(あるいは一部穿通させて)埋入窩を形成し、隣在歯の歯頸ラインから2.5〜3mm高い位置に埋入する。従来の概念よりは少し浅い位置に埋入することになる。

唇側の歯肉ラインを退縮させないためのポイント

・唇側骨からインプラント体の間隙に自家骨移植およ び骨補塡材の塡入を行った後、唇側歯肉を剥離(7〜8mm)し、そこに遊離歯肉移植を行う。通常移植片は口蓋部より骨膜上で採取し、剥離歯肉下に挟み込む。
・生着率向上のため、レシピエント側歯肉の歯肉溝内縁上皮を露出させ、Raw-surfaceを形成する。
・血液需給や血管新生を阻害しないよう、縫合の際はあまり緊縛とならないように注意し、また縫合糸は6-0〜7-0程度のものを使用する。

以上の点に留意しても遊離移植の性格上ある程度の部分壊死は避けられないが、審美領域における抜歯後即時埋入・即時荷重法には、自家骨移植・骨補塡材塡入とともに、本法が必要不可欠な手法と考える(表22、症例1)。

参考文献

1. Lekholm U, van Steenberghe D, Herrmann I, Bolender C, Folmer T, Gunne J. Osseointegrated implants in the treatment of partially edentulous jaws: A prospective 5-year multicenter study.Int J Oral Maxillofac Implants, 1994 ; 9 : 627-635.
2. Pierrisnard L, Renouard F, Renault P, Barquins M. Influence of implant length and bicortical anchorage on implant stress distribution. Clin Implant Dent Relat Res. 2003 ; 5(4) : 254-262.
3. Miyamoto I, Tsuboi Y, Wada E, Suwa H, Iizuka T. Influence of cortical bone thickness and implant length on implant stability at the time of surgery--clinical, prospective, biomechanical, and imaging study. Bone. 2005 ; 37(6) : 776-80. Epub 2005 Sep 8.
4. Romanos GE, Toh CG, Siar CH, Wicht H, Yacoob H, Nentwig GH. Bone-implant interface around titanium implants under different loading conditions: a histomorphometrical analysis in the Macaca fascicularis monkey. J Periodontol. 2003 ; 74(10) : 1483-1490.
5. Chiapasco M. Early and immediate restoration and loading of implants in completely edentulous patients. Int J Oral Maxillofac Implants. 2004 ; 19 Suppl : 76 - 91.
6. Barewal RM, Oates TW, Meredith N, Cochran DL. Resonance frequency measurement of implant stability in vivo on implants with a sandblasted and acid-etched surface. Int J Oral Maxillofac Implants. 2003 ; 18(5) : 641-651.
7. Grunder U. Stability of the mucosal topography around single-tooth implants and adjacent teeth : 1-year results. Int J Periodontics Restorative Dent. 2000 ; 20(1) : 11-17.
8. Kan JY, Rungcharassaeng K, Lozada J. Immediate placement and provisionalization of maxillary anterior single implants : 1-year prospective study. Int J Oral Maxillofac Implants. 2003 ; 18(1) : 31-39.
9. Kan JY, Rungcharassaeng K, Umezu K, Kois JC. Dimensions of peri-implant mucosa : an evaluation of maxillary anterior single implants in humans. J Periodontol. 2003 ; 74(4) : 557-562.

抜歯即時か抜歯待時か
～歯槽頂アプローチのサイナスフロアーエレベーション～

Immediate or Delayed
～Sinus Floor Elevation with Crestal Approach～

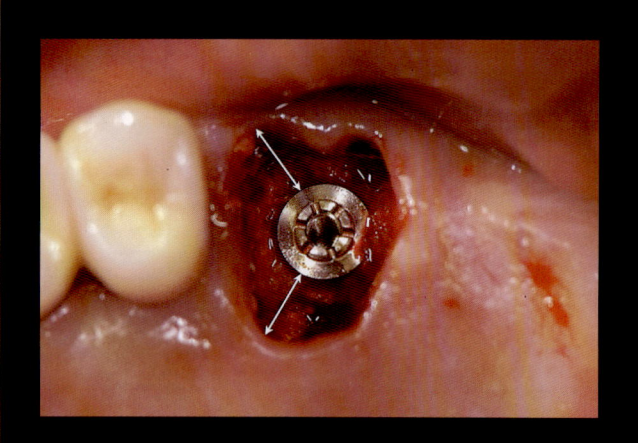

森田耕造
（森田歯科医院）

Kouzou Morita
(Morita Dental Clinic)

はじめに

　近年インプラント治療は、機能的にも審美的にも欠損補綴の第一選択となっている。インプラント治療における治療計画を立案する際には、患者がどこまで望んでいるかを確認し、アイデアルなゴールとコンプロマイズなゴールを提示したうえで、患者の希望を治療計画に反映すべきであり、決して術者主導の治療計画にならないよう、術者自身が肝に銘ずるべきである。

　筆者の日常臨床において、HAコーテッドインプラントを用いることにより、患者はもちろん、術者にとってもインプラント治療のストレスが非常に小さくなる。骨伝導性があり、骨接触率・骨内安定性が高く、生体活性なHAコーテッドインプラントは自然治癒を阻害しないため、術式は極めてシンプルであり、治癒期間の短縮、侵襲の軽減が可能である。その結果、機能と審美の両面だけでなく、精神面においても患者の満足を得ている。

　OJ 6thミーティングのテーマは「より確実なインプラント治療を求めて～待時埋入と即時埋入の適応を考える～」なので、HAコーテッドインプラントを用いた「抜歯即時埋入」、「歯槽頂アプローチのサイナスフロアーエレベーション」、「抜歯即時ソケットリフトの臨床的判断基準」について臨床例を提示し、その有意性を検証するとともに、ミニマルインターベンションを追求したスプラインHAコーテッドインプラントならではの治療結果について解説する。

抜歯即時埋入の条件

　筆者は日常臨床において、チタンインプラントとHAコーテッドインプラントを症例により使い分けている。骨幅・骨高径があり付着歯肉が十分ある条件の良い症例

HAコーテッドインプラントを用いて抜歯即時埋入を行った症例（症例1-a～e）

症例1-a 初診時。2年前、脳卒中の発作により 1|1 の歯牙破折、1| はフィステル（＋）。2 1|1 2 は動揺度1＋。バイオタイプはフラットシックで、裂開はあるが唇側の歯槽骨縁は辺縁歯肉より3mmの位置である。

症例1-b 抜歯即時のインプラント埋入位置。基底結節の位置に口蓋側低位埋入する。インプラント‐ボーンディスタンスが2mm以上でも、HAコーテッドインプラントを使用すればメンブレンなしで骨再生は可能である。

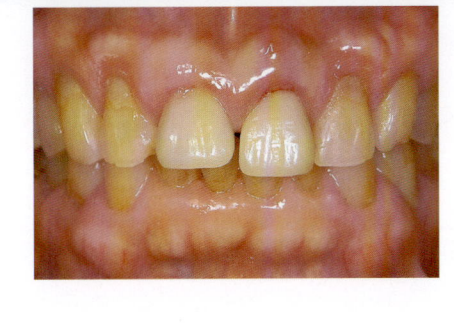

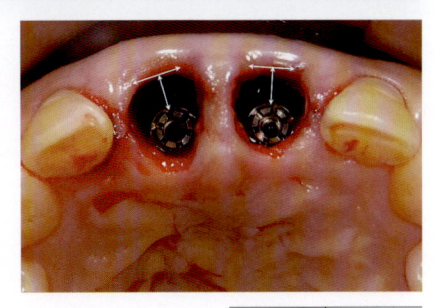

症例1-a ｜ 症例1-b

症例1-c ①～③ 抜歯即時埋入術後（c①）、即時テンポラリー（c②）。抜歯即時埋入後、血餅の保持のため骨補填材を塡入し、ジンジバルカフとテンポラリーレジンクラウンを即日装着。切開・剝離がないので術後の腫脹、疼痛はまったくない。埋入後10週で印象採得（c③）。歯肉縁形態も保存されている。

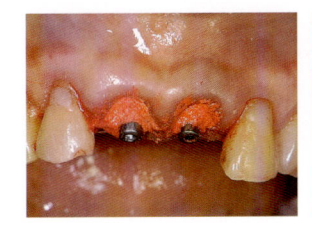

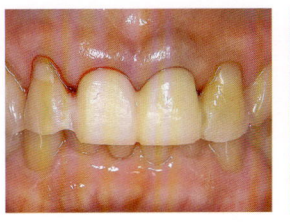

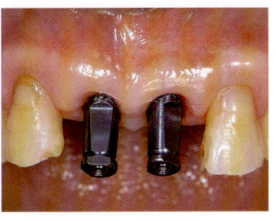

症例1-c ① ｜ 症例1-c ② ｜ 症例1-c ③

症例1-d ｜ 症例1-e

症例1-d 最終補綴物。術後12週で最終補綴物装着。ペリオテスト値は、ともに－02。ジンジバルラインが修正され、辺縁歯肉の炎症が改善され、機能と審美の回復がなされた。

症例1-e 術後6ヵ月のデンタルX線写真。

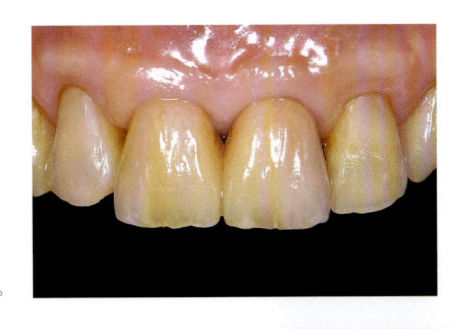

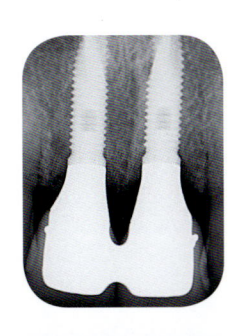

は、チタンインプラントを使用する。難症例の場合、すなわちインプラント周囲の骨の裂開、垂直骨量4mm以下のソケットリフト、狭窄歯槽堤、そして抜歯即時埋入の症例は骨伝導性があり、骨接触率・骨内安定性が高く、生体活性な HA コーテッドインプラントを使用する（症例1）。

チタンインプラントを抜歯即時埋入に使用する場合は、インプラントと抜歯窩壁の距離（HDD：Horizontal Defect Depth：水平的奥行き）が2mm以内であれば、骨補填材やメンブレンを使用しなくても新生骨で満たされる[1]。逆に言えば、HDD が2mm以上あれば GBR 法を行うべきである[2]。以上のことは現在の共通認識であろう。

GBR 法や骨移植、上皮下結合組織移植を用いないと理想的なゴールに達しない症例や、患者の要求に応えら

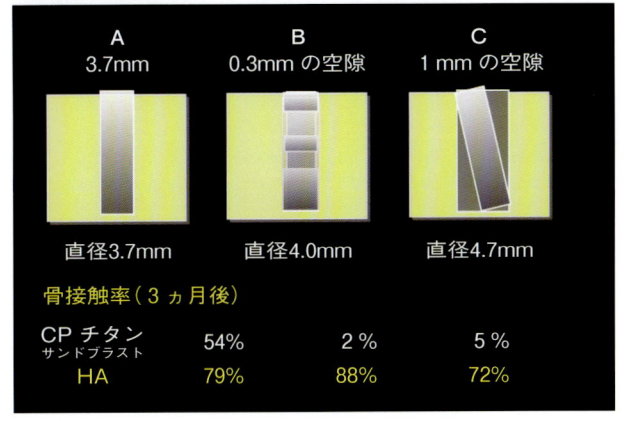

	A 3.7mm	B 0.3mmの空隙	C 1mmの空隙
	直径3.7mm	直径4.0mm	直径4.7mm
骨接触率（3ヵ月後）			
CPチタン サンドブラスト	54%	2%	5%
HA	79%	88%	72%

図1 純チタンインプラントにプラズマ照射した HA コーティングが骨伝導性に及ぼす影響。（文献1より引用・改変）

れない症例はあるが、近年、GBR 法の問題点も指摘されている。すなわち、治療期間が長くかかる、外科的侵襲が大きい、メンブレンの露出は感染の原因となる、口腔前庭が浅くなる、再生された骨は長期的には吸収する、

シンポジウム2

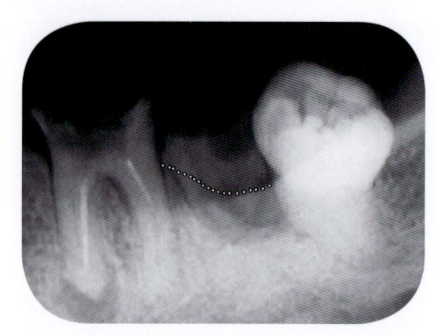

図2-a　術前。抜歯後の治癒のラインは予想可能である。鋭利な辺縁骨は吸収され、血液の溜まるところに血餅ができ、血管新生、骨芽細胞、骨が再生される。自然治癒を考慮し、そのポジションにHAコーテッドインプラントのプラットフォームを一致させる。

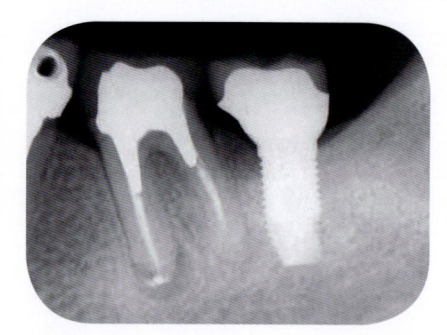

図2-b　最終補綴物装着。術後4ヵ月。HAコーテッドインプラントは自然治癒を阻害しない。いわば大きな骨補塡材であると考える。

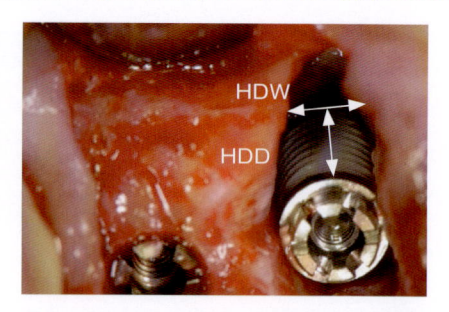

図3　HAコーテッドインプラント周囲に骨再生が可能なインプラント埋入位置。メンブレンが必要か否かの臨床的判断基準。HDW（欠損部の近遠心的幅）＞HDD（欠損部の唇舌的奥行き）：with membrane、HDW≦HDD：without membraneとなる。（文献4より引用・改変）

などである。

　筆者が抜歯即時埋入にHAコーテッドインプラントしか使用しない根拠は、以下の骨接触率の文献にある。

　HAコーティングが骨伝導性に及ぼす影響に関する文献[1]によれば、埋入後3ヵ月経過した、チタンインプラントとHAコーテッドインプラントの骨接触率を比較すると、チタンインプラントを使用して抜歯即時埋入した症例では、HDDが2mm以内であれば肉眼的には新生骨で満たされるが、骨接触率に関してはきわめて不十分である。

　この結果より、チタンインプラントを使用する時は初期固定が非常に重要であり、抜歯即時埋入ではなく、抜歯待時埋入を行うべきであると筆者は考える（図1）[1]。

HAのエビデンス

　過去に某社のHAコーテッドインプラントで、チタン表面にコーティングされたHAが剝がれてバイオインテグレーションが破壊され、感染によって早期に骨吸収が進むという問題が指摘された。現在筆者が使用しているZimmer社のスプラインインプラントはMP-1と呼ばれ、アパタイトの結晶率は97％、溶解率は1.2％と、他社のHAコーテッドインプラントと比較しても優位で信頼性のある、唯一セルフタップ可能なインプラントである。

　2005年にSchwartz-Aradは、12年間におけるHAコーテッドインプラント対純チタンインプラントの比較で、HAコーテッドインプランのほうがチタンインプラントより生存率が高く、抜歯即時埋入のほうが抜歯待時埋入より生存率は高いという長期臨床結果を発表している[3]。

　筆者の臨床においても、抜歯即時埋入の3年生存率は97％以上である。インプラントの統計や生存率のほとんどは海外の文献であり、その埋入方法や統計をエビデンスとして、体格的に劣るモンゴロイドの日本人にそのまま当てはめるのには疑問がある。

　今後はHAコーテッドインプラントの臨床における優位な結果を積み重ね、長期経過症例を提示することが筆者の目標となる。

HAコーテッドインプラント周囲の骨欠損

　HAコーテッドインプラント周囲の骨欠損に関して、筆者の日常臨床でキーワードは「自然治癒」と「3壁性骨欠損」である。図2を見てもわかるように、自然治癒は「なだらかな曲線」で治癒する。自然治癒を見越し、骨が再生すると予想されるポジションにHAコーテッドインプラントを埋入することにより、インプラント周囲に骨が再生され、予知性の高い患者に負担の少ない治療が可能になる（図3）。

　抜歯即時埋入後3〜4ヵ月でインプラント周囲の4〜5mmのHDDが新生骨で満たされているのを多くの症例で確認しており、HAコーテッドインプラントは、機

4| に抜歯即時埋入、5| に成熟側埋入を行った症例（症例2-a〜e）

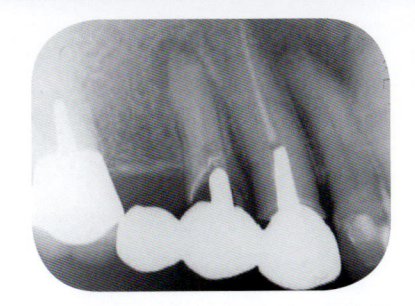

症例2-a　術前。4| は歯牙破折で抜歯即時埋入、5| は成熟側埋入。

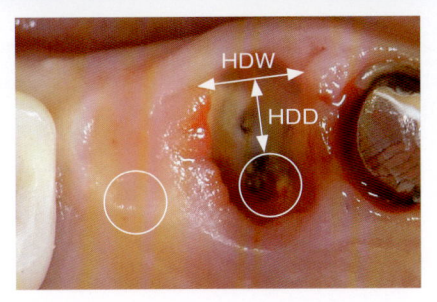

症例2-b　小臼歯部はHDD ≧ HDWの条件を満たしやすく、抜歯即時埋入適応部位である。

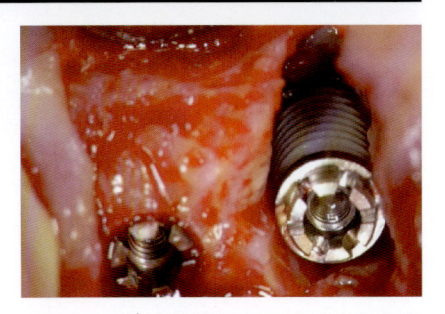

症例2-c　4| の頬側はインプラントの先端までスクリューが露出している。ここに血餅保持のため骨補填材のみを充填する。メンブレンは使用しない。5| の成熟側埋入がなければ切開剥離は必要ない。

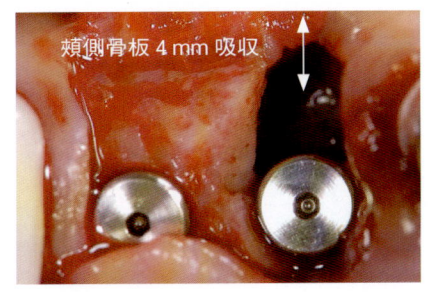

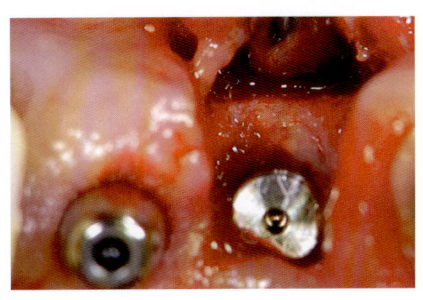

症例2-d ①　症例2-d ②

症例2-d ①、②　術後5ヵ月。抜歯窩にHAコーテッドインプラントを埋入しても自然治癒と同じ過程をたどる。すなわち、頬側の辺縁骨は欠損の内側から新生骨が形成され、吸収は歯槽骨の外側から起こる[5]。

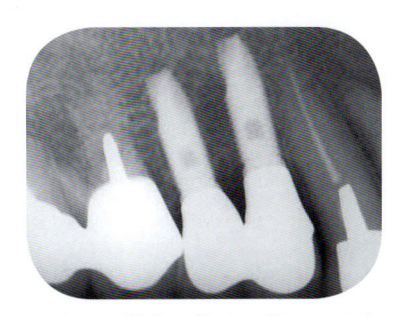

症例2-e　術後1年6ヵ月。ペリオテスト値−04、−05。インプラントネック部も骨吸収なく安定している。

械的な結合（オッセオインテグレーション）ではなく、カルシウムブリッジを介した生化学的な結合（バイオインテグレーション）を達成でき、自然治癒を阻害しないいわば大きな骨補填材であることを実感している（症例2）。

歯槽頂アプローチのサイナスフロアーエレベーション

一般的には、ラテラルアプローチも、クレスタルアプローチも、垂直骨量5mm以上の症例は同時埋入が可能であり、5mm未満の症例は初期固定が得られないために2回法（Fiture Site Development）で行うことになる。

症例3のように垂直骨量5mm未満の症例も同時埋入が可能なのは、骨伝導性のある生体活性なHAコーテッドインプラントならではであり、歯槽頂アプローチと併用することにより、従来のチタンインプラントでは成し得なかった症例に対して、侵襲が少なく、より短期間に治療を終えることが可能となった。

ソケットリフトのバリエーション

筆者がソケットリフトに用いている方法としては、

1）オステオトームテクニック（抜歯即時、抜歯待時）（図4-a、症例4）
2）Dr. Cosci のサイナスリフティングバーの使用（抜歯待時）（図4-b）
3）Dr. Chen のサイナスコンデンシングテクニック（抜歯待時）（図4-c、症例5）
4）超音波スケーラーの使用（抜歯即時、抜歯待時）（図4-d、症例6）
5）リッジボーンエクスパンダー（抜歯即時、抜歯待時）（図4-f、症例7、8）

が挙げられる。

これらの方法はそれぞれに利点・欠点があり、症例に応じて使い分けている。

シンポジウム 2

両側にソケットリフトを行った症例（症例3-a〜f）

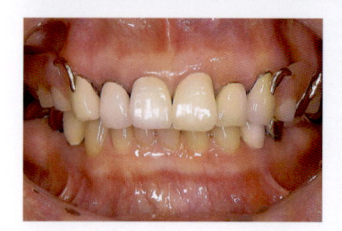

症例3-a 初診時。ブラキサーでありリジッドな部分床義歯が装着されているが、インプラント希望で来院。

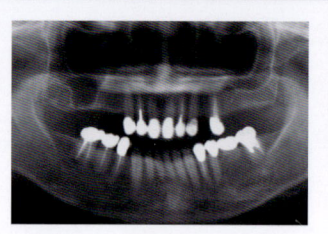

症例3-b 7| に垂直骨量7mm、6| に垂直骨量1mmのソケットリフトを計画。6| は皮質骨が硬く、洞底ラインがカップ状なので、骨補填材はインプラントの周囲にホールドされやすい。初期固定が無理であれば2回法を選択する。

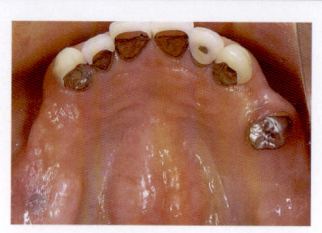

症例3-c 初診時の上顎咬合面観。上顎前歯部を処置するか否かを患者と相談する。患者の希望を十分に聞き、それぞれの治療法の利点・欠点を説明し、同意を得たうえで治療の範囲を決定する。

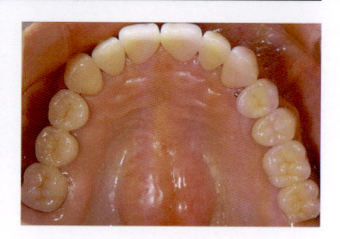

症例3-d 最終補綴物装着。咬合高径を回復し、バーティカルストップをインプラントにより確保し、アンテリアガイダンスを確立して咬合再構成を行う。

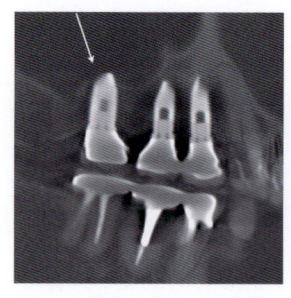

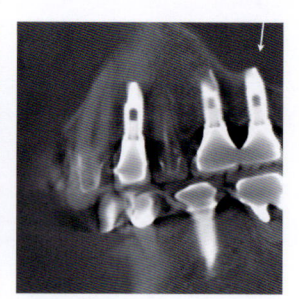

症例3-e 術後2年6ヵ月時のCT像。6| も十分に骨量で満たされている。この純合成剤の骨補填材は6〜12ヵ月で自家骨に置換される。

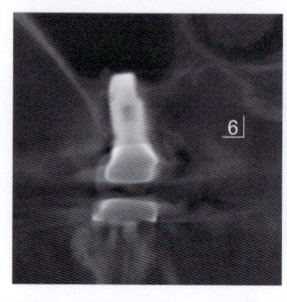

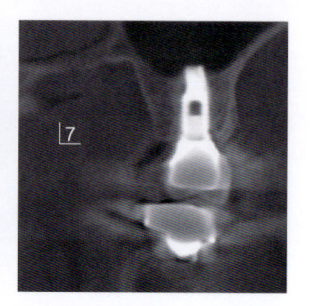

症例3-f 前頭断面のCT像。垂直骨量1mmの6| のほうが垂直骨量7mmの|7よりもペリオテスト値が優位に高い（6|：−5、|7：−3）のも、HAのバイオインテグレーションの骨伝導性、骨接触率の高さを示している。

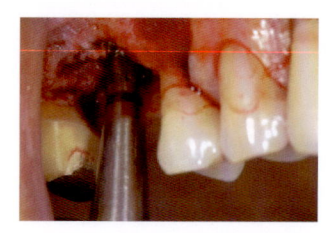

図4-a オステオトームテクニック。骨質タイプは3、4に適応。骨質の改善（コンデンス効果）ができ、初期固定が獲得できる。マレティングあり（内耳震盪の可能性あり）。

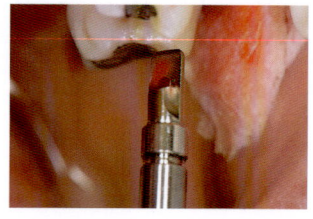

図4-b Dr. Cocsiのサイナスリフティングバー（抜歯待時）。マレティングがなく、骨質タイプ1、2でも使用可能である。洞底までの距離は4〜5mm必要で、洞底ラインはフラットの症例に適する。

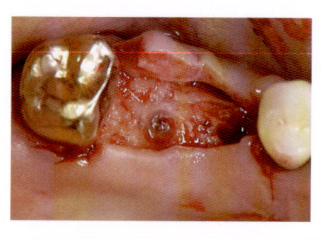

図4-c Dr. Chenのサイナスコンデンシングテクニック（抜歯待時）。洞底までの距離が3mm以内の場合に用いる。マレティングはなく（負担軽減）、隔壁が利用できる。技術的難易度は高い。

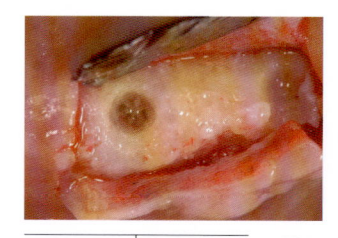

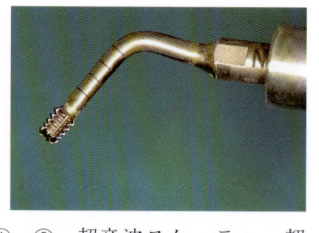

図4-d ①｜図4-d ② 超音波スケーラー。超音波で硬組織は切断し、軟組織は切断しない。超音波で洞底を穿孔（負担軽減）する。技術的に比較的容易である。歯槽頂アプローチのチップの種類は少ない。

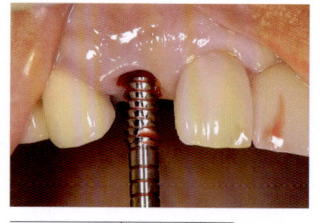

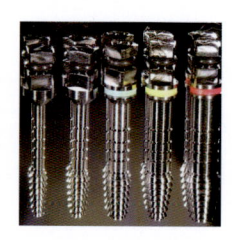

図4-e ①｜図4-e ② リッジボーンエクスパンダー。上顎洞底までの距離が把握しづらい症例に用いる。骨質の改善（コンデンス効果）、初期固定獲得。先端はフラットで洞粘膜は穿孔しない。洞底まで4〜5mmが必要である。

抜歯即時か抜歯待時か～歯槽頂アプローチのサイナスフロアーエレベーション～

オステオトームによる抜歯待時のソケットリフト（症例4-a～e）

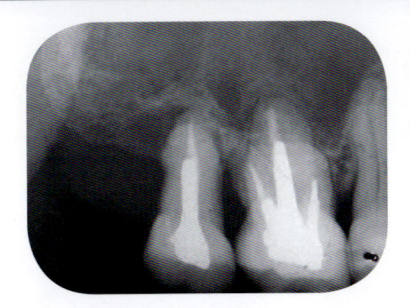

症例4-a　術前。補綴後10年。

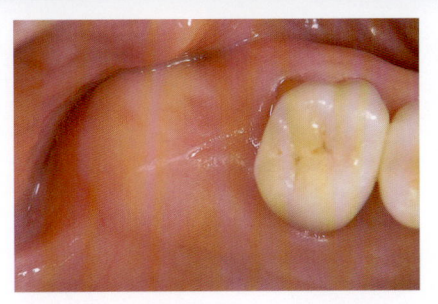

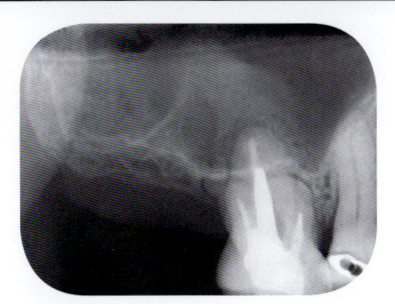

症例4-b ①｜症例4-b ②

症例4-b ①、②　7̄抜歯後待時埋入。垂直骨量は2mm、付着歯肉は十分ある。

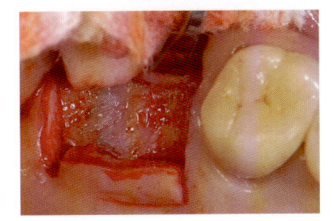

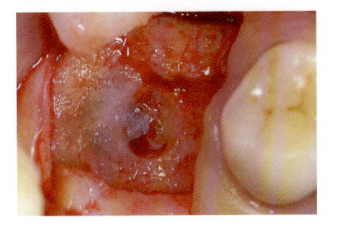

症例4-c ①｜症例4-c ②

症例4-c ①、②　隔壁が存在するので隔壁の遠心に起始点を入れ、少し近心傾斜させて埋入する。

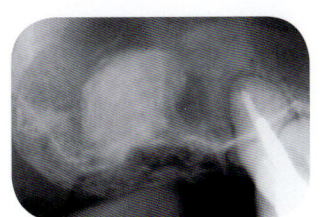

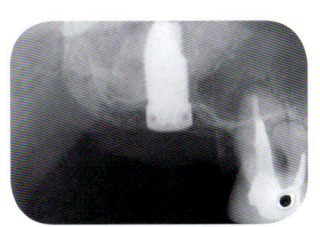

症例4-d ①｜症例4-d ②

症例4-d ①、②　隔壁があるので骨補填材がインプラント周囲に充填しやすい。このように垂直骨量が2mm以下の症例では、皮質骨にHAの部分を接触させるため、プラットフォームより1mm浅く埋入する。ペリオテスト値は－05。

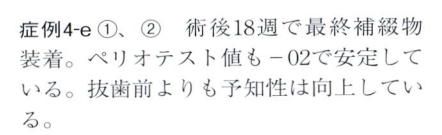

症例4-e ①｜症例4-e ②

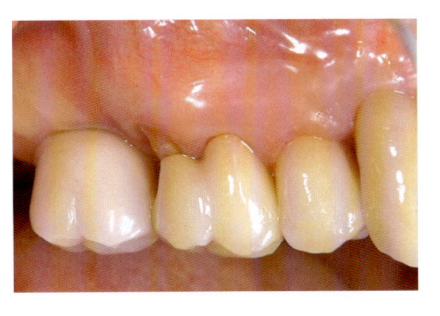

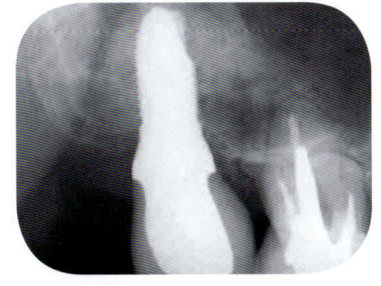

症例4-e ①、②　術後18週で最終補綴物装着。ペリオテスト値も－02で安定している。抜歯前よりも予知性は向上している。

抜歯即時埋入と待時埋入の分岐点

当院ではここ1年、抜歯が必要なインプラント症例の中で抜歯即時埋入を行う確率は90％であり、3年前の75％から年々適応症は拡大している。もっとも、インプラント治療のみに照準を合わせるのではなく、口腔内全体の診断後にインプラント治療の診断をすべきである。治療ゴールに向かって「治療の流れ」に沿って一つ一つのステップを確実に行うことが不可欠であり、HAコーテッドインプラントを使用すればどんな症例でも抜歯即時埋入が可能であるという誤解をすべきではない。抜歯待時埋入、GBR法、骨移植、結合組織移植も熟練したうえで症例を選択し、予知性のある治療を行うべきである。

抜歯即時埋入の適応基準

抜歯即時インプラント埋入が可能であると判断される基準は以下のとおりである。

・感染源が徹底除去されたとき。
・出血が十分あるとき。
・付着歯肉が十分あるとき。
・洞底までの垂直骨量が4～5mm。
・骨質、皮質骨が存在する。
・歯槽中隔がある（大臼歯部）。

以下に、抜歯即時埋入と抜歯待時埋入の臨床例を供覧し、HAコーテッドインプラントの有効性について、症例を通して解説する。

シンポジウム 2

Dr. Chenのサイナスコンデンシングテクニックによる抜歯待時のソケットリフト（症例5-a～e）

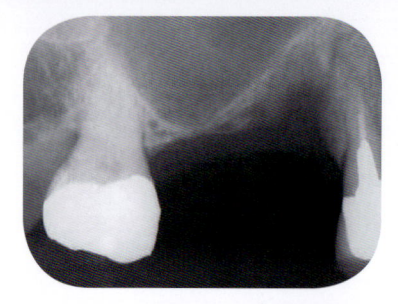

症例5-a 抜歯待時埋入。5|は他院にて抜歯後2ヵ月、抜歯待時埋入の垂直骨量2～3mmで洞底ラインはスロープ。|6は垂直骨量1mmで成熟側埋入。洞底ラインはカップ状である。

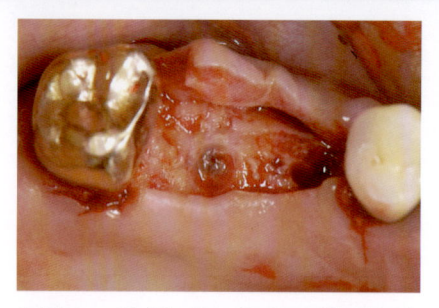

症例5-b ダイヤモンドバーで慎重に皮質骨を削除し、上顎洞粘膜を露出する。

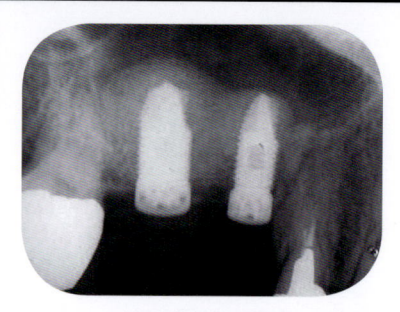

症例5-c 骨補塡材充塡後。5|に3.75×10mm、|6に5.0×10mmのスプラインインプラントを埋入。垂直骨量は1mmでも皮質骨で、初期固定は（＋）。

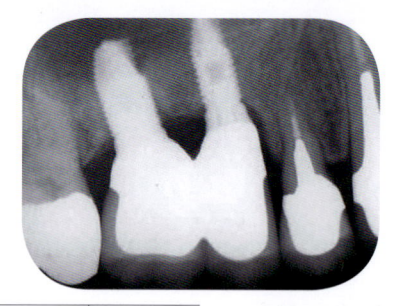

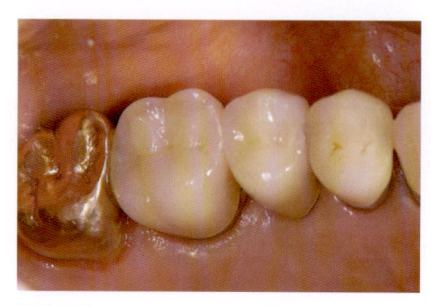

症例5-d ①|症例5-d ② 術後3年。ペリオテスト値は－01、－01で機能と審美が回復されている。

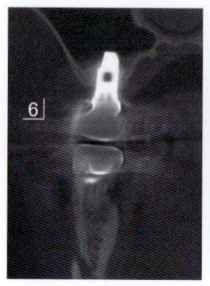

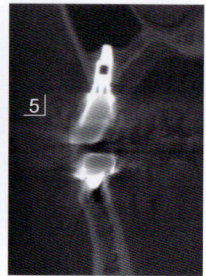

症例5-e 術後3年6ヵ月のCT像。垂直骨量1mmの部位も骨補塡材が骨に置換されて、インプラントの側壁を満たしている。上顎洞は含気空洞のため、インプラントの先端部の骨補塡材は圧接される。

超音波スケーラーによる抜歯即時のソケットリフト（症例6-a～i）

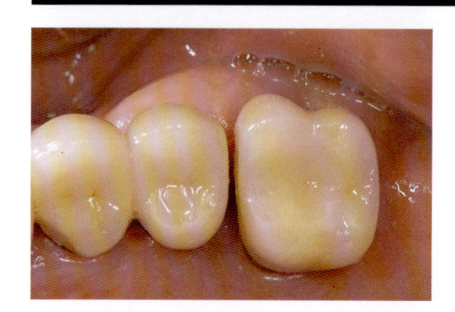

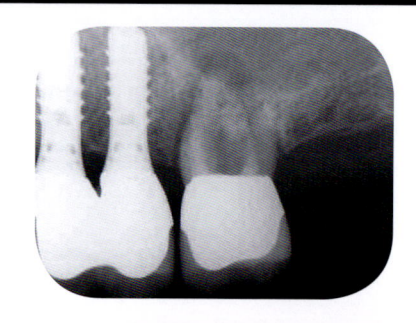

症例6-a ①|症例6-a ②

症例6-a ①、② 術前。|6が動揺度3＋の歯周炎。骨質タイプ3、歯槽中隔の洞底までの距離は2mm、洞底ラインはスロープ、慢性炎症病巣を徹底的に除去することが必要である。

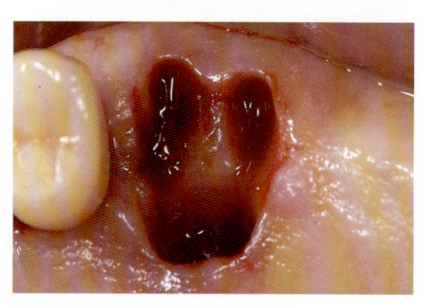

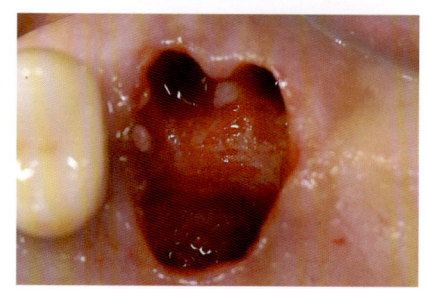

症例6-b ①|症例6-b ②|症例6-b ③

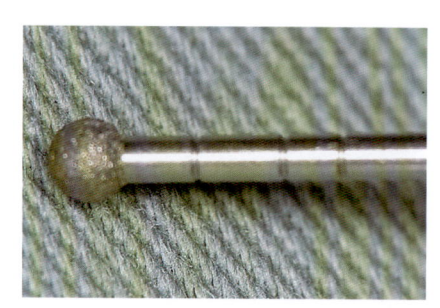

症例6-b ①～③ 不良肉芽を鋭匙で搔爬したのち、感染部の骨面をダイヤモンドバーで一層除去する。歯槽中隔の骨幅は十分あり、初期固定は得やすい。

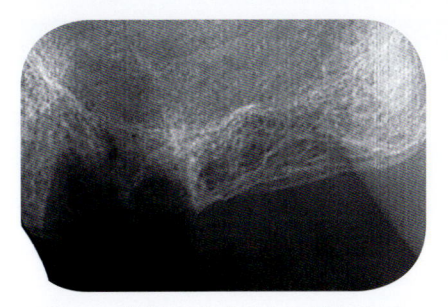

抜歯即時か抜歯待時か〜歯槽頂アプローチのサイナスフロアーエレベーション〜

症例6-c 骨質タイプは3。洞底までの骨量は把握しづらいので、超音波スケーラーで洞底骨を穿孔し、洞底を挙上する。

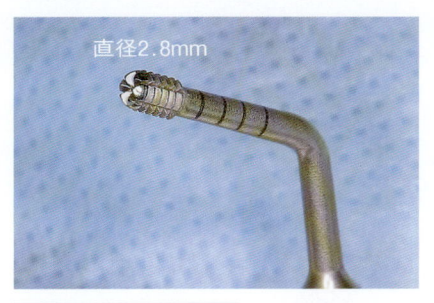

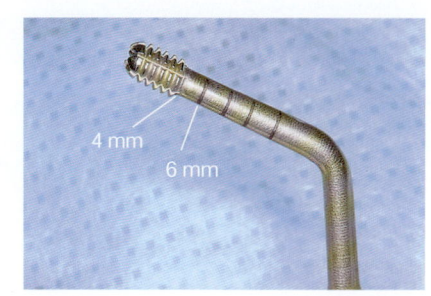

症例6-d①｜症例6-d②

症例6-d①、② 硬組織は切断し、軟組織は切断しない超音波スケーラーを使用したソケットリフトは、安全で低侵襲である。ただし、垂直骨量の5mm以上の症例には新しいチップの開発が必要である。

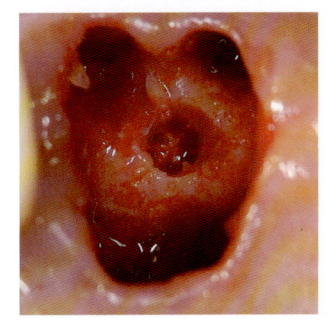

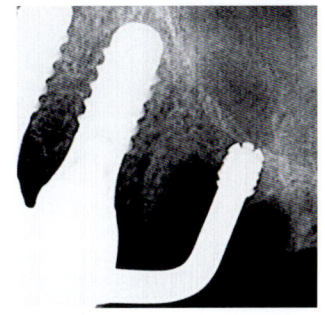

症例6-e①｜症例6-e②

症例6-e①、② 超音波スケーラーによる上顎洞穿孔直前。

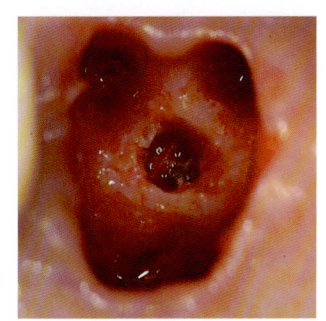

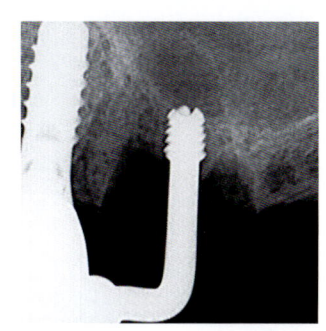

症例6-f①｜症例6-f②

症例6-f①、② 超音波スケーラーによる上顎洞穿孔直後。チップの先端は凹凸があり、凸の部分は穿孔し、凹の部分は穿孔していない。

症例6-g①｜症例6-g②

症例6-g①、② 骨補填材充填後、カルシテックスクリュータイプの直径5mm、長さ10mmのインプラントを埋入。埋入トルクは35N／cm。インプラント-抜歯窩壁の距離は5mm存在する。インプラント周囲の骨欠損を骨補填材で満たし、血餅を保持する。

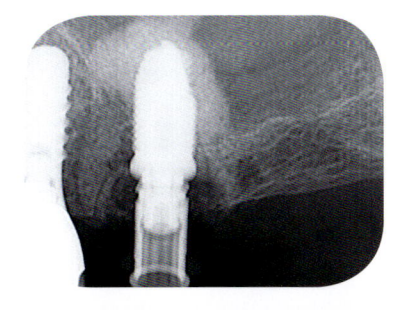

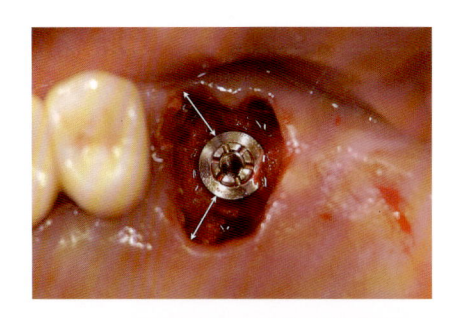

症例6-h①｜症例6-h②

症例6-h①、② 術直後（h①）と、術後3週（h②）の状態。未知の感染症など、生物由来の材料の臨床応用に疑問を感じているので純合成物の骨補填材を使用している。6〜12ヵ月でほとんどが吸収され、自家骨に置換する。3週後、骨補填材の余剰分は排出される。

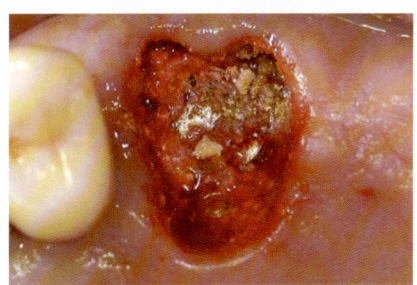

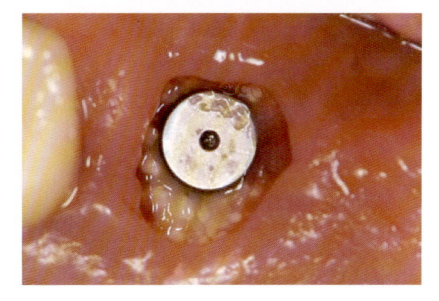

症例6-i①｜症例6-i②

症例6-i①、② 術後18週の最終補綴物およびX線写真。抜歯即時埋入ソケットリフト後18週、最後方臼歯の単独埋入。骨補填材はまだ自家骨には置換されてはいないが、インプラントネック部も骨吸収なく安定している。ペリオテスト値は−05。

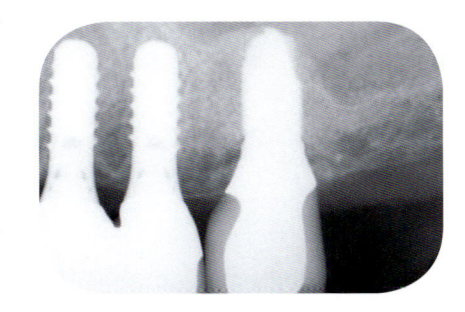

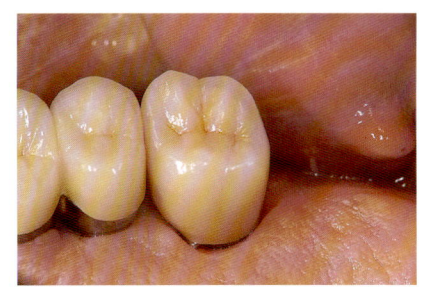

シンポジウム2

リッジボーンエクスパンダーによる抜歯即時・抜歯待時のソケットリフト（症例7-a〜f）

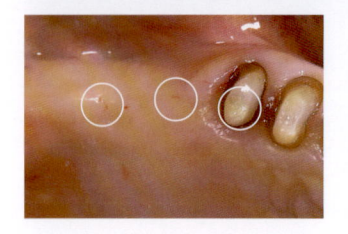

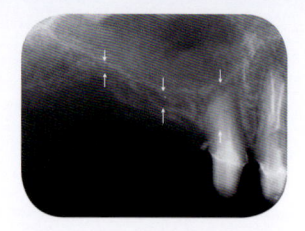

症例7-a ①｜症例7-a ②

症例7-a ①、② 術前の口腔内およびX線写真。5は抜歯即時ソケットリフト、7 6は垂直骨量2〜3mmの成熟側ソケットリフト。天然歯-インプラント間は2mm、インプラント間は3mm間隔をとる。5はリッジボーンエクスパンダーを使用して口蓋側低位埋入。7 6はオステオトームを使用し、上顎洞底骨を若木骨折させる。

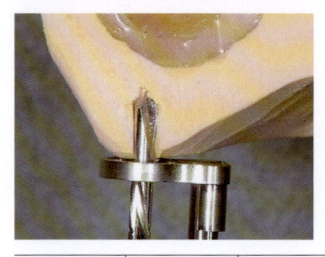

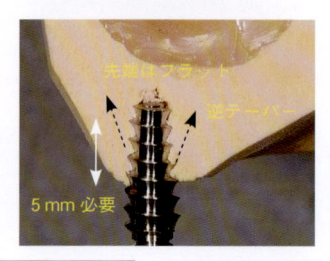

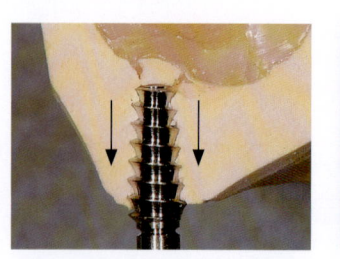

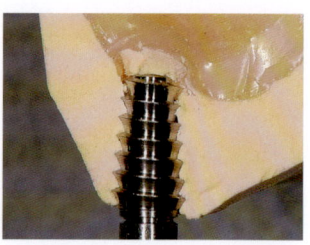

症例7-b ①｜症例7-b ②｜症例7-b ③｜症例7-b ④

症例7-b ①〜④ リッジボーンエキスパンダーを用いたソケットリフト。パイロットドリル：2.3mm、エキスパンダー：No.1〜No.2。垂直骨量5mm以上の症例では、図に示すように若木骨折が可能である。

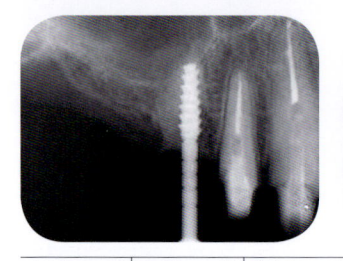

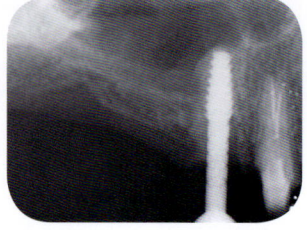

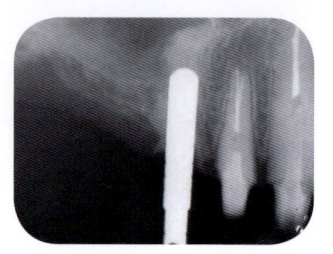

症例7-c ①｜症例7-c ②｜症例7-c ③｜症例7-c ④

症例7-c ①〜④ 耳抜き（nose blowing test）とX線のドーム状により上顎洞粘膜を穿孔していないことを確認しながら骨補填材を填入する。c①：エキスパンダーNo.1、c②：No.2、c④：最終のトラインで骨補填材の量を確認。

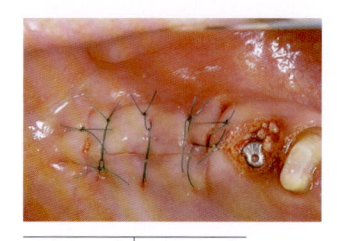

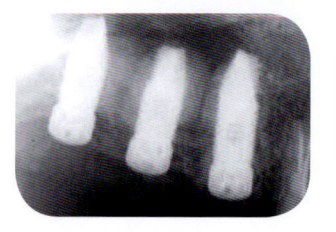

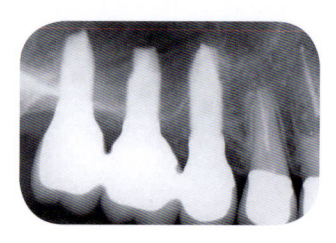

症例7-d ①｜症例7-d ②

症例7-d ①、② Vertical sling mattress suture および埋入直後のX線写真。抜歯即時埋入されたインプラントと抜歯窩壁の空隙に骨補填材を填入し、その上からスポンゼルを入れて血餅の保持を図る。填入した人工物由来の骨補填材は6〜12ヵ月で骨と置換され、抜歯窩の自然治癒を阻害しない。わずかな垂直骨量ではあるが、初期固定が得られている。上顎洞粘膜は6〜9mm挙上されている。

症例7-e ①｜症例7-e ②

症例7-e ①、② 術後6ヵ月で最終補綴物装着。垂直骨量1〜2mmの症例でも皮質骨で固定され、最小の侵襲で術後の痛みも腫脹もなく、術後4ヵ月で二次手術が可能である。バイオインテグレーション（骨と生化学的に結合）するHAインプラントの最大の利点である。術後1年6ヵ月、ペリオテスト値も7：-01、6：-01、5：-02と安定し、審美と機能の回復がなされている。

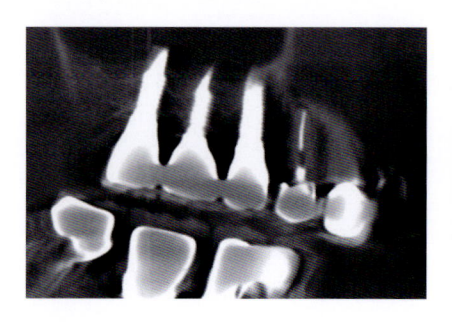

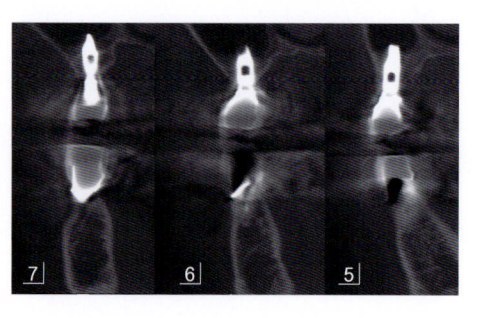

症例7-f ①｜症例7-f ②

症例7-f ①、② 術後2年6ヵ月のCT像。頬側の骨幅も十分確保されている。含気空洞のため、インプラント先端の骨補填材は圧迫されているが、ネック部で十分に骨に置換しペリオテスト値も7：-04、6：-03、5：-04と、より改善している。

抜歯即時か抜歯待時か～歯槽頂アプローチのサイナスフロアーエレベーション～

リッジボーンエクスパンダーによる抜歯即時のソケットリフト（症例8-a～e）

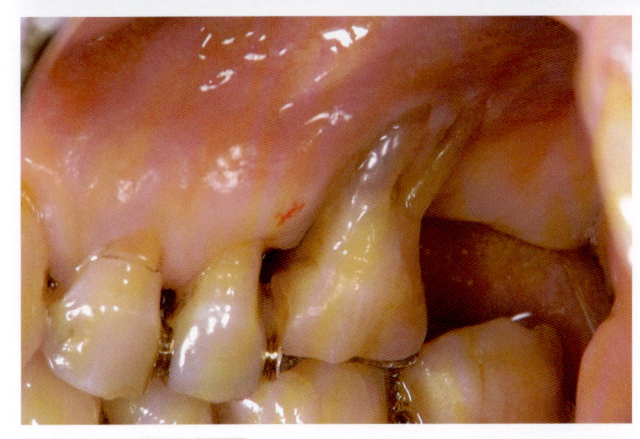

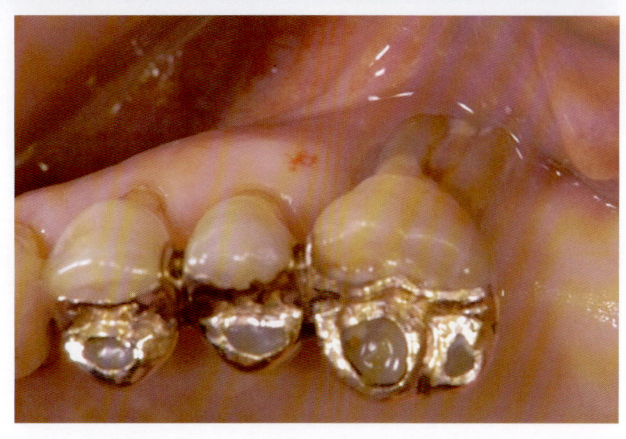

| 症例8-a ① | 症例8-a ② |

症例8-a ①、②　術前。他院で永久固定するも、頬側根は根尖まで露出。頬側に付着歯はない。患者の希望により当医院で歯周病のメインテナンスを数年継続するも、動揺が強くなる。

症例8-b　6は垂直骨量（歯槽中隔部で）2mm。7：垂直骨量9mm。骨質タイプ4、付着歯肉あり。

症例8-c　垂直骨量5mm以上の症例でオステオトームで穿孔させる場合とは違い、垂直骨量1～3mmの症例でエクスパンダーで穿孔させる時は、洞底を穿孔させる方向が最終的なインプラント埋入方向となる。

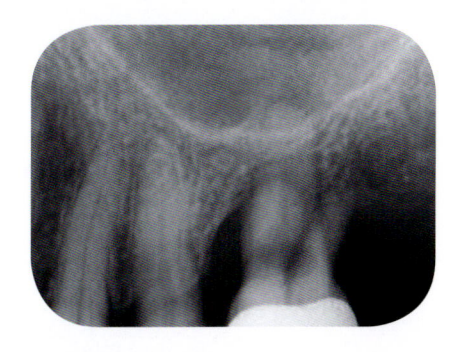

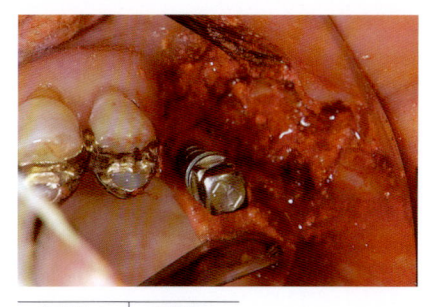

| 症例8-b | 症例8-c |

| 症例8-d ① | 症例8-d ② |

症例8-d ①、②　術後1年8ヵ月。7は成熟側埋入、6は抜歯即時埋入。インプラントネック部は、吸収もなく安定している。

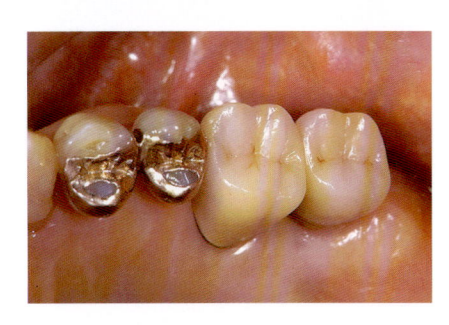

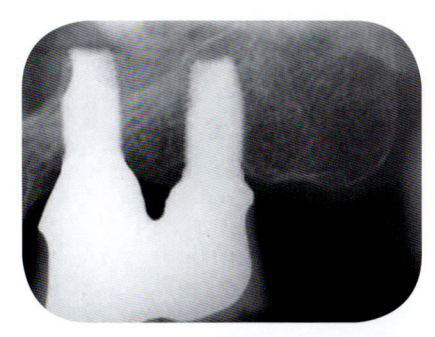

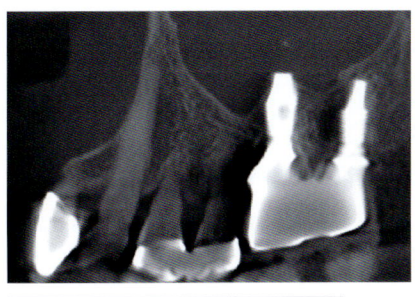

| 症例8-e ① | 症例8-e ② | 症例8-e ③ |

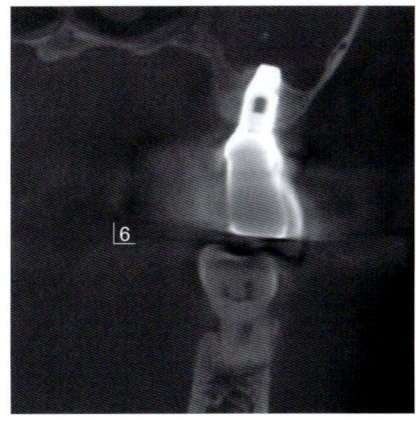

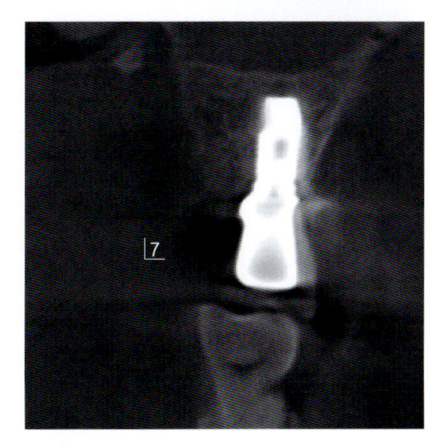

症例8-e ①～③　前頭断面のCT像。垂直骨量3mmの6はペリオテスト値が－05、垂直骨量9mmの成熟側埋入の7はペリオテスト値が－02。骨補填材が十分に骨に置換され、非常に安定している。

おわりに

　2007年のOJ 6thミーティングにおいて、HAコーテッドインプラントの抜歯即時埋入症例についてチタンインプラントユーザーから「グローバルスタンダードではない」とか「7年経過後に急に問題が起きるのでは？」など、その予知性や治療経過について疑問が投げかけられた。そのチタンインプラントユーザーは、4壁性の骨欠損で歯肉の条件の良い症例しか抜歯即時埋入は適応症ではないと唱えている。しかも、抜歯前の歯牙挺出が不可欠らしい。その質問をしたチタンインプラントユーザーから見れば、HAコーテッドインプラントを用いた抜歯即時埋入症例は、治療期間の短い、侵襲の少ない方法ではあるが、予知性の低い、不確実な方法であると感じているようである。

　一般的に良い条件下でのインプラント埋入においても、100％の成功が保証されているわけではない。より確実で患者に優しいインプラント治療を求めるならば、インプラントの選択も考慮に入れるべきである。筆者はチタンインプラントを用いた抜歯即時埋入は非適応症と考えている。チタンインプラントとHAコーテッドインプラントはまったく違うものであり、チタンインプラントの適応症をHAコーテッドインプラントに当てはめること自体が的外れである。もし、患者の審美的要求が天然歯と同じもの（歯槽骨、歯肉に関して）であれば、外科的侵襲、治療期間の長期化、費用の増大に関しては患者の同意を得たのち、骨移植、GBR、結合組織移植など必要な外科処置を行い、患者の要望に応えるべきであろう。しかし、それにより患者の精神的・肉体的負担が大きくなることも認識すべきである。昨今の歯科専門誌にあるように、歯科医としての審美性の追求は、当然理想を求めて研鑽されるべきであり、患者もそれを求めているであろう。しかし、それを追求するためにどれくらいの負担を強いなければいけないかを患者自身に客観的に説明し、同意を得なければならない。もし、患者が妥協案（われわれ歯科医が求めるような開口器を付けての完璧な審美性でなくても、日常生活では問題なく患者が満足するケース）でも十分納得するならば、侵襲少なく、期間も短く、費用も少なくするのが当然であろう。筆者は日常臨床において、その妥協案で満足していただける患者にはかなりの厳しい症例まで抜歯即時埋入で対応している。その理由は、HAコーテッドインプラントを用いるなら、抜歯待時埋入で骨吸収・歯肉退縮してからHAコーテッドインプラント埋入するよりも、抜歯即時埋入のほうがHAコーテッドインプラント周囲に血液を貯留させることが可能であり、インプラント－抜歯窩の距離が2mm以上であっても、HAコーテッドインプラントの持つ骨伝導能を生かしてバイオインテグレーション（オッセオインテグレーションと違ってカルシウムブリッジを介した生化学的な結合）を獲得でき、患者の負担の少ないインプラント治療が可能だからである。ソケットリフトに関しても、垂直的骨量だけが難易度の判断基準ではない。97ページの「抜歯即時埋入の適応基準」に示すとおりである。今後、自分自身のHAコーテッドインプラントの症例経過を注意深く検討し、臨床結果を積み重ね、患者の希望を満たし、かつ術者も納得できる治療を目指して研鑽し、HAコーテッドインプラントを用いた抜歯即時埋入の臨床的指標を確立したい。

参考文献

1. Covani U, Barone A, Cornelini R, Crespi R. Soft tissue healing around implants placed immediately after tooth extraction without incision: a clinical report. Int J Oral Maxillofac Implants. 2004; 19(4): 549-553.
2. Chen ST, Wilson TG Jr, Hämmerle CH. Immediate or early placement of implants following tooth extraction: review of biologic basis, clinical procedures, and outcomes. Int J Oral Maxillofac Implants. 2004; 19 Suppl: 12-25.
3. Schwartz-Arad D, Mardinger O, Levin L, Kozlovsky A, Hirshberg A. Marginal bone loss pattern around hydroxyapatite-coated versus commercially pure titanium implants after up to 12 years of follow-up. Int J Oral Maxillofac Implants. 2005; 20(2): 238-244.
4. 林 揚春, 森田耕造. GBR法の適応基準を考える. Using Membrane VS Natural Hearing. インプラントジャーナル. 2005; 73: 7-23.
5. Botticelli D, Berglundh T, Lindhe J. Hard-tissue alterations following immediate implant placement in extraction sites. J Clin Periodontol. 2004; 31(10): 820-828.

シンポジウム3

水上哲也
石川知弘
林　揚春

GBRの再考
Reconsideration of GBR

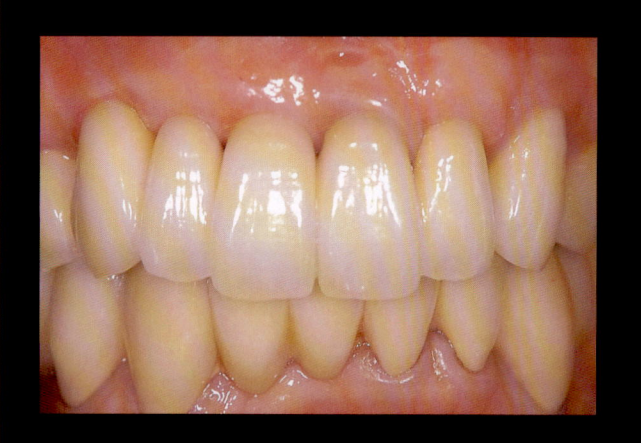

水上哲也
（医療法人　水上歯科クリニック）

Tetsuya Mizukami
(Mizukami Dental Clinic)

はじめに

インプラント治療に伴う骨造成術が普及して久しい。骨造成術はインプラントの適応症を拡大し、インプラント審美修復に貢献した。しかし現在では、GBR法の欠点や限界が指摘されると同時に、手術回数、治療の簡便さを求めて抜歯即時インプラント埋入やソケットプリザベーションの優位性が主張されている。

本稿では、GBR法に伴う問題点、抜歯即時埋入、ソケットプリザベーションにおける問題点を整理し、今後のインプラント臨床の方向性を探りたい。

GBRの問題点を整理する

GBR法は、適応症の拡大や補綴主導型のインプラント、そして前歯部へのインプラント審美修復の達成を可能にしてきた（図1、2）。それはあたかもほとんどすべての症例にインプラントが適応できるかのようなイメージを

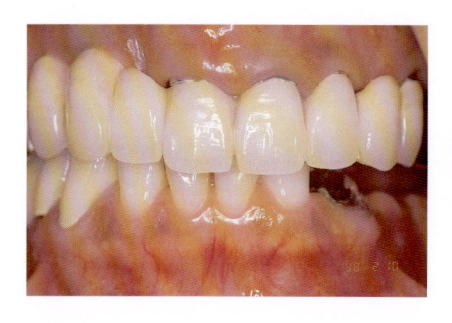

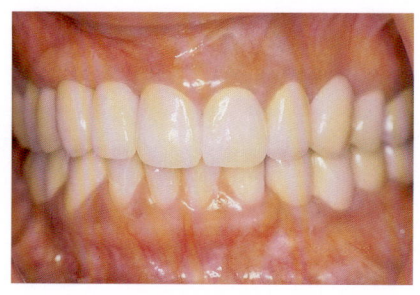

| 図1 | 図2 |

図1　術前の状態。４３２｜にインプラント埋入予定。このままインプラントが埋入されれば、さらに長い歯となり、左右非対称になることが予想される。

図2　術後の状態。エクストルージョン、GBR、CTGにより歯頸ラインを左右ほぼそろえた形の最終形態となった。骨造成がなければこの結果は得られない。

表1　GBRの問題点

1. 術者の技量により結果が大きく左右される（Technique - sensitive）
2. 減張切開（Requiring advancement of a tension - free flap）
3. 骨移植（Bone Grafting）
4. 合併症（Complication）
5. 治療期間の長期化（Protracted treatment period）
6. 増大された骨の安定性
7. 軟組織の形態不良

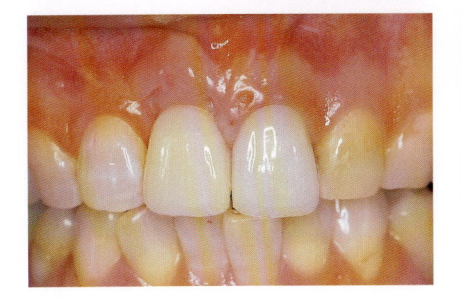

図3　1|にインプラントが埋入された症例。GBR、CTGが行われた。増大は良好に行われたものの、歯頸部付近に醜い手術痕が残った。

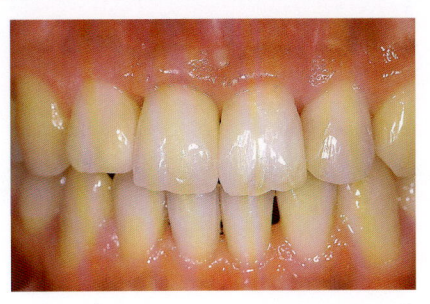

図4　1|にインプラントが埋入された症例。切開・剥離ののち、抜歯即時埋入、CTG、骨移植が行われた。目立つ手術痕は認められない。

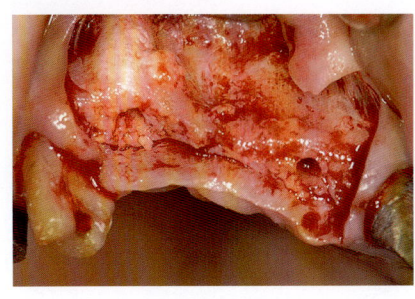

図5　骨膜減張切開の様子。確実に骨膜を切開するとともに、不必要な出血を避ける配慮が必要。

私たちに与えた。Nevinsは、74ヵ月以上機能した骨において骨喪失が平均0.6±0.22mmであると報告し、再生された骨は安定傾向にあることを感じさせた[1]。しかし実際の臨床においては、GBRの臨床が進歩するにつれて、さまざまな問題点が指摘されてきた。YeoらはGBRの問題点として、① Technique-sensitive、② Requiring advancement of a tension-free flap、③ Bone Graft、④ Complications、⑤ Protracted treatment periodを挙げた[2]。筆者はそれに2項目を加え、表1としてまとめた。以下それらの項目について述べていきたい。

1．術者の技量により結果が大きく左右されること

GBR法においては、切開・縫合をはじめとした基本的な外科手技を習得していることに加え、メンブレンや弁の取り扱いなどのより慎重で繊細な手技が求められる。したがって、歯周外科や口腔外科における外科手技の未習得が、早期の創の裂開のみならず術後の腫脹、疼痛に即つながることは間違いない（図3、4）。

2．減張切開

メンブレンの露出のない良好なGBRの結果を得るためのキーポイントの1つが、減張切開である。減張切開には、カットバックをはじめ数種類の手法が挙げられるが、私たちが特にGBRにおいて必要としているのは骨膜減張切開である。骨膜減張切開の良し悪しはGBRの成否に直結する。緊張のない弁の閉鎖は良好な創傷治癒をもたらす（図5）。しかし、減張切開にて乱暴に切開を加えたり、メスを入れる箇所を誤れば、過度の出血をきたす。また術後の腫脹や皮膚の青斑に結び付く。また、すでに粘膜に瘢痕がある場合は、しばしば減張切開による弁の伸展が難しい場合がある。このため、減張切開の回数は極力少なくすることが望ましいと考えられている。一方で、減張切開が良好に行われたとしても、術後に角化粘膜の狭少化や口腔前庭の減張化をきたす。その結果、形態的あるいは色調において審美性を損なうこともしばしばである。場合によっては、二次手術時に、遊離歯肉移植や結合組織移植が必要となることも多々ある。

3．骨移植

何を骨移植材として使用するかは、いつも私たちを悩ませる（図6、7）。骨移植材にはゴールドスタンダードと呼ばれる自家骨から同種骨、そして合成の人工骨に至るまでさまざまな移植材が存在するが、いずれも一長一短であり決定打とはなっていない。自家骨の採取をするためには、必ず供給部位の侵襲を伴い、しばしば術後の腫脹、疵痕をきたす。またサイナスリフトにより塡入した自家骨が経年的に吸収し消失していく事実を、しばしばわれわれは経験するところである。

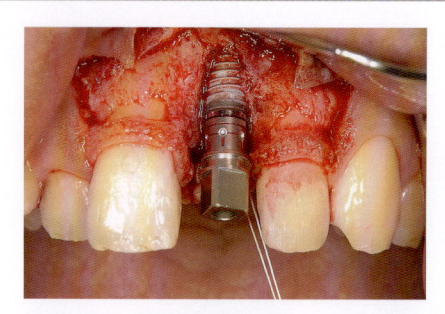

図6 インプラント埋入後、スレッドが大きく露出した状態。

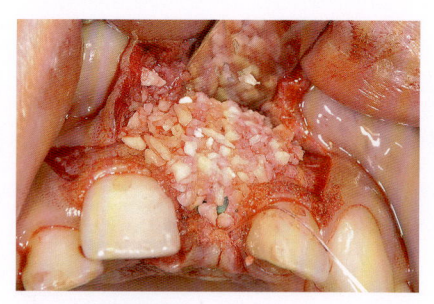

図7 骨補塡材にてオーバーコレクション気味に増大した。この後にメンブレンを使用。

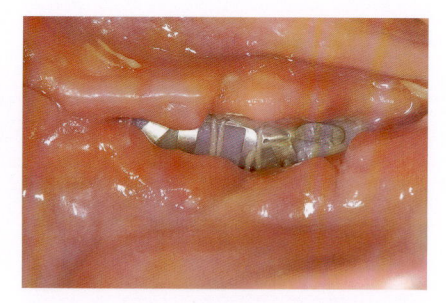

図8 メンブレンが露出した状態。しばしば重篤な感染を引き起こす。

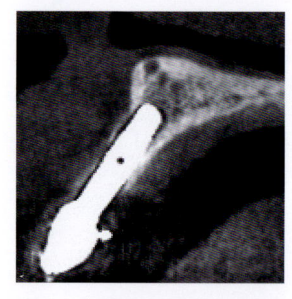

図9 自家骨を用いてGBRを行った症例の7年後。唇側の骨が吸収し、菲薄な状況となっている。

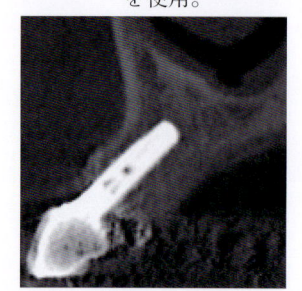

図10 自家骨とHAを用いてGBRを行った症例の6年10ヵ月後。唇側骨吸収を認めるものの、何とか最低限の厚みを確保している。

4．合併症

メンブレンの露出は、しばしば重篤な感染を起こす（図8）。特に非吸収性のメンブレンを使用した場合は、発赤、腫脹、濃度の形成などをきたす。この場合、消炎とともにすみやかにメンブレンの除去、感染を起こした移植材の除去を余儀なくされる。そして、のちに軟組織の重篤な劣形化を起こし、著しく審美性を損なう。このように、GBRにおいて感染を起こしたケースではしばしば醜い瘢痕を残すことを筆者は経験している。

5．治療期間の長期化

一般的に骨造成を伴うケースでは、埋入と同時にGBRを行う同時法(Simultaneous approach)にしても、段階法(Staged approach)にしても、治療が長期化する。その結果、待時期間中の患者の咬合機能や審美性の確保がしばしば困難となり、患者自身も不自由を強いられることとなる。また、全顎的な治療においてはなおさら、トータルの治療期間がさらに長期化してしまう。

6．造成された骨の安定性

先に述べたように、当初再生された骨は安定傾向にて経過すると思われていた。しかしながら昨今では、造成された骨は経年的に吸収されていくことが指摘されている。わが国でもCT撮影装置の普及により、GBR後の骨の断面の経過が観察されるとともに、前歯部において再生された骨が大きく吸収している像が観察されるようになった。骨吸収は特に、皮質骨の外側に造成されたオンレータイプのGBRや、自家骨などの吸収されやすい骨を塡入した場合に起こる（図9、10）。これは、リモデリングの過程を経て元来の形へ戻ろうとする傾向があることを意味する。特に、審美性の要求される上顎前歯部では、元来の唇側の骨が薄い傾向にあり、抜歯後、顎堤の吸収をきたしやすい。これらの事実から、現在では皮質骨を拡げ内側から拡大するREOや、スプリットクレスト法が見直されてきている。また一方で、ゆるやかに骨吸収される骨移植材や、吸収されない移植材を各層に分けて塡入するテクニックも報告されている。

7．軟組織の形態不良

複数回の手術は、軟組織の形態にマイナスの要因となる。特に、大きく増大して行う場合の過度の減張切開や縦切開、メンブレンの露出による劣形などは審美性を損いやすい。このため、特に審美性の要求される部位では、症例に応じた適切なフラップデザインの選択や切開、縫合に繊細な手技が求められる。

抜歯後即時インプラント埋入とソケットプリザベーション

抜歯後の骨吸収は審美性の低下や発音障害を招く。またインプラントの埋入においては、しばしば埋入の方向を定めることが困難となりがちである。近年では「増大から温存へ」という臨床の変遷のなかで、治療期間の短

表2　抜歯後即時埋入の利点・欠点

利点	欠点
①治癒期間の短縮	①骨吸収の予測が難しい
②少ない手術回数	②埋入が難しい
③埋入位置が比較的わかりやすい	③感染のリスク
	④リカバーが難しい

表3　待時埋入の利点・欠点

利点	欠点
①感染の危険性少	①治療期間の長期化
②弁の展開が容易	②適切な埋入方向を与えることが難しい
③GBRが容易	
④初期固定を得やすい	

図11　上顎中切歯の解剖学的形態と抜歯即時埋入の位置。やや口唇側寄りに埋入。唇側に傾かない程度の方向にする。この程度が事実上限界である。それでも上顎中切歯の即時埋入のポジショニングは、他の前歯よりは容易である。（文献5より引用・改変）

図12　側切歯の解剖学的形態と即時埋入の位置。根尖部の露出は免れない。これを良しとするか否かで方向が決まる。（文献5より引用・改変）

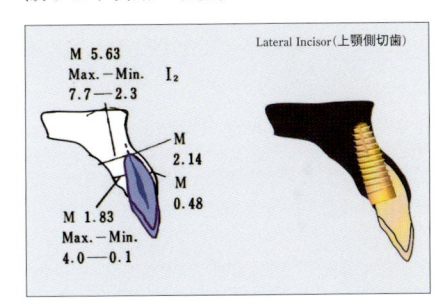

図13　補綴に不利にならない程度に唇側に傾ける。これでフィクスチャーは骨内に埋入された。しかしながら、経年的な骨吸収を考えるとさらに外側に骨吸収をされにくい壁を作ることが必要。（文献5より引用・改変）

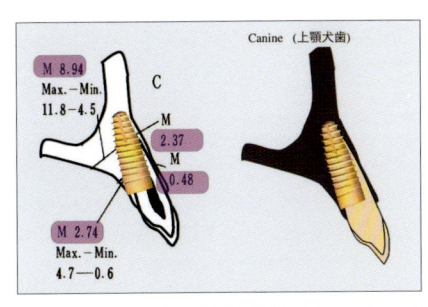

図14　上顎犬歯の解剖学的形態とインプラント埋入。（文献5より引用・改変）

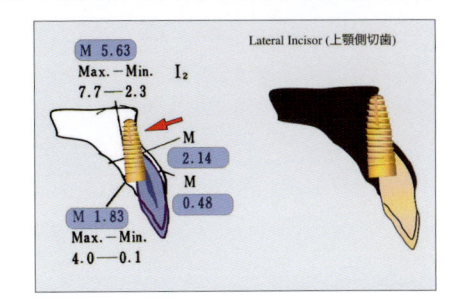

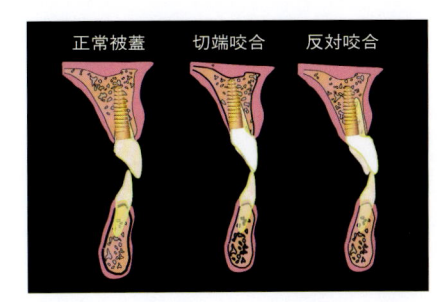

図15　対咬関係により補綴修復の形態が変化することを示した図。抜歯後即時インプラント埋入は、切端咬合においては適応が難しく、反対咬合は適応外となる。

縮や手術回数の軽減を目的に抜歯後即時インプラント埋入が盛んに行われるようになってきた。しかし、周知のように当初、抜歯後即時にインプラントを埋入することで温存されると考えられていた歯槽堤の吸収をくい止めることができず、唇側の骨が経年的に吸収し、インプラント外側の唇側骨が菲薄化することがわかってきている。また、抜歯後即時インプラント埋入による感染やインテグレーション失敗のリスクが考慮されるようになり、ソケットプリザベーションの適応や抜歯後遅延型即時埋入インプラントも見直されてきた。抜歯後即時埋入と待時埋入の利点、欠点を表2、3に示す。以下に、抜歯後即時インプラント埋入ならびにソケットプリザベーションの問題点を整理したい。

1．抜歯後の骨吸収の予測が難しい

歯槽内面の骨は特に束状骨とよばれ、歯根膜繊維が付着する。この束状骨は歯牙と密接な関係にあり、歯牙が抜去されるとただちに吸収される。すなわちインプラントを即時埋入する、しないにかかわらず、束状骨の吸収が起こることがBoltchiによって報告されている[3]。

抜歯後の歯槽堤の変化はさまざま報告されているが、Carlssonらによれば、抜歯後1年間に上顎で平均2mm、下顎で平均4mmの垂直的な骨吸収が起こるとされている[4]。しかしながら、抜歯後の変化を記した論文のデータは非常にバラツキがあり、このような数値を信じるかどうかには疑問がある。

2．解剖学的形態

上顎前歯部では元来歯槽堤は細く、特に側切歯は唇側において陥凹していることが知られている。このため、抜歯後即時インプラント埋入においては、特有の埋入位置、方向を与える必要がある（図11〜14）[5]。

シンポジウム3

フラップデザインを途中で変更した症例（図16〜19）

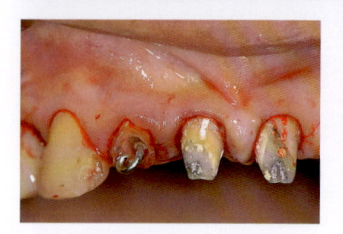

図16 2┃に抜歯後即時埋入を予定。エンベロップ型のフラップで十分と考えた。

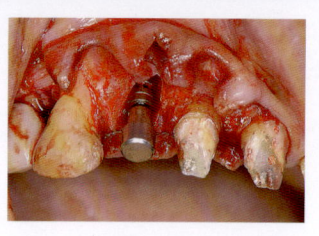

図17 2┃唇側に重度の骨裂開を認めた。CTで予想されたよりも重篤なため、GBRへ切り替え。フラップデザインもトライアンキュラー型へ変更。

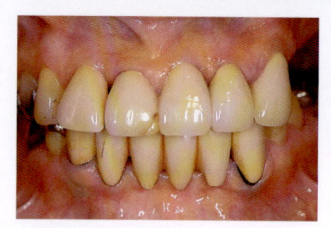

図18 術前の状態。

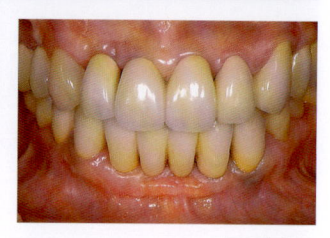

図19 術後の状態。2 1┃1 部はGBR、CTGを行いインプラント埋入。

残存骨量が4壁存在した症例（図20〜23）

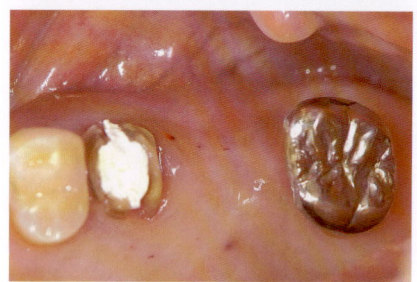

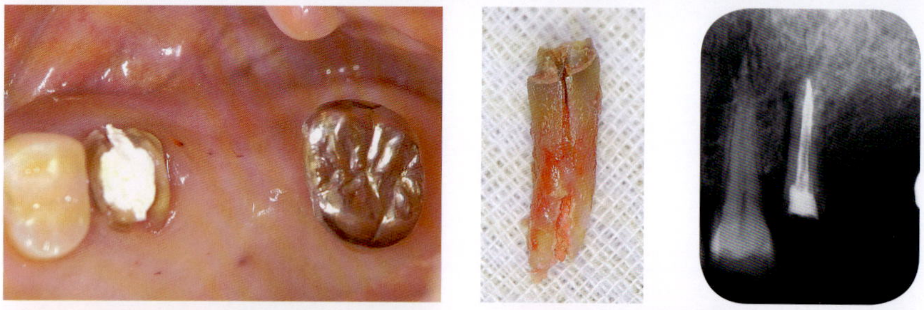

図20-a ｜ 図20-b ｜ 図20-c

図20-a〜c ┃5 は歯根破折により抜歯となった。

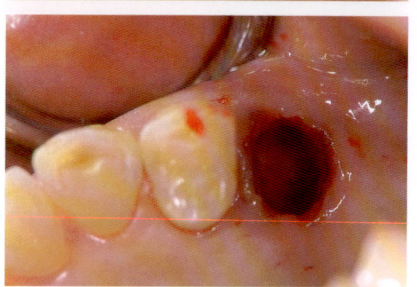

図21 抜歯後、軟組織を掻爬。4壁性で骨の裂開を認めなかった。

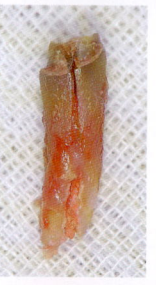

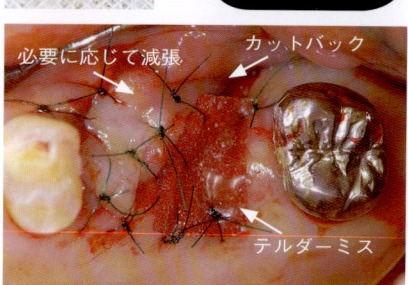

図22 コラーゲン（テルプラグ）を填入し、側方弁移植術にて抜歯窩を閉鎖。

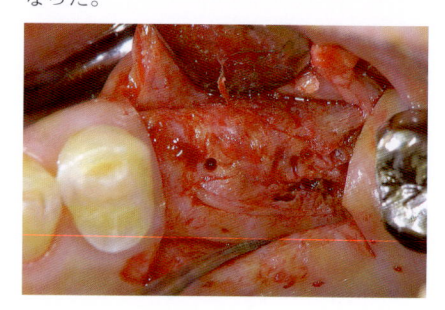

図23 4.5ヵ月後、インプラント埋入時。良好な骨が形成されていた。

3．咬合関係

咬合関係により、抜歯後即時インプラント埋入を適応できない場合がある（図15）。すなわち、切端咬合においては適応が難しく、反対咬合は適応外となる。

4．骨の状態により術式が変更となる場合がある

フラップを剥離・翻転したのち、骨の裂開や吸収の程度により予定していたフラップデザインを変更しなければならない場合がある。このときは速やかに決断し、フラップを変更する技術が必要となる（図16〜19）。

一方、ソケットプリザベーションにおいてもその利点、欠点が最近ではわかってきた。特に、歯槽頂部からの軟組織の侵入により骨質が不良になることがしばしば認められる。また、骨ができるまでに予想以上に時間がかかり、かえって遅延型即時埋入の方が有利な場合も存在する。また、残存骨壁の量は非常に重要であり、これにより術式も左右される（図20〜23）。これらのことから、現在ソケットプリザベーションが望ましいとされるケースは表4[6]のようなケースと考えられる（図24、25）。

メンブレンを使用しない増大法の再考

REOやスプリットクレスト法は、メンブレンを用い

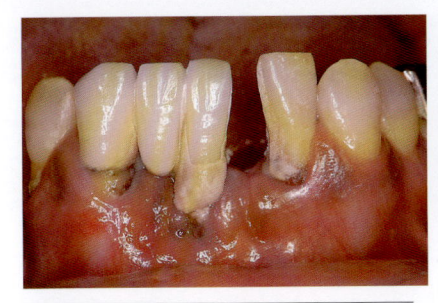

| 図24-a | 図24-b | 図24-c | 図24-d |

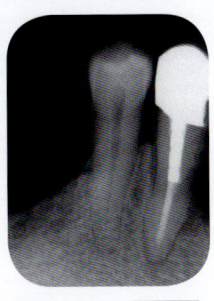

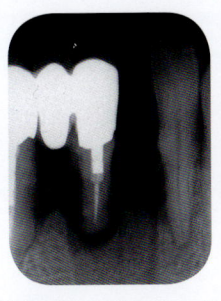

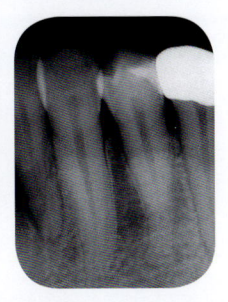

図24-a〜d 3│1│2 が抜歯適応となった。歯肉裂開は抜歯後即時インプラント埋入の適応外である。

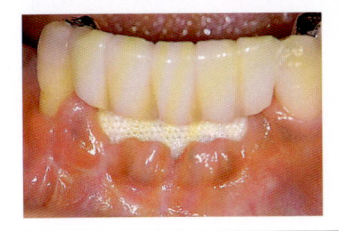

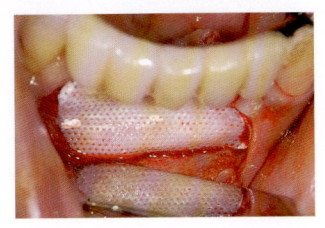

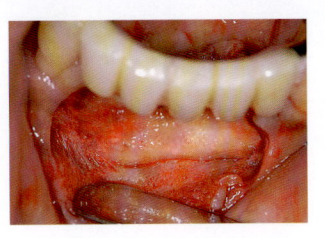

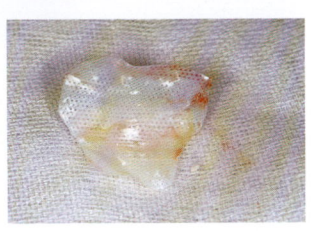

| 図25-a | 図25-b | 図25-c | 図25-d |

図25-a〜d 非吸収性のメンブレンを用いて開放創にてソケットプリザベーションを行った。メンブレン下には良好な骨が形成されていた。しかしながら、このタイプのプリザベーションは審美的に難点がある。

表4 ソケットプリザベーションが推奨される症例(文献6より引用・改変)

- 軟組織の形を温存したいケース
- 唇(頬)側の骨が喪失しているケース
- 骨増大術を避けたいケース
- 骨の高さを失いたくないケース

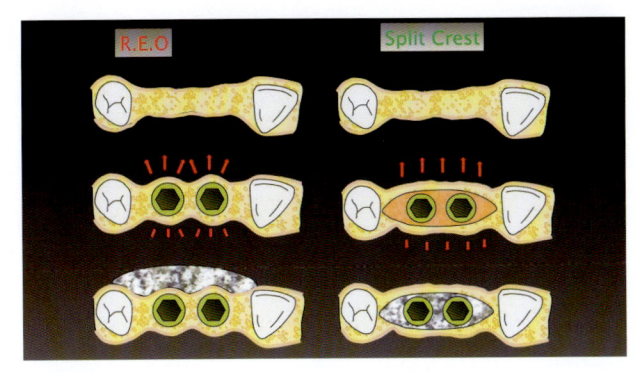

図26 REOではインプラント埋入部位のみの増大となる。このため外側にさらに壁を作ることが必要。Split crestではしばしば内側に骨移植が必要となる。

ない増大法の代表的な手法である。これらは特に、裂開タイプでない細い歯槽堤において好んで用いられる。REOやスプリットクレスト法の利点は、皮質骨に囲まれた状況下でインプラントを埋入できるため、オンレータイプの増大術より経年的な骨吸収が少ないこと、骨壁に囲まれた状況から骨再生に有利なことなどが挙げられる。しかしながら、欠点としてまず骨を開く形となるため、垂直的高さを減じることが挙げられる。このため、水平的な骨吸収をきたしている症例では適応にならない。また骨の破折により壊死を起こす可能性があること、極端に細い歯槽堤では適応にならないことが挙げられる。SammersはREOの適応を3mm以上の歯槽堤と述べている[7]。また、REO、スプリットクレスト法はいずれも、海綿骨が存在しないケースは適応とならない。REOとスプリットクレスト法を比較したとき、スプリットクレスト法では一度に大きく歯槽堤を拡大できる利点を有するが、一方でREOに比して垂直的高さを失いやすく、また骨壁の壊死の可能性がつきまとう。術式の簡便さや骨折や骨片の壊死の点からはREOが有利

と考えられるが、拡大に限界があることや、インプラントフィクスチャー埋入部のみの拡大となることが欠点である。以上の点を踏まえ、症例に応じて両者を適切に選択し適応してゆくことが大切であるが、場合によってはGBRとの併用が望ましい場合もしばしば存在する。

REOの欠点を補った臨床例

先に述べたREOとスプリットクレスト法の特徴は、図26でみるとわかりやすい。REOの適応では、インプラント間に凹みができることや、唇側骨壁の経年的な吸収が懸念される。このため、拡大された唇側骨の外側へ吸収されない壁としてHA(ハイドロキシアパタイト)を塡入する。また、骨の吸収抑制効果も期待する。その後、

シンポジウム 3

REOの欠点を補った臨床例（図27-a～p）

患者年齢および性別：46歳、女性
現症：7年前に全顎的な歯周治療を行った。上顎前歯部において片側脱離により二次う蝕をきたしたため抜歯適応。固定式補綴物を希望したため、インプラント治療を選択。

臨床ステップ：①口蓋側寄りの水平切開、②わずかに台形状の弁、③REOならびにインプラント埋入、④唇側に骨移植、⑤上皮付き結合組織移植（一部骨膜付き）、⑥わずかに減張切開、⑦縫合。

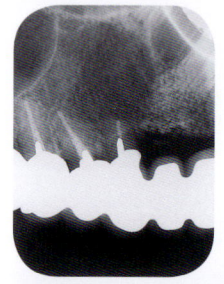

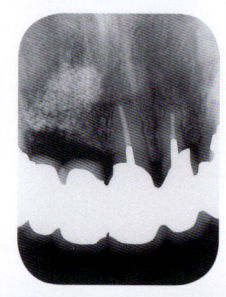

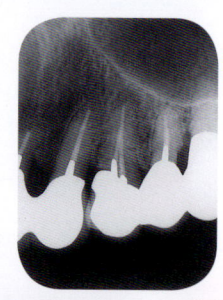

図27-a ①～③ 初診時のX線写真。

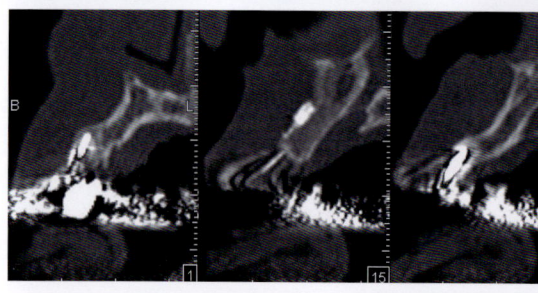

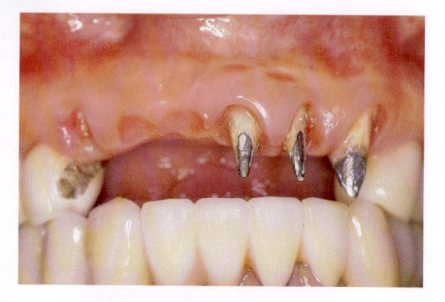

図27-b 術前のCT。これにより埋入計画が立てられた。

図27-c 二次う蝕により、3|2 は抜歯適応となった。

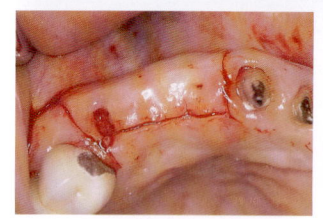

図27-d 口蓋側寄りの切開。

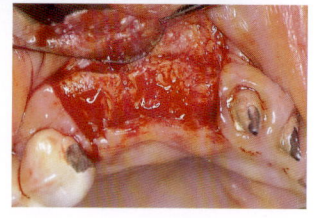

図27-e 弁を剝離翻転。唇側骨がやや薄い。

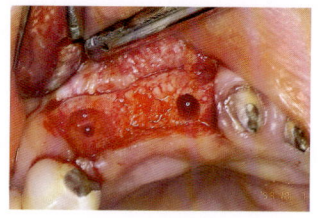

図27-f 1| はREOにて増大。

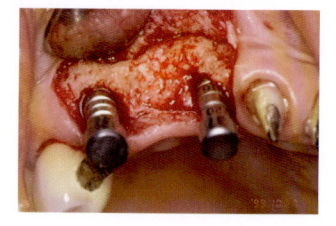

図27-g インプラントホール形成後。1| が増大されたことがわかる。この後さらに外側にHAを塡入し、吸収抑制のための骨壁とする。

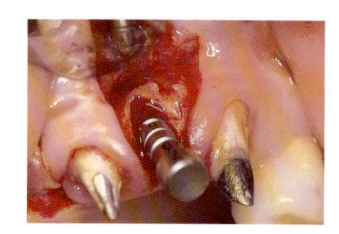

図27-h |2 はクレフト状の骨欠損が唇側に存在。そのためGBRを適応。

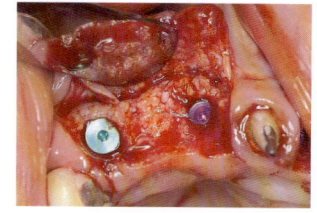

図27-i インプラント埋入時。この後、骨移植、吸収性メンブレンを使用した。

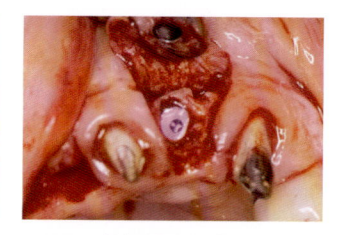

図27-j 軟組織の退縮を考えて、結合組織を移植した。

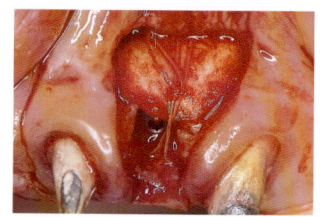

図27-k 縫合時。

軟組織の不足分は口蓋側からの結合組織移植で補う。これにより、一度の手術で軟硬組織の増大を可能にすることができる。以下に手順を示す（図27）。

CTによる術前診査の結果により、3|1 はREOによる歯槽堤の拡大、|2 はGBRによりインプラント埋入を行うことにした。3|1 では口蓋側寄りの切開、パイロットホールの形成、エキスパンダーによる拡大とインプラント埋入、そして外側にHAを塡入し、歯槽頂部にCTGを行うとともに弁をわずかに減張し審美性の確保を行った。7年前、ポンティックの歯槽堤増大に用いたHAは硬化しており、組織切片の観察により外側には軟組織の侵入を認めるものの、内側にはHA顆粒の周囲

110

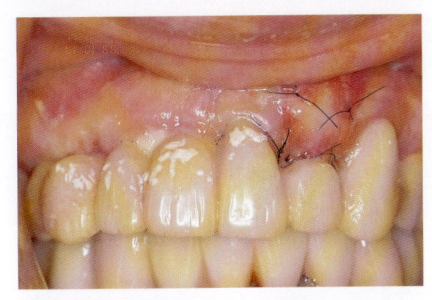

図27-l　術後10日。良好な治療を得た。 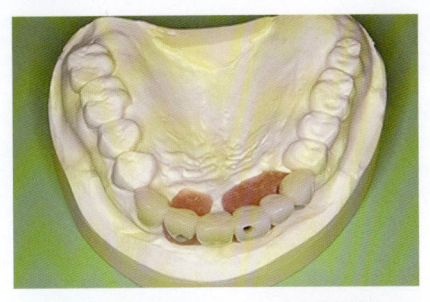
図27-m　テンポラリークラウンを製作。 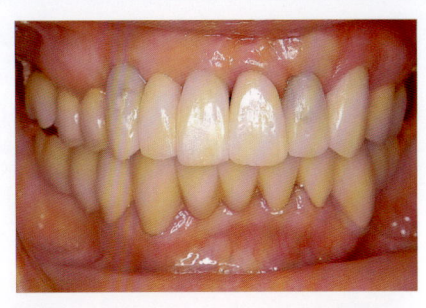
図27-n　テンポラリークラウンを装着。

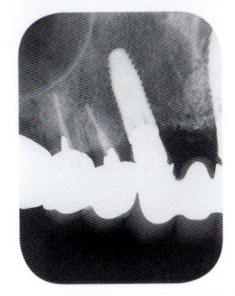

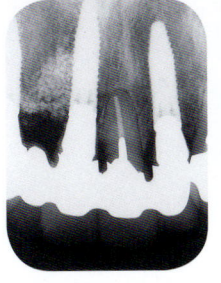

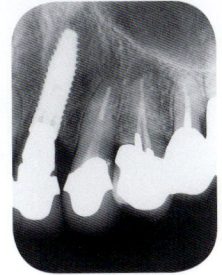

図27-o ①　図27-o ②　図27-o ③
図27-o ①〜③　最終補綴物装着時のデンタルX線写真。

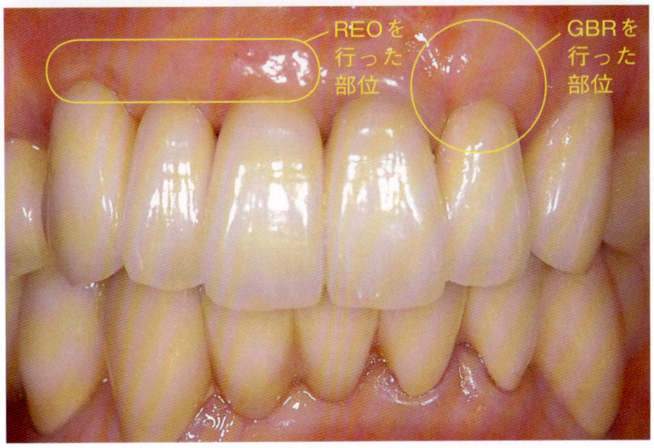

図27-p　最終補綴物装着後の正面観。良好な審美性を達成。しかしながらGBRを行った|2は手術痕がうかがえる。

に骨の添加が認められた。二次手術はレーザーにより、パンチアウトで行い、同時にプロビジョナルクラウンを装着した。こののち組織の安定を経て、最終補綴物を製作した。筆者はこの手法を Palatal incision sliding flap と呼ぶが、この手法の利点としては、①硬・軟組織の増大が同時に行える、②二次手術はパンチアウトのみ、③口腔前庭は浅くならない、④軟組織に手術痕を残しにくい、⑤審美的である、が挙げられる。

まとめ

GBR法による歯槽堤の増大は、私たち臨床医にさまざまな恩恵を与え、今やConventionalな手法の一つとなっている。煩雑な術式や治療期間の長期化やメンブレンの露出による合併症のリスクを考えたとき、抜歯後即時インプラント埋入やソケットプリザベーションなどの術式に傾きがちなことは否めない。しかしながらGBR法は、現在では私たちのインプラント治療において欠かすことのできない大切なオプションとしての一手法であり、まずこの手法を確実にマスターしておくことが肝要である。そのうえでGBRの欠点を克服するためのさまざまな工夫を試し、リスクを減少させ、より審美的で経年的な吸収の少ない増大術を行うことが望ましいと考えられる。

また、従来からのテクニックであるREOについても、いくつかの工夫を加えることでそのメリットを最大限に活かすことも考えている。

参考文献

1. Nevins M, Mellonig JT, Clem DS 3rd, Reiser GM, Buser DA. Implants in regenerated bone: long-term survival. Int J Periodontics Restorative Dent. 1998 ; 18(1) : 34-45.
2. Yeo AB, Ong MM. Principles and implications of site preservation for alveolar ridge development. Singapore Dent J. 2004 ; 26(1) : 15-20.
3. Boltchi FE. Esthetic implant dentistry. Tex Dent J. 2001 ; 118(10) : 964-971.
4. Carlsson GE, Persson G. Morphologic changes of the mandible after extraction and wearing of dentures. A longitudinal, clinical, and x-ray cephalometric study covering 5 years. Odontol Revy. 1967 ; 18(1) : 27-54.
5. 上條雍彦. 口腔解剖学 第1巻. 東京：アナトーム社, 1975.
6. Froum S, Cho SC, Rosenberg E, Rohrer M, Tarnow D. Histological comparison of healing extraction sockets implanted with bioactive glass or demineralized freeze-dried bone allograft : a pilot study. J Periodontol. 2002 ; 73(1) : 94-102.
7. Summers RB. The osteotome technique: Part 2--The ridge expansion osteotomy (REO) procedure. Compendium. 1994 ; 15(4) : 422, 424, 426.

インプラント埋入のタイミングと周囲組織のマネージメント

Timing of an Implant Placement and Management of a Surrounding Tissue

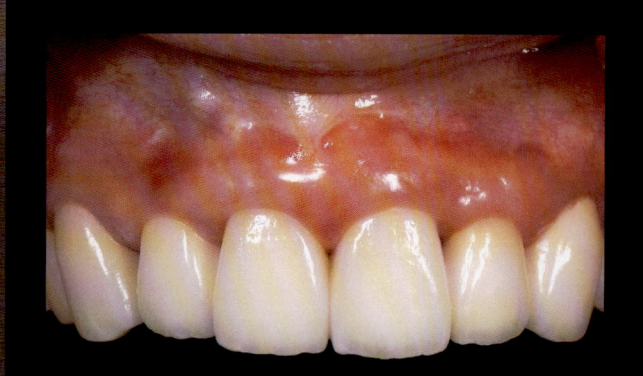

石川知弘
（JIADS・ペリオ、インプラント
アドバンスコース講師）

Tomohiro Ishikawa
(JIADS, The lecturer of the advance course of a periodontics and an implantology)

はじめに

抜歯即時インプラント埋入については数多くの報告がなされており、また、治療期間、回数、侵襲も軽減できるメリットがある。治療目標が期間の短縮と低侵襲化のみであれば、患者にとっても術者にとっても有益なことが多い。しかし、抜歯窩内のみの処置では、治癒に伴い生じる歯槽堤の形態変化を抑制することは不可能であり、審美性を要求する部位においては上部構造の歯肉からの立ち上がりが不自然となりやすく、この点が問題となる。

実際の治療は、抜歯後組織の吸収を放置するのではなく、抜歯即時インプラント埋入、抜歯窩保存術、待時インプラント埋入、硬・軟組織増大処置を症例ごと、部位ごとに使い分け、治療を進める必要がある。

本稿では、抜歯即時インプラント埋入症例から、骨増大術を併用した症例までを供覧し、インプラント埋入のタイミング（表1）について考察してみたい。

成功の基準について

現在、インプラント治療の成功は機能のみならず審美性の回復が条件の一つになっている。しかし、審美性に関する評価は主観が入り、同じ治療結果を見ても、ある者にとっては十分であり、ある者にとっては不十分と判定される可能性がある。たとえば、メタルが見えなければ良いという考えから、歯冠形態、歯肉のライン、歯間

表1 抜歯とインプラント埋入のタイミングと付随する処置

1. 抜歯即時インプラント埋入	フラップレス、CTG、GBR
2. 早期インプラント埋入	軟組織治癒後（1.5〜2ヵ月）、フラップレス、GBR、CTG
3. 待時インプラント埋入	抜歯後6ヵ月、GBR、CTG

- 不規則な軟組織のカントゥア／瘢痕組織
- 歯間乳頭の喪失
- 唇側骨のボリュームの欠如
- 歯肉の変色

図1　インプラント治療の審美性に関する失敗の可能性。

表2　抜歯後の歯槽堤の変化

論文	治癒期間(月)	歯槽堤の変化(平均±SD)
Lekovicら[1] (1998)	6	−4.59±0.23mm
Camargoら[2] (2000)	6	−3.06±2.41mm
Iasellaら[3] (2003)	4〜6	−2.63±2.29mm
Schroopら[4] (2003)	12	−4.7〜7.7mm

乳頭の形態、歯槽の形態、色調など多くの項目を考慮し、正否を判定しようとする考えもあるであろう。また、比較対象がある場合とない場合でも、その評価は変わるであろう。

インプラント治療における審美性に関するリスクについて、Grunderは、図1のような項目を挙げている（Ueli Grunder. The 8 th International Symposium on Periodontics & Restorative Dentistry, 2007より）。

抜歯即時インプラント埋入

フラップレスで抜歯即時インプラント埋入を行い、ただちにプロビジョナルレストレーションを装着すれば、患者の歯の喪失感を減らし、隣接面の組織形態を温存し、侵襲を小さく抑えることが可能となる。

図1に挙げたリスクのなかで、抜歯即時インプラント埋入でもっとも考慮すべき問題は、唇側骨のボリュームの欠如である。抜歯後の歯槽堤の変化に関しては多くの報告があるが、各論文によって吸収量に差があり[1〜5]、形態の変化が予測しにくいと考えられ、これは臨床実感と一致するのではないだろうか。吸収量に影響する因子として、抜歯の部位、歯周組織のBio type、インプラントと唇側骨とのギャップの量、抜歯時の外傷、Bone graftの有無とマテリアルの種類、バリアメンブレンの使用の有無、創の閉鎖の有無など多くの要素があり、残念ながら現在までに効果的な手段として明確なコンセンサスが得られていない（表2）。

また、抜歯窩に骨移植材を塡入することにより、吸収量を減少させることが可能であるが、完全に形態を保存することは不可能である[1〜5]。

これはAraújoらの研究[6]によって明らかにされている。抜歯に伴い機能を失った束状骨は、歯根膜からの血液供給を断たれ、吸収していく。この過程を人為的に抑制することは不可能であり、これはインプラントを埋入することも例外ではない[7,8]。

このような条件のもと、審美エリアにおいて抜歯即時インプラント埋入を応用し、治療を成功させるためには、適応症の分類と同時に行う処置の選択、さらにはインプラントの埋入位置が重要である。抜歯即時インプラント埋入の適応に関する一つの分類を表3[9]に示す。

この分類にあるように、インプラント上部構造を周囲の同名天然歯と高度に調和させることを目標にするのであれば、抜歯窩の外側に増大を行う必要がある。

そのため、考えられる処置としては、

1）矯正的挺出（症例1）
2）GBR（ソケットの外側に行う）
3）SCTG（症例2）

が挙げられる。

1）矯正的挺出

矯正的な挺出の利点としては、

- 抜歯窩の径が小さくなることにより、骨壁とインプラントとのギャップを減少させる。
- 根尖部の骨を増加し、インプラントの初期固定を獲得しやすくする。
- 歯槽頂に向けて骨と歯肉を増大し、術後に発生する骨吸収と、それに伴う歯肉退縮を補償する。
- 歯の動揺を増すことにより、抜歯を容易にする。
- 組織の活性化を高め、治癒を促進する。

などが考えられる。また、術式のポイントとしては、

- 唇側に挺出させ、十分固定する。
- 少なくとも対象歯と比較し、2mm以上の高さの歯肉レベルが得られるようにする。
- 12週の保定を行い、組織の成熟を待つ。

などが重要と筆者は考えている[9]。

表3　Funato、Ishikawa らによる抜歯即時インプラント埋入の分類（文献9より引用・改変）

唇側硬・軟組織の状態	結果の予測	可能なインプラント埋入テクニックおよび治療オプション
	Class 1 (Optimal Result)	唇側骨が存在(Intact)し、かつ歯肉の性状(Biotype)が Thick である場合、フラップレス埋入を行うことができる。
	Class 2 (Good Result)	唇側骨が存在し、かつ歯肉の性状が Thin である場合、術前・術中・術後のいずれかに結合組織移植術(CTG)を行うことによって抜歯即時埋入を行うことができる。一般的には、日本人の上顎前歯部は骨が薄いため、4壁性であっても CTG を考慮することが多い。
	Class 3 (Acceptable Result)	唇側骨が喪失しているものの、骨の枠組、抜歯窩内にインプラント埋入ができる場合、GBR と CTG と同時にインプラント埋入、もしくは CTG を後に行うことによって即時埋入を行うことができる。しかし本来なら、早期埋入(Early placement)を行ったほうが審美的な結果が達成できるかもしれない。
	Class 4 (Poor Result)	唇側骨が喪失し、仮にインプラントが、骨の枠組から逸脱する場合は抜歯即時埋入は中止すべきである。なぜならインプラント長軸方向は唇側に傾斜し、審美的な上部構造を装着できない。したがって、早期埋入もしくは GBR 後、適切な位置(3-Dimensional Placement)に埋入したほうが審美的な上部構造を装着できる。

矯正的挺出を行い、CTG または Bone sounding を行った結果の診断基準

2) GBR

　抜歯と同時にフラップを形成し、さらに膜を設置することは、唇側骨(Buccal bone)にとって重要な骨膜からの血液供給を断つことになり、この点では不利である。しかし、唇側骨がすでに欠損している場合（表3のClass 3）、また歯牙の位置が舌側に転移しているような場合は、積極的にフラップを開け、本来の唇側板よりも外側に向けて GBR を行うことにより、単に抜歯窩の外形態を回復することではなく、治療ゴールとなる歯冠形態をもとに適切に埋入されたインプラントの周囲に適切な骨形態を得ることを目指す。抜歯窩の閉鎖は、コラーゲンメンブレンを露出させるコラーゲンプラグの填入、ソケットシールサージェリー、結合組織移植(CTG)、ヒーリングアバットメントの装着、歯肉弁歯冠側移動術が考えられるが、最善の方法としての結論は出ていない。確実に創の閉鎖ができるのは、歯肉弁を歯冠側に移動させる方法であるが、MGJ の移動などの問題が発生する。

矯正的挺出により組織を増大させることは、これらのいずれの方法を行う場合にも有利に働く。

3) SCTG（上皮下結合組織移植）

　歯肉のバイオタイプが Thin の場合、唇側のボリュームが不足して審美的に問題となる場合、必要に応じて抜歯とインプラント埋入を同時に、あるいは再評価時に CTG を行う。

　抜歯即時インプラント埋入の最大の課題は、唇側組織のボリュームのコントロールである。そして、その評価は短期的な結果でなされるのではなく、年単位での経過観察により下されるべきである。この視点に立てば、抜歯後インプラントを埋入するだけで満足される症例はそれほど多くなく、周囲組織をマネージする技術の重要性が再確認される必要があると考える（表3の Class 1 〜 3）。

$\underline{1}$ を矯正的挺出したのち、抜歯即時インプラント埋入を行った症例（症例1-a～e）

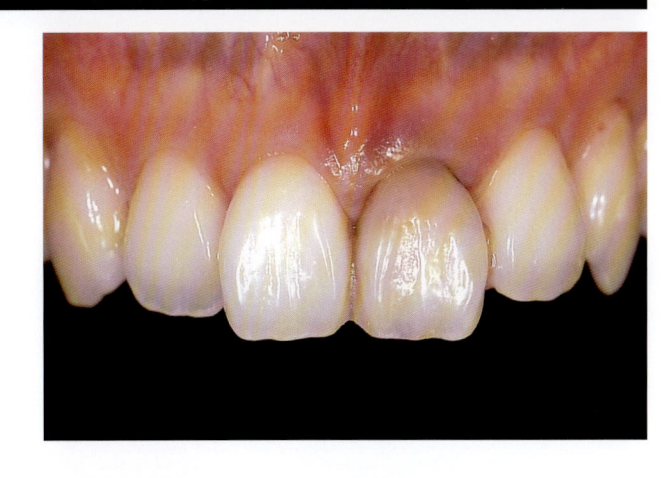

症例1-a　患者の女性は数年前、$\underline{1}$ を歯根レベルで破折。接着により保存していたが、再度破折したため、インプラント治療を行うこととなった。

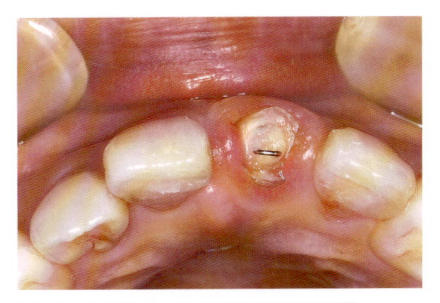

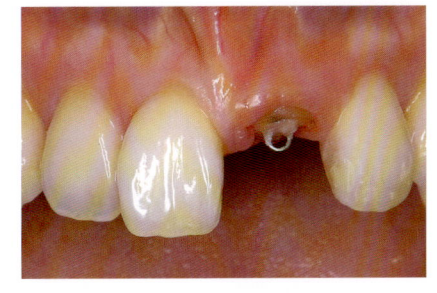

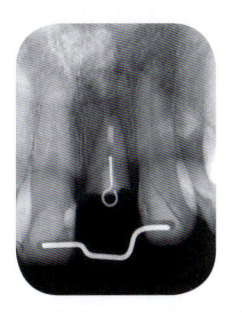

| 症例1-b ① | 症例1-b ② | 症例1-b ③ |

症例1-b ①～③　矯正的な挺出を行うことにより、対象歯よりも唇側に組織が獲得されている。この状態でおよそ12ヵ月保定された。

症例1-c　抜歯即時埋入後の状態。インプラントは完全に骨縁下に埋入されている。

症例1-d　即時暫間修復（Immediate provisional restoration）がなされた。

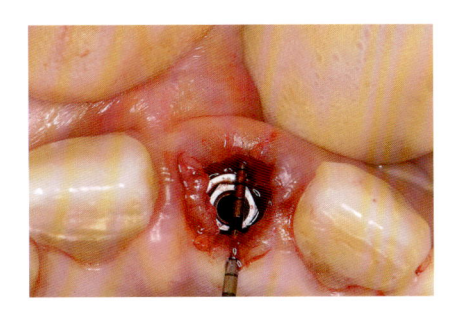

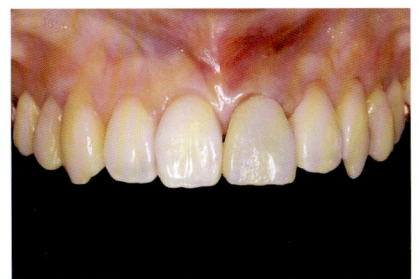

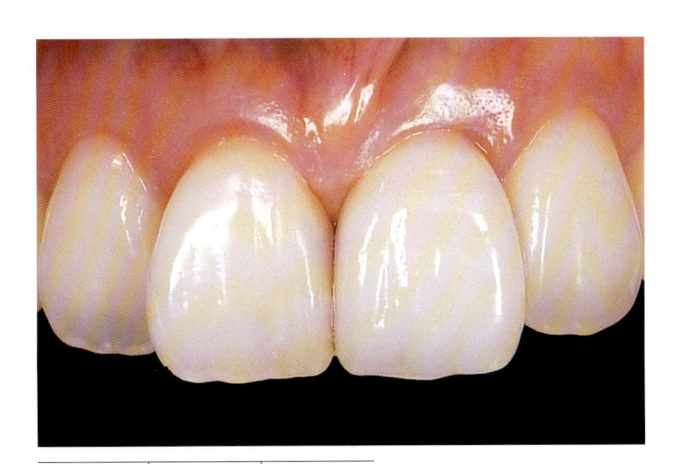

| 症例1-e ① | 症例1-e ② | 症例1-e ③ |

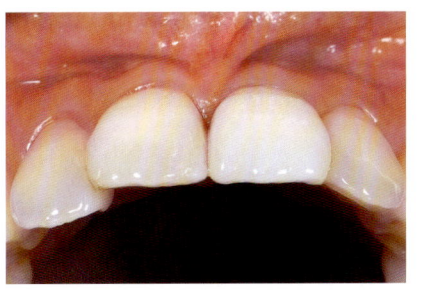

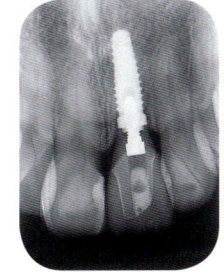

症例1-e ①～③　抜歯即時埋入後2年の口腔内およびデンタルX線写真。抜歯後の歯槽堤の変化がほぼ終了している状態において、唇側ボリュームの不足（Buccal volume missing）が少なく、天然歯と調和した結果が得られている。

シンポジウム 3

1|2 の抜歯即時インプラント埋入と CTG を行った症例（症例2-a～f）

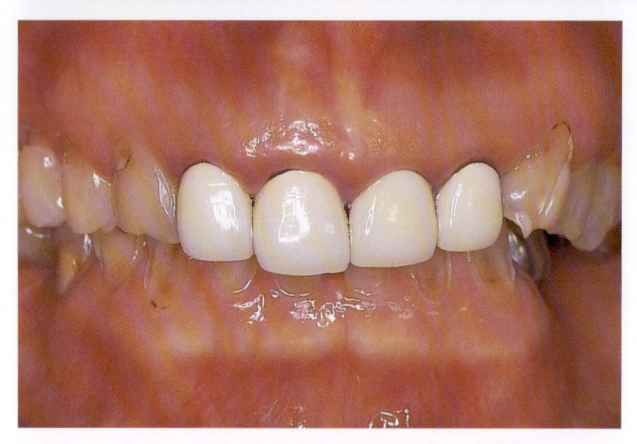

症例2-a　患者は55歳女性。前歯部の審美性に不満があり来院。

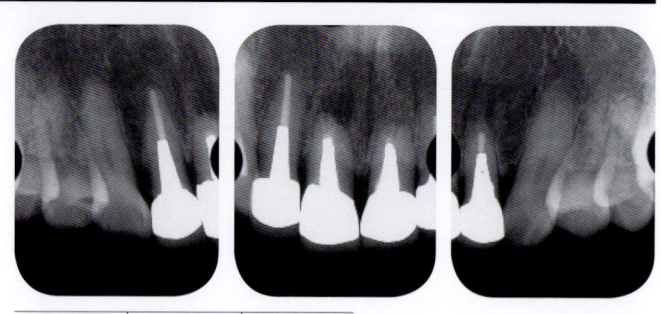

症例2-b ①｜症例2-b ②｜症例2-b ③

症例2-b ①～③　1|12は歯根が短く、歯質も少なく、歯冠長延長の必要性も認めたため、インプラント治療を計画した。

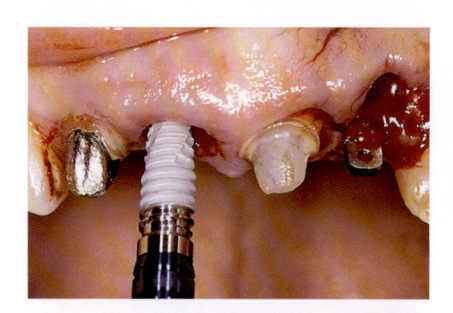

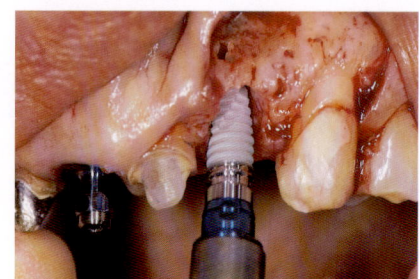

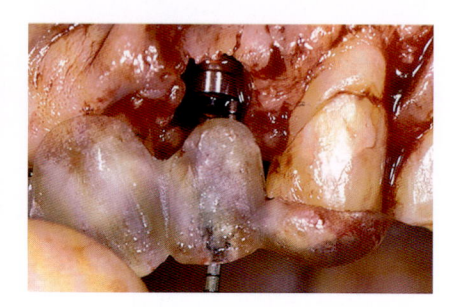

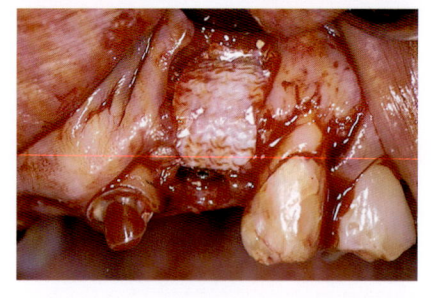

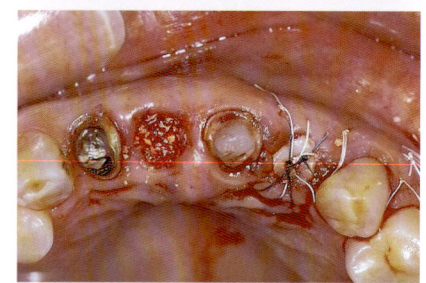

症例2-c ①｜症例2-c ②｜症例2-c ③
症例2-c ④｜症例2-c ⑤

症例2-c ①～⑤　前述の基準に従って1|2に抜歯即時インプラント埋入を行った。唇側の骨壁に欠損が認められたため、コラーゲンメンブレンを使用してGBRを行い、抜歯窩の閉鎖はソケットシールサージェリーに準じて行った[10]。

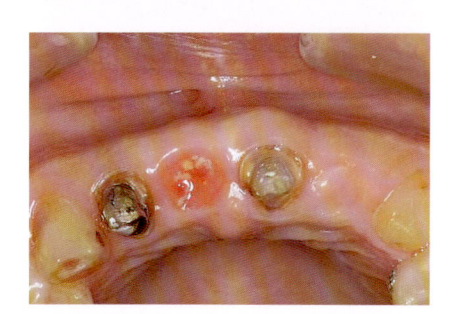

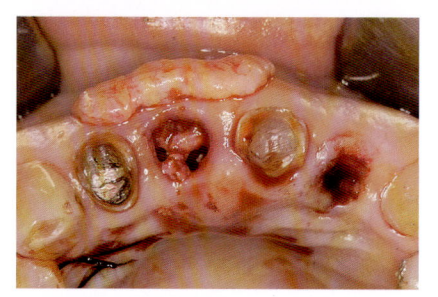

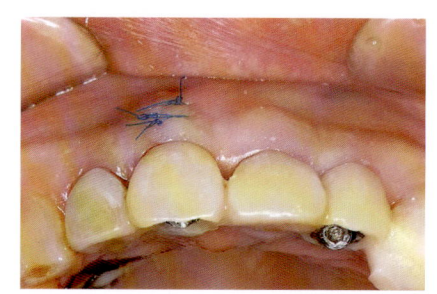

症例2-d ①～③　6ヵ月後、フラップレスで埋入した1|では、反対側に比べ歯槽堤の幅が減少している。

症例2-e ①｜症例2-e ②

症例2-e ①、②　アバットメント連結時にCTGを行い、唇側のボリュームを改善した。

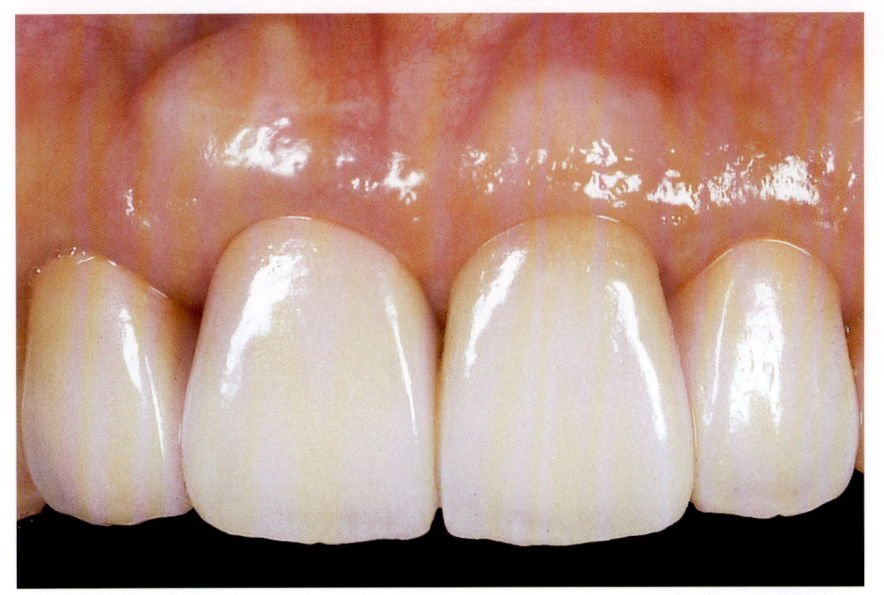

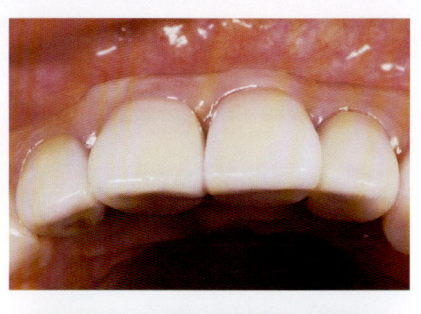

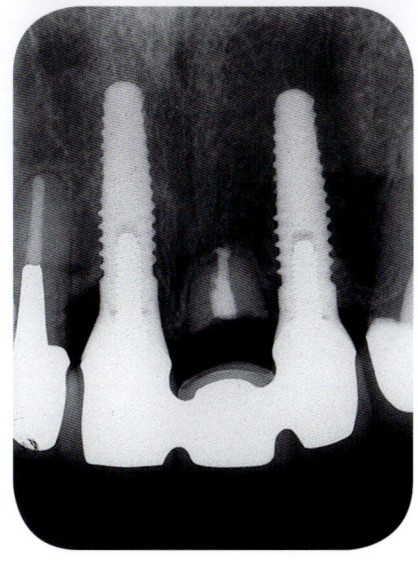

症例2-f ①、② 抜歯即時インプラント埋入後3年の状態。Root submergence[11] された|1 と比較しても同様のボリュームがあり、周囲の天然歯と完全に調和した状態が保たれている。

待時インプラント埋入

実際の臨床では抜歯に至る歯は表3の分類でClass 4の状態、つまり、唇側の骨のみならず、隣接面、口蓋側の2壁以上で吸収が見られることが多い。このような時は抜歯即時インプラント埋入の適応は困難となる。抜歯に関しては、

・感染、炎症のコントロールのために早期の抜歯が必要とされることが少なくない。
・抜歯窩の閉鎖を待つ間に組織の吸収が進む。
・治療進行上2ヵ月後に手術ができるとは限らない。
・歯の位置が適切とは限らない。

といった問題がある。そこで抜歯窩保存術が有効となる（詳細は奥田氏、水上氏の稿を参照されたい）。

また、多数歯欠損症例においては、残存する骨壁を保存するだけでは不十分で、さらに外側に増大が必要な部位、すでに治癒側（Healed site）となっている部位、抜歯窩を保存すれば十分な部位とが混在することが多い。

このような場合、単に抜歯窩の状態のみではなく、術前に設定した目標となる歯列を達成するためには、歯槽堤の形態の三次元的な改善が必要となる。そのため、抜歯窩保存を行って骨の治癒を待つよりも、軟組織の閉鎖を待つ間、組織の吸収を最少限にとどめる目的で、骨移植を行うことが考えられる（症例3）。

症例3のように多数歯にわたりソケット壁に吸収が生じ、さらに審美性が要求されるようなケースを治療する場合、適切な処置を無理せず、予知性の高い術式を選択し、適切なタイミングで時間をかけて行うことにより、着実にゴールへと進むことが重要である。

また、骨壁がほとんど失われてしまい、抜歯窩の軟組織の治癒を待つ間に軟組織が大きく収縮してしまう危険性がある場合は、たとえ抜歯窩による軟組織の不足があったとしても抜歯即時でGBRを行ったほうが良いと考える（症例4）。

シンポジウム3

2|13にソケットプリザベーション、硬・軟組織増大を行いインプラントを埋入した症例（症例3-a〜h）

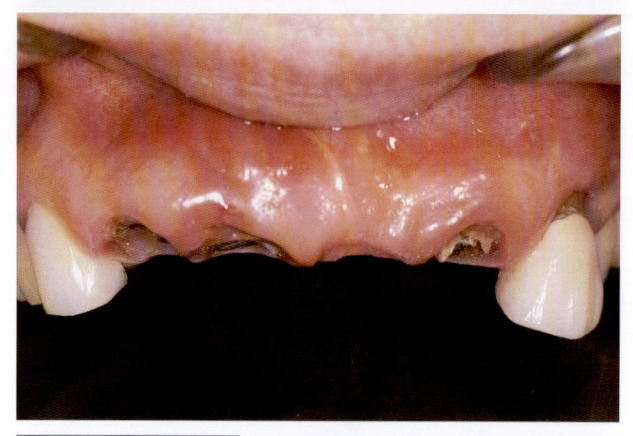

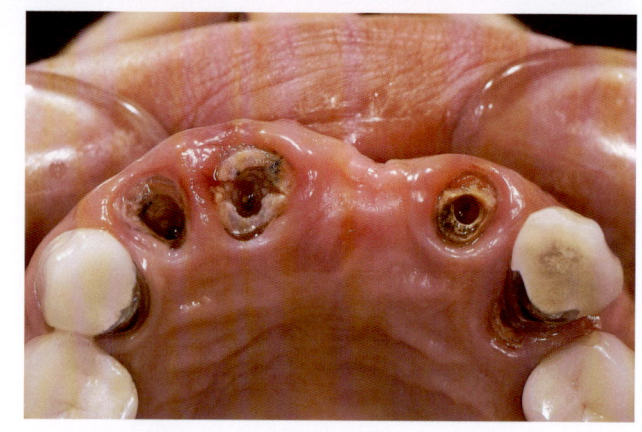

症例3-a ①｜症例3-a ②　症例3-a ①、②　患者は53歳女性、ブリッジの脱離で来院。

症例3-b ①｜症例3-b ②｜症例3-b ③

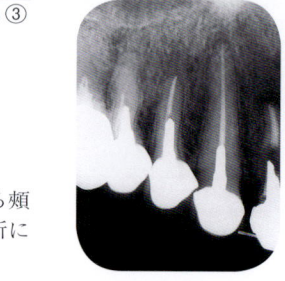

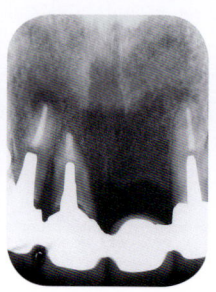

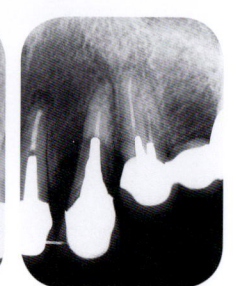

症例3-b ①〜③　1|3は歯根破折により、根管内う蝕による頬側、隣接面の骨吸収が認められる。1|3周囲には歯根破折による感染が認められる。

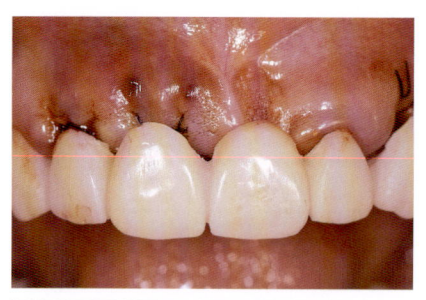

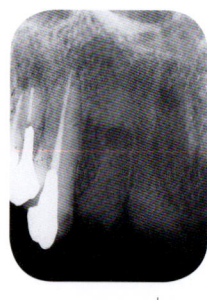

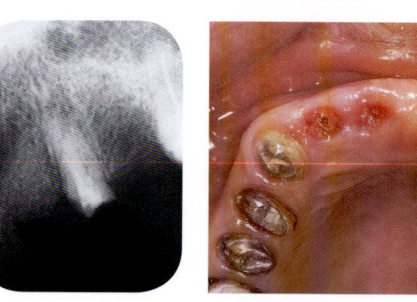

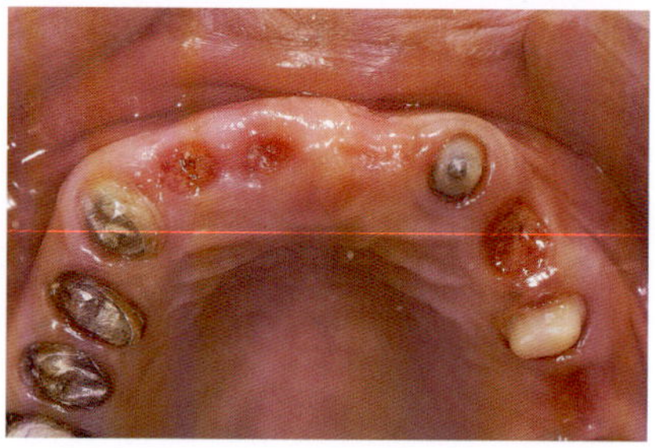

症例3-c ①｜症例3-c ②｜症例3-c ③　症例3-c ①〜③　2|13を抜歯し、ソケットプリザベーションを行った。

症例3-d　抜歯後2ヵ月の咬合面観。不完全であるものの歯槽堤の幅は保存されているが、抜歯窩軟組織の治癒は遷延している。

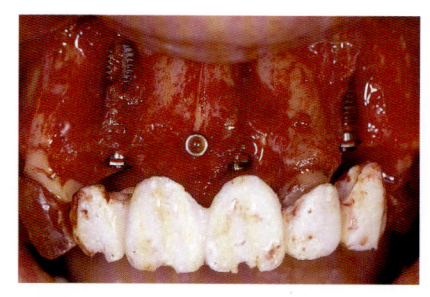

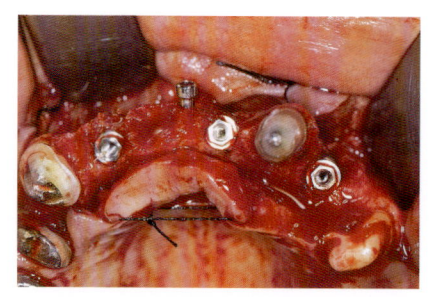

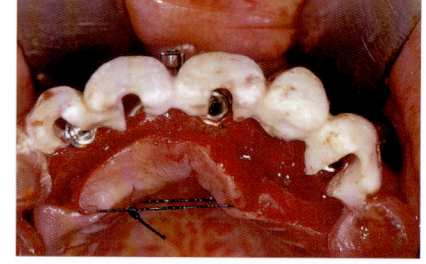

症例3-e ①｜症例3-e ②｜症例3-e ③　症例3-e ①〜③　抜歯後2ヵ月でフラップを翻転すると、テンプレートにより示されるあらかじめ設定された目標を達成するためには、抜歯窩の外側に歯槽堤を増大する必要があることがわかる。

インプラント埋入のタイミングと周囲組織のマネージメント

症例3-f ①｜症例3-f ②

症例3-f ①、② 骨欠損形態に応じてマテリアルを選択し、三次元的に歯槽堤増大が行われた。

症例3-g ①｜症例3-g ②
症例3-g ③｜症例3-g ④

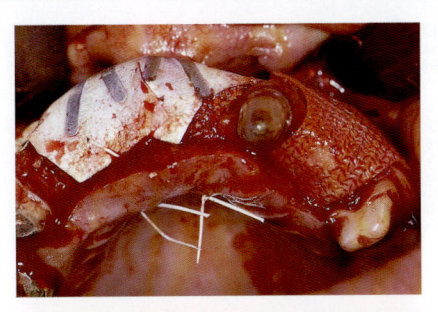

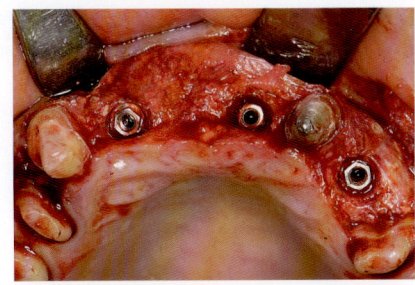

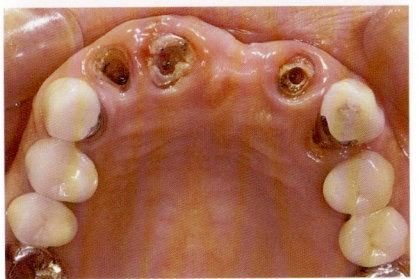

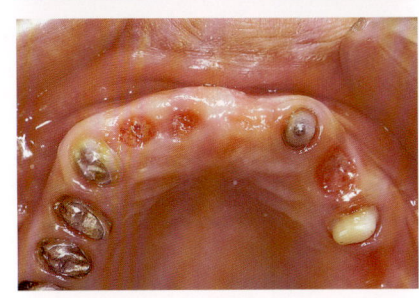

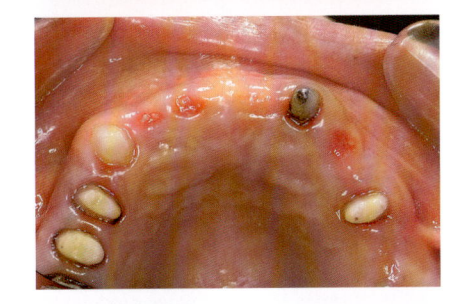

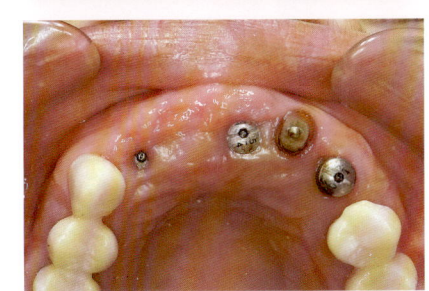

症例3-g ①〜④ 初診時（g ①）、抜歯後2ヵ月（g ②）、骨増大後（g ③）、軟組織増大後（g ④）の咬合面観。ステップごとに歯槽堤の形態が改善している。

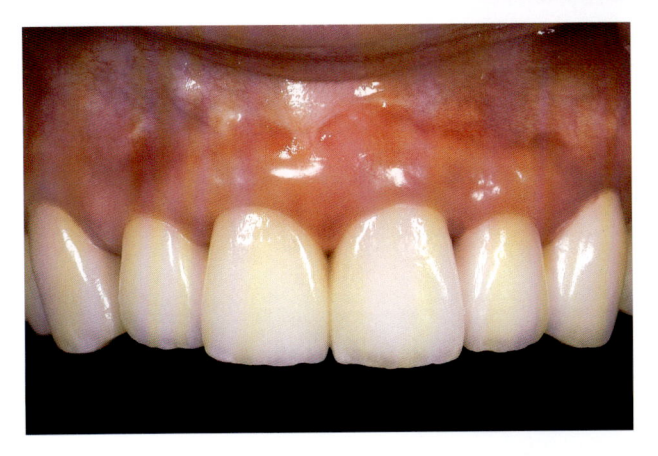

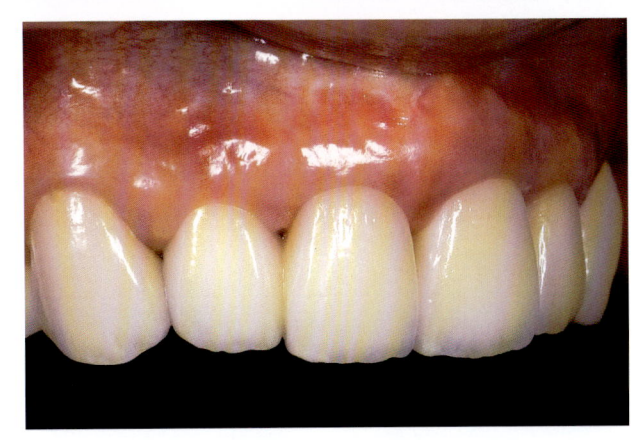

症例3-h ①｜症例3-h ②
症例3-h ③｜症例3-h ④｜症例3-h ⑤

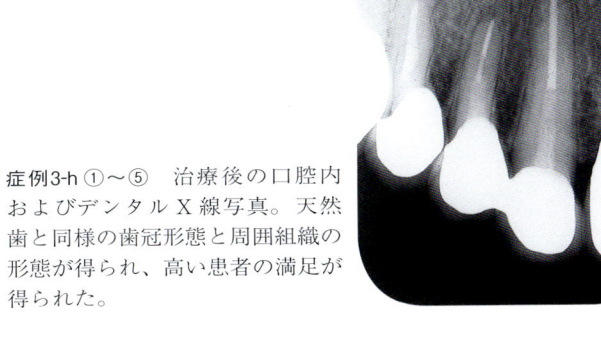

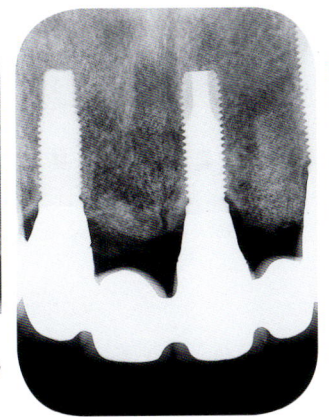

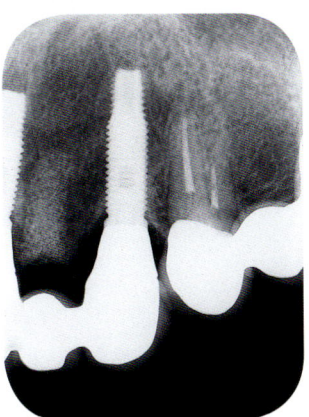

症例3-h ①〜⑤ 治療後の口腔内およびデンタルX線写真。天然歯と同様の歯冠形態と周囲組織の形態が得られ、高い患者の満足が得られた。

119

吸収性膜を用いた即時GBR症例（症例4-a〜k）

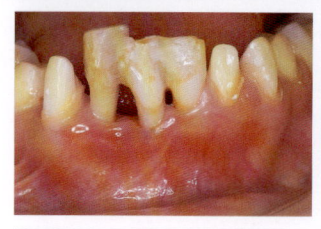

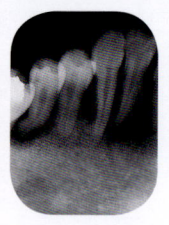

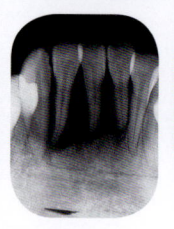

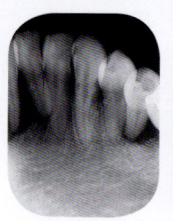

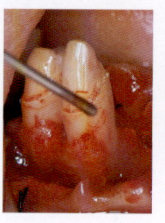

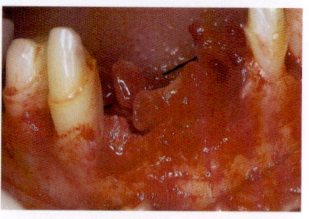

症例4-a | 症例4-b | 症例4-c | 症例4-d | 症例4-e | 症例4-f

症例4-a〜f　術前の口腔内（a）とX線（b〜d）を見ると骨壁は完全に吸収し、軟組織だけが高さを保っている状態であることがわかる。このような場合、抜歯後1〜2ヵ月待つ間に歯槽堤の形態、つまり軟組織の形態が収縮してしまう可能性が高い。そのため、抜歯即時GBRを行った（e、f）。

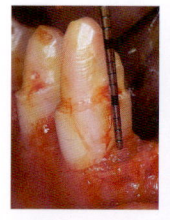

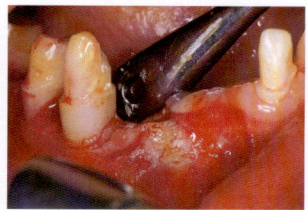

症例4-g | 症例4-h

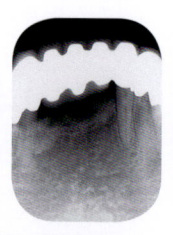

症例4-g、h　術後15ヵ月のリエントリーの状態。吸収性膜と骨移植材によるGBRにより、効果的に歯槽堤の保存、増大が達成されている。

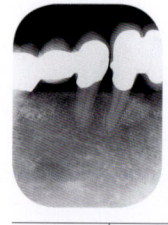

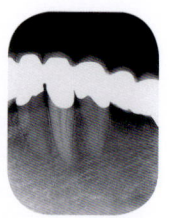

症例4-i | 症例4-j | 症例4-k

症例4-i〜k　術後40ヵ月の状態。再建された歯槽堤はX線学的にも良好に維持されている。

組織工学の技術を応用し、再生療法を行った症例（症例5-a、b）

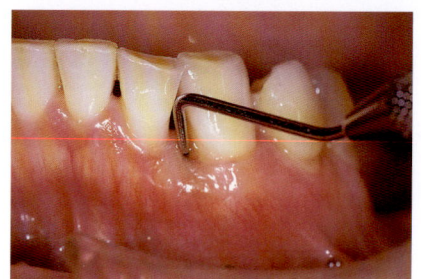

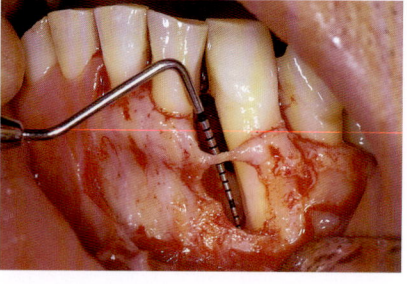

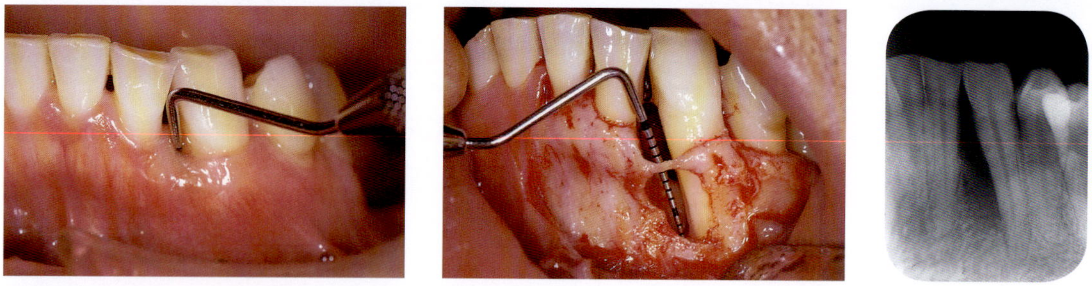

症例5-a① | 症例5-a② | 症例5-a③

症例5-a①〜③　患者は40代男性、術前15mmのポケットが存在しており、組織工学の技術を応用した再生療法を行った。

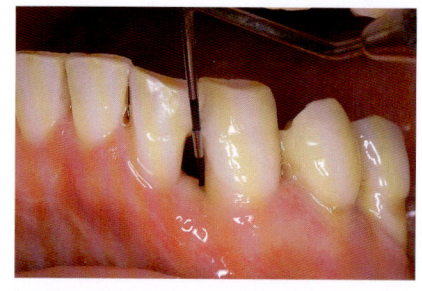

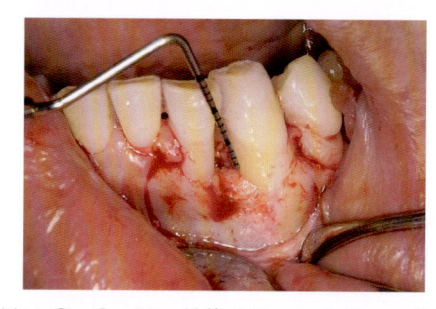

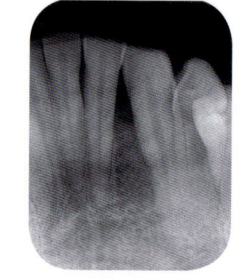

症例5-b① | 症例5-b② | 症例5-b③

症例5-b①〜③　10ヵ月後のリエントリーの状態。再生療法により、ポケットは3mmとなった。再生療法術中とフラップ形成時で11mmのアタッチメントゲインが認められる。

組織再生技術の進歩と展望

組織工学の進歩によりEMD、rhPDGF-BBなどの臨床応用が可能となり、再生治療の予知性が高まり、かつては困難であったことが、より低侵襲で実現できるようになりつつある。rh-PDGFは歯周組織再生で高い効果が

報告されており[12〜14]、歯槽堤増大に関してもその可能性が報告されている[15,16]。今後も多くの治療法が臨床応用される可能性が高いが、これらの治療技術を適切に活用するには、術者の技術も不可欠であろう（症例5）。

おわりに

補綴主導型インプラント治療が本来意味することは、まず術前に歯冠の形態、歯肉の形態、歯肉色マテリアル使用の有無など、最終上部構造の形態と治療に要する期間、費用、侵襲などについて、それぞれの治療術式のメリットとデメリットを協議することである。そのうえで、患者にとって最適な計画を立案し、患者・術者の両者が満足する審美的で機能的な上部構造を装着することにある。そのためには、さまざまな技術の習得が必要であり、インプラント埋入のタイミングに関しても、単一の手法のみですべて解決できるわけではないと考える。

参考文献

1. Lekovic V, Camargo PM, Klokkevold PR, et al. Preservation of alveolar bone in extraction sockets using bioabsorbable membranes. J Periodontol 1998 ; 69(9) : 1044-1049.
2. Camargo PM, Lekovic V, Weinlaender M, Klokkevold PR, Kenney EB, Dimitrijevic B, Nedic M, Jancovic S, Orsini M. Influence of bioactive glass on changes in alveolar process dimensions after exodontia. Oral Surg Oral Med Oral Pathol Oral Radiol Endod 2000 ; 905 : 581-586.
3. Iasella JM, Greenwell H, Miller RL, Hill M, Drisko C, Bohra AA, Scheetz JP. Ridge preservation with freeze-dried bone allograft and a collagen membrane compared to extraction alone for implant site development : A clinical and histologic study in humans. J Periodontol 2003 ; 74 : 990-999.
4. Schropp L, Wenzel A, Kostopoulos L, Karring T. Bone healing and soft tissue contour changes following single-tooth extraction : A clinical and radiographic 12-month prospective study. Int J Periodontics Restorative Dent 2003 ; 23 : 313-323.
5. Nevins M, Camelo M, De Paoli S, Friedland B, Schenk RK, Parma-Benfenati S, Simion M, Tinti C, Wagenberg B. A study of the fate of the buccal wall of extraction sockets of teeth with prominent roots. Int J Periodontics Restorative Dent. 2006 ; 26(1) : 19-29.
6. Araújo MG, Lindhe J. Dimensional ridge alterations following tooth extraction. An experimental study in the dog. J Clin Periodontol. 2005 ; 32(2) : 212-218.
7. Araújo MG, Wennstrom JL, Lindhe J. Modeling of the buccal and lingual bone walls of fresh extraction sites following implant installation. Clin Oral Implants Res. 2006 ; 17(6) : 606-614.
8. Botticelli D, Persson LG, Lindhe J, Berglundh T. Bone tissue formation adjacent to implants placed in fresh extraction sockets: an experimental study in dogs. Clin Oral Implants Res. 2006 ; 17(4) : 351-358.
9. Funato A, Salama MA, Ishikawa T, Garber DA, Salama H. Timing, positioning, and sequential staging in esthetic implant therapy : a four-dimensional perspective. Int J Periodontics Restorative Dent. 2007 ; 27(4) : 313-323.
10. Landsberg CJ. Socket seal surgery combined with immediate implant placement : a novel approach for single-tooth replacement. Int J Periodontics Restorative Dent. 1997 ; 17(2) : 140-149.
11. Salama M, Ishikawa T, Salama H, Funato A, Garber D. Advantages of the root submergence technique for pontic site development in esthetic implant therapy. Int J Periodontics Restorative Dent. 2007 ; 27(6) : 521-527.
12. Camelo M, Nevins ML, Schenk RK, Lynch SE, Nevins M. Periodontal regeneration in human Class II furcations using purified recombinant human platelet-derived growth factor-BB (rhPDGF-BB) with bone allograft. Int J Periodontics Restorative Dent. 2003 ; 23(3) : 213-225.
13. Camelo M, Nevins ML, Schenk RK, Lynch SE, Nevins M. Periodontal regeneration in human Class II furcations using purified recombinant human platelet-derived growth factor-BB (rhPDGF-BB) with bone allograft. Int J Periodontics Restorative Dent. 2003 ; 23(3) : 213-225.
14. Nevins M, Giannobile WV, McGuire MK, Kao RT, Mellonig JT, Hinrichs JE, McAllister BS, Murphy KS, McClain PK, Nevins ML, Paquette DW, Han TJ, Reddy MS, Lavin PT, Genco RJ, Lynch SE. Platelet-derived growth factor stimulates bone fill and rate of attachment level gain : results of a large multicenter randomized controlled trial. J Periodontol. 2005 ; 76(12) : 2205-2215.
15. Simion M, Rocchietta I, Kim D, Nevins M, Fiorellini J. Vertical ridge augmentation by means of deproteinized bovine bone block and recombinant human platelet-derived growth factor-BB: a histologic study in a dog model. Int J Periodontics Restorative Dent. 2006 ; 26(5) : 415-423.
16. Simion M, Rocchietta I, Dellavia C. Three-dimensional ridge augmentation with xenograft and recombinant human platelet-derived growth factor-BB in humans: report of two cases. Int J Periodontics Restorative Dent. 2007 ; 27(2) : 109-115.

患者の微笑みを求めて
~抜歯即時埋入の有効性~

The Effectiveness of Immediate Implant Placement

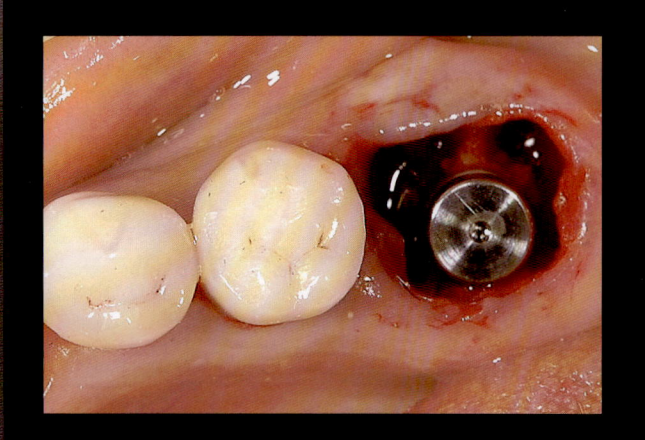

林　揚春
（優ビル歯科医院）

Yoshiharu Hayashi
(Yu Building Dental Clinic)

はじめに

重度歯周炎、根尖性歯周炎、歯根嚢胞、歯根破折などが原因で抜歯になり、その後の処置としてインプラント処置を選択する場合、埋入時期により、抜歯と同時にインプラントを埋入する抜歯即時埋入、抜歯後4～6週待って抜歯窩の歯肉弁が治癒してからの抜歯待時埋入、そして6ヵ月以上経過し、骨化してから埋入する遅延埋入に分類される。患者の立場から考えれば、抜歯と同時にインプラントを埋入し、麻酔および外科処置が1回で終了し、そのうえ疼痛や腫脹もなく短期間で治療が終了するのであれば、抜歯即時埋入を希望するのは当然の結果である。しかし、実際の臨床では、抜歯即時埋入に対して否定的な意見も多く、適応症も限定されるため、抜歯待時埋入を選択し、骨造成処置を併用することが多い。

本稿では、抜歯待時埋入の問題点、抜歯即時埋入での

チタンインプラント使用の問題点、HA コーテッドインプラントを用いた抜歯即時埋入の有効性および適応症の拡大について、症例を提示しながら検証する。

1. 抜歯待時埋入の問題点

抜歯後、歯肉弁が治癒してからのインプラント埋入では、抜歯窩の唇側歯槽骨板、辺縁歯槽骨の吸収により、GBR 法などの骨造成を併用したインプラント埋入処置になることが多い。その問題点として、①外科処置回数の増加、②治療期間の長期化、③歯肉縁形態の消失、④隣在歯の歯肉退縮[1]、⑤造成骨の再吸収[2]が挙げられる。

1997年当時は、筆者はほとんどの抜歯症例に対して抜歯待時埋入での GBR 処置を行い、審美的にも機能的にも満足する結果が得られていた（症例1）。

しかし、術後長期経過での CT 評価では、症例によっ

症例1：抜歯待時埋入（GBR法併用）

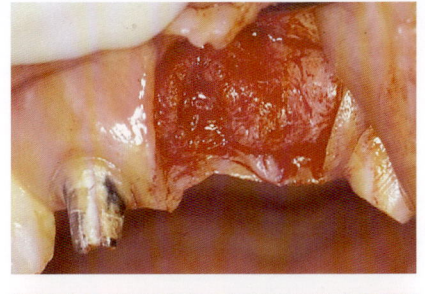

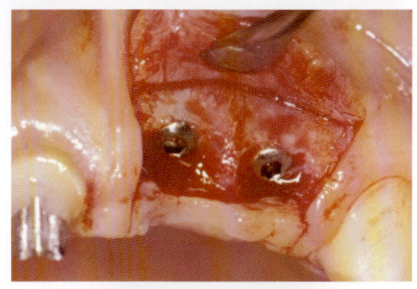

症例1-a①、② GBR法。抜歯してから歯肉弁の治癒後、自家骨および吸収性メンブレンを使用して骨造成処置を行った。6ヵ月後、唇側に造成された骨様組織を認めた。

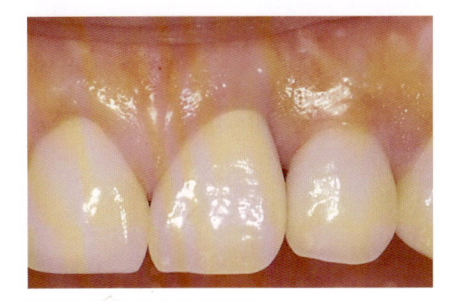

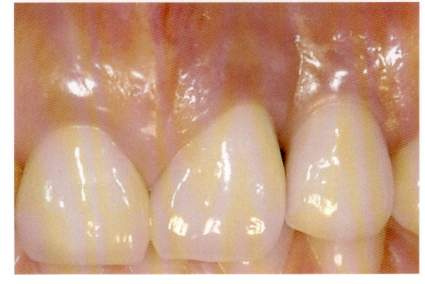

症例1-b①、② 術後4年（b①）および9年後（b②）の唇側面観。視覚的にもインプラント唇側歯肉部に陥凹が認められた。

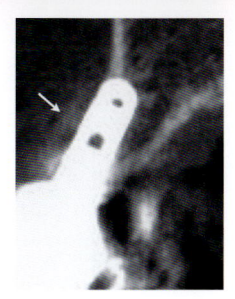

症例1-c 術後9年後、CTでの評価。造成された唇側歯槽骨板はすべて吸収を起こしているが、インテグレーションは安定している。

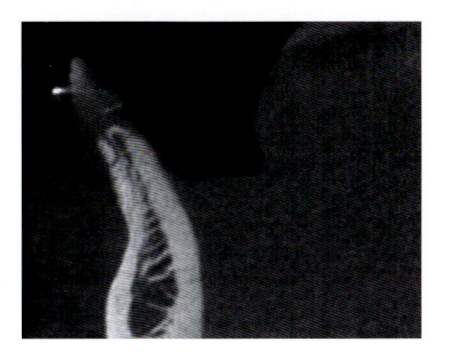

図1 下顎前歯部唇側欠損部のボリュームを維持するため、異種骨によるGBR法4年経過後。明らかに吸収されない残存移植材と歯槽骨との明瞭な境界が認められる。

ては造成した歯槽骨の再吸収が認められた（症例1-c）。この症例では骨補填材として自家骨（Autograft）を使用していた。一方、異種骨を使用した症例では、ボリュームは維持されるが、X線写真では明らかに本来の歯槽骨の不透過像と異なっていた（図1）。また、異種骨や非吸収性骨補填材は、残存移植材が多いほどそのボリュームは維持されるが、インプラントに近接した部位の新生骨量は少ない。特に異種骨を使用する場合、抜歯待時での閉鎖創の処置であれば、術後感染の危険性から回避できるが、抜歯即時埋入では、基本的に開放創（フラップレス）での処置となるため、術後感染の危険性を避けるために、吸収が早く早期に自家骨に置換し、抜歯窩のリモルディングを阻害せずに、同種他家骨や異種骨と比べて未知の感染症の危険性がない純合成物である、化学合成の骨補填材が望ましいと考えている。

2. 抜歯即時埋入VS抜歯待時埋入

症例2の患者は、喫煙者かつハイリップラインであり、1̄がPFM処置されている症例での処置として、1̄を抜歯即時埋入で行う場合の有効性について検証する。

この症例を抜歯待時埋入で行う場合、抜歯後の歯肉弁の治癒期間およびGBR併用後のプロビジョナルレストレーションの問題点、ハイリップラインのため、GBR法などの外科処置後の審美的問題、喫煙者であるためメンブレン露出および感染のリスク、左側PFM処置歯の歯肉退縮など多くのリスクが存在する。

一方、抜歯即時埋入で行う場合、CT断層画像を見てもわかるように、十分な歯槽堤の幅があり、唇側根尖部の陥凹もなく十分な初期固定が得られる可能性が高い。そして、十分な初期固定が得られれば、即時にプロビジョナルレストレーションを装着することにより、隣在歯との歯間乳頭の維持および歯肉縁形態が確保できる。また、フラップレスで処置することにより、ハイリップラインでの術直後からの審美性の確保および術後の垂直的、水平的骨吸収が抑制できる。そのうえ、喫煙者での外科処置でのリスクを最小限に抑えることが可能となる[3]。

シンポジウム3

症例2：ハイリップでの抜歯後即時インプラント埋入

患者年齢および性別：40歳、男性
現症：右側中切歯歯根破折

特記事項：ハイリップライン、左側中切歯PFM処置、喫煙者30本／日。

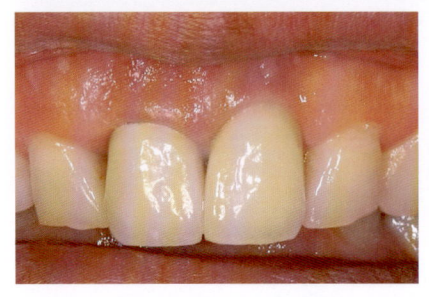

症例2-a 術前。スマイルラインはハイリップラインであり、両側中切歯はPFM処置がなされている。

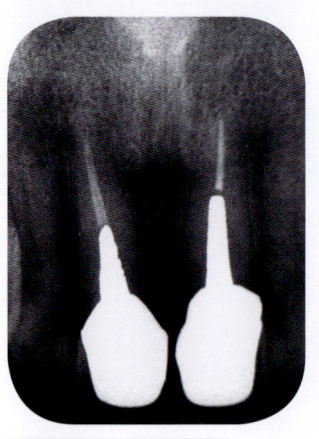

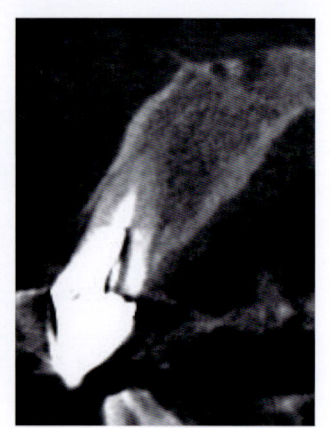

症例2-b ①、②
術前X線写真（b①）、CT断層画像（b②）。CT画像では、口蓋側から根尖に向かって破折線が認められ、唇側歯槽骨板の吸収（歯根長1／2）がある。

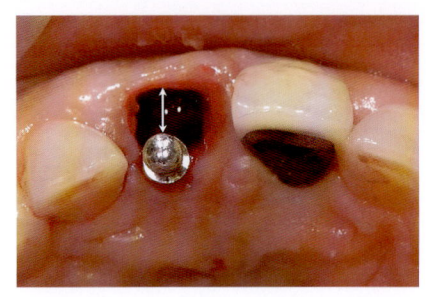

症例2-b ① ｜ 症例2-b ②

症例2-c インプラント窩の形成。破折歯を抜歯後、抜歯窩とのギャップは2mm以上であるが、抜歯後の唇側骨板の吸収を見越して口蓋側にインプラント窩の形成を行った。

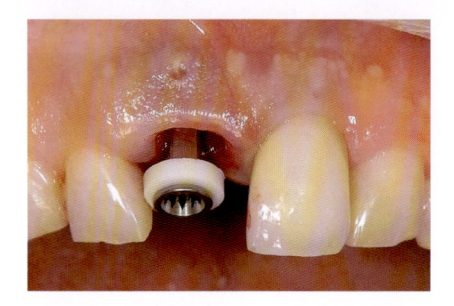

症例2-d 抜歯即時埋入。歯肉縁形態を壊さないように慎重に抜歯して、不良肉芽組織を完全に掻爬した。そののち口蓋側にインプラントを埋入し、抜歯窩とインプラントのギャップに化学合成の吸収性骨補塡材を塡入した。

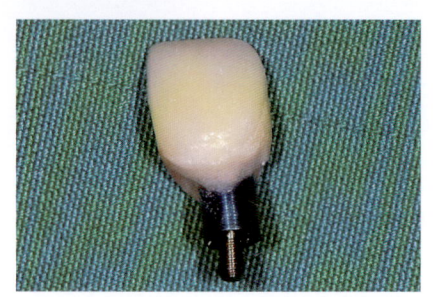

症例2-e プロビジョナルレストレーションの製作。十分な初期固定が得られたので、唇側歯肉縁下形態はレスカウントゥア、歯間乳頭部は倒れ込みを防ぐためフルカウントゥアにした。

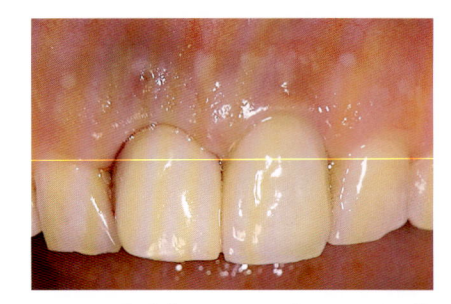

症例2-f 術直後。フラップレスによる抜歯と同時のインプラント埋入および即時のプロビジョナルレストレーションの装着は、患者にとって優しい治療であると言える。

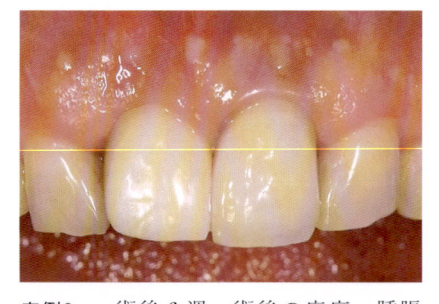

症例2-g 術後6週。術後の疼痛・腫脹もなく経過し、抜歯による唇側歯槽骨板の吸収により、歯肉の陥凹が認められるが歯肉縁形態は維持され、唇側の瘻孔は消失している。

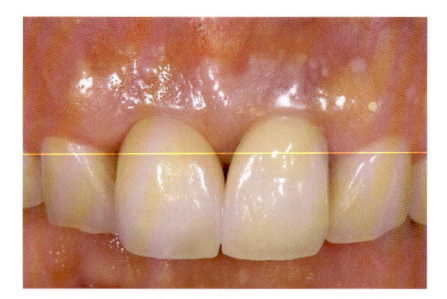

症例2-h 術後12週、最終補綴物装着時。隣在歯の歯肉退縮もなく、左右対称性が得られた。患者は、治療結果に対して審美的にも機能的にも十分に満足している。

3．抜歯即時埋入でのチタンインプラントの問題点

症例2から抜歯即時埋入は、抜歯待時埋入と比べて多くの利点を有することが理解できる。このような処置は、チタンインプラントでは実現は不可能である。それはなぜであろうか。抜歯即時埋入にチタンインプラントを使用することの問題点としては、以下が挙げられる。

症例2-i ① | 症例2-i ②

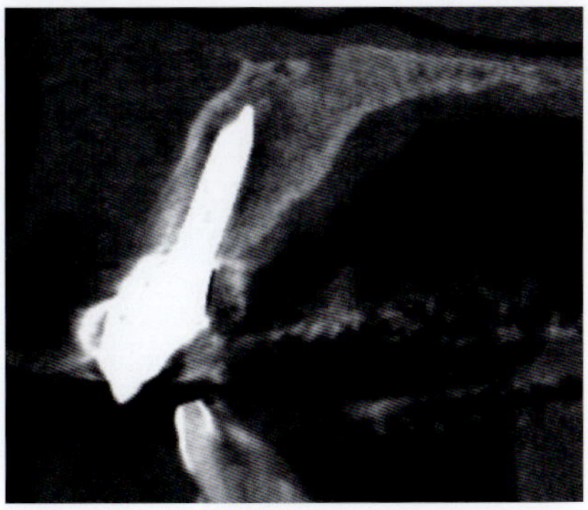

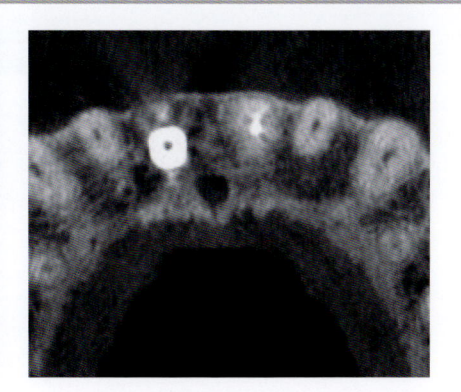

症例2-i ①、② 術後24週、CTでの評価。術前と比較して唇側に十分な骨が認められた。また、基底結節の位置に埋入されているため装着感の障害はない。

図2-a | 図2-b

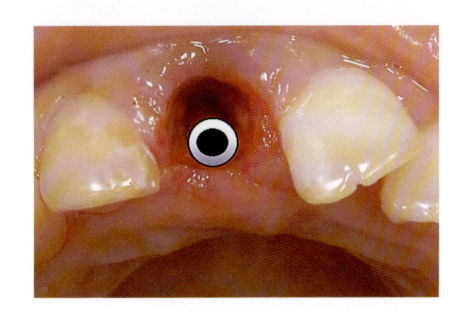

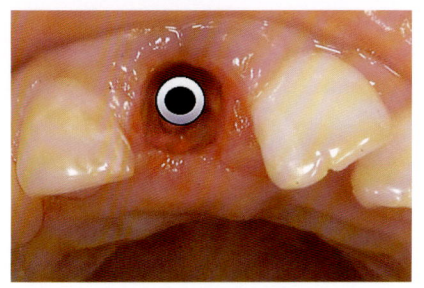

図2-a、b チタンインプラントでの抜歯即時埋入の問題点（模式図）。審美領域において、HDDが2mm以上では、挺出やGBR法が必要である（a）。一方、HDDが2mm以下では唇側埋入になりやすく、抜歯後の骨吸収により歯肉退縮が起きやすい（b）。また、2mm以下にするためのワイドインプラントの使用や傾斜埋入は、歯肉退縮の原因となる。

1）Anchorage Problem(No Primary Stability)

チタンインプラントでの抜歯即時埋入では、十分な初期固定が得られることが絶対必要条件となる[4]。もし、インプラント埋入時に初期固定が得られない場合、その使用したインプラントは無駄になるため、ソケットプリザベーションを行い、後日埋入するStaged approachで行うか、またはインプラントを同時に埋入し、GBR法の併用を選択することになる。

2）Primary Closure Problem

抜歯即時埋入においては、フラップレスが基本となるが、チタンインプラントの使用では、抜歯窩とインプラントのギャップ（HDD）が2mm以上の場合（図2-a）、抜歯即時埋入と同時のGBR法処置が必要となる。この場合、歯肉弁を閉鎖するために、Coronally position flap、Laterally positioned flap、Rotated split-thickness palatal flap、Socket seal techniqueなどの閉鎖法があるが、テクニックセンシティブであり、歯肉歯槽粘膜の位置変化や隣在歯の歯肉退縮などのリスクを伴う。

これらの複雑な手術を避ける目的で、HDDを2mm以下（図2-b）にするために、術前処置として矯正による挺出を行う方法は、治療期間が長期化し、適応症が限られる。また安易にギャップを狭めるためにワイドインプラントの使用や唇側埋入、傾斜埋入を行う対処は、術後に唇側歯槽骨板（Balcony）がなくなり、歯肉退縮を起こす原因となるので行うべきではない[5]。

3）Gap Distance Problem

大臼歯などの部位への抜歯即時埋入におけるチタンインプラントの使用は、HDDが2mm以上の場合、抜歯即時埋入の適応ではない。抜歯後ソケットプリザベーションを行い、歯肉弁が治癒してからのインプラント埋入が基本となり、GBR法などの処置が必要な場合が多い。または、6ヵ月以上待って、抜歯窩が完全に骨化してからのインプラント埋入処置となるが、治療期間が長期化し、かえって歯槽堤が狭小化する可能性が高い。

以上の問題点を列挙すると、生体不活性なチタンインプラントでの抜歯即時埋入は、適応症の限界が狭められている（図2）。チタンインプラントを用いた抜歯即時埋入が否定的され、GBR法を併用した抜歯待時埋入法が推奨されている理由がここにある。

シンポジウム 3

症例3：HAコーテッドインプラントが有効な症例：小臼歯唇側裂開症例

患者年齢および性別：60歳、女性　　　主訴：第一小臼歯の根尖部腫脹

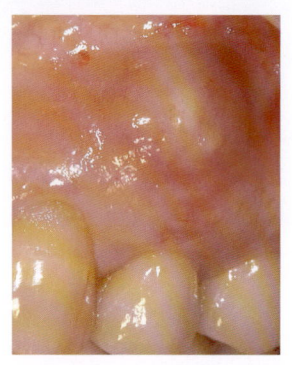

症例3-a　術前。第一小臼歯が歯根破折により炎症を起こし、根尖部が腫脹して来院した。膿瘍の切開と咬合調整および抗生剤の術前投与を行った。

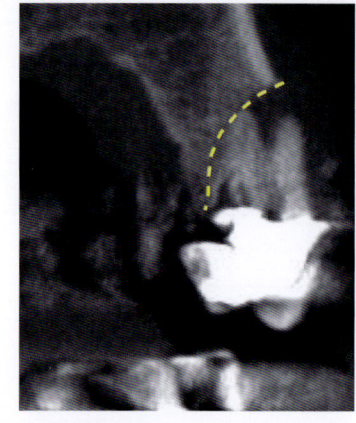

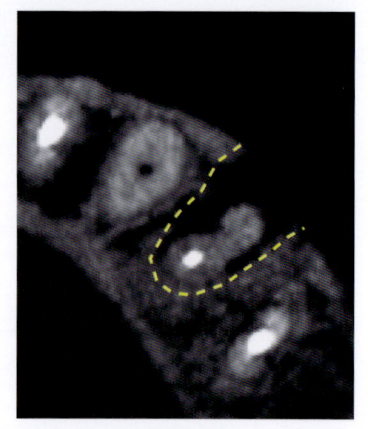

症例3-b ①、②　術前CT画像。歯根破折により、小臼歯部唇側歯槽骨板は根尖部まで吸収を起こしていた。

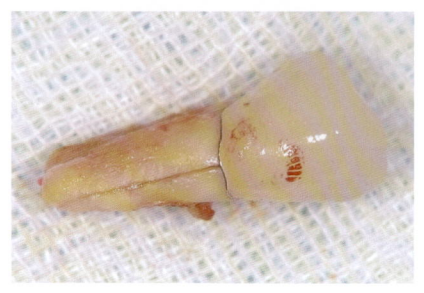

症例3-c　抜去歯。切開排膿後1週で抜歯した。唇側に破折線が認められる。

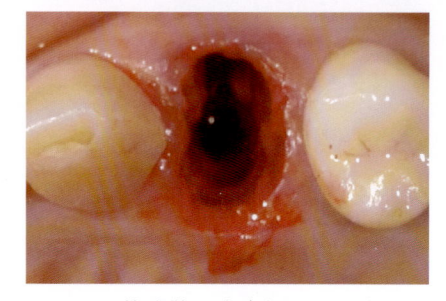

症例3-d　抜歯後。歯肉縁および歯間乳頭部を壊さないように慎重な抜歯操作が重要である。

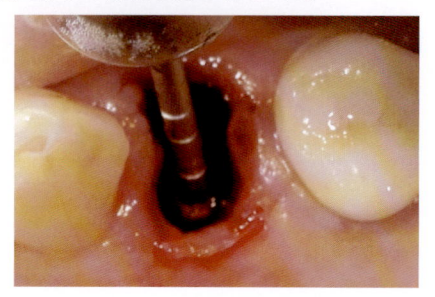

症例3-e　フラップレスの状態で、球型のダイヤモンドバーで抜歯窩内の不良肉芽を徹底的に除去した。

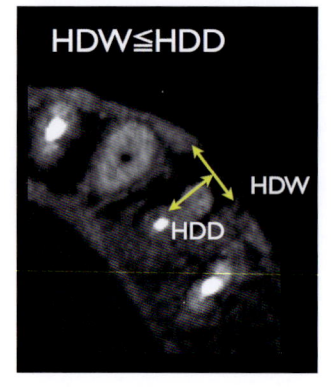

症例3-f　埋入位置の指標。裂開部の近遠心的幅（HDW）に対して唇舌的奥行き（HDD）が同距離あるいはそれ以上になるよう水平的埋入位置を決定した。

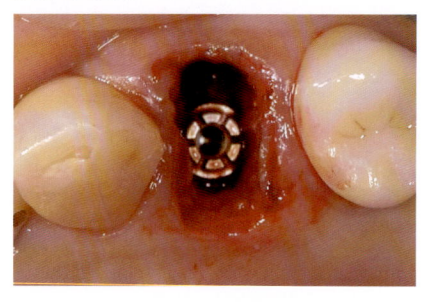

症例3-g　インプラント埋入後。HAコーテッドインプラントは、抜歯窩のギャップの大きさに対して左右されない。

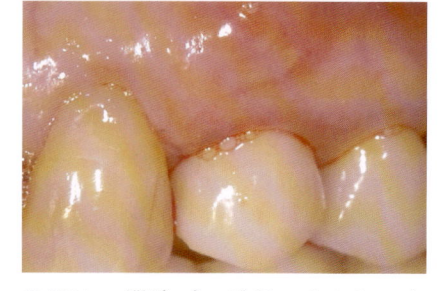

症例3-h　即時プロビジョナルレストレーション。抜歯窩とのギャップに化学合成の吸収性骨填材を填入し、十分な初期固定が得られたので即時にプロビジョナルレストレーションを装着した。

4．抜歯即時埋入でのHAコーテッドインプラントの有効性

　従来の抜歯即時埋入の種々な基準は、あくまでチタンインプラントの使用を前提として唱えられている。しかし、使用するインプラントをHAコーテッドインプラントに変更することで、チタンインプラントでは成し得なかった抜歯即時埋入症例に対して有効に作用する。それは、HA自体が有する骨伝導性にあり、骨形成の足場を提供し、抜歯窩の自然治癒と相まって、早期にインテグレーションが達成されるからである。具体的に抜歯即時埋入にHAコーテッドインプラントが適している理

患者の微笑みを求めて～抜歯即時埋入の有効性～

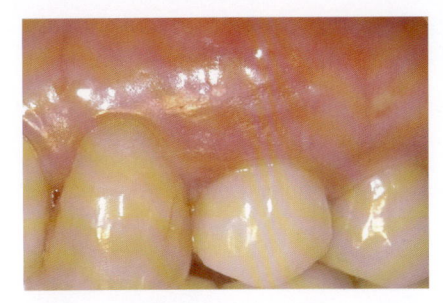

症例3-i　術後1週。術後疼痛および腫脹は認められなかった。

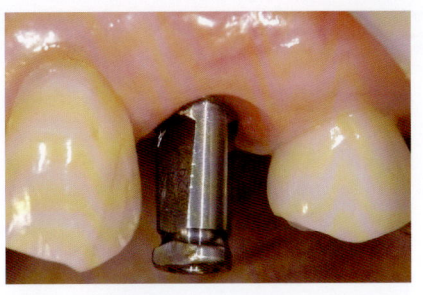

症例3-j　術後8週、最終印象。HAコーテッドインプラントの骨伝導性により、早期に十分なインテグレーション得られたので印象採得を行った。

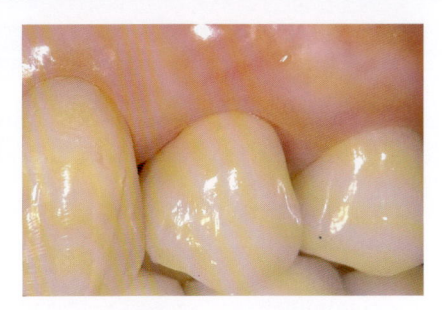

症例3-k　術後10週、最終補綴物装着。フラップレスによる抜歯即時埋入により、審美的に歯肉縁形態は維持され歯肉退縮は認められない。

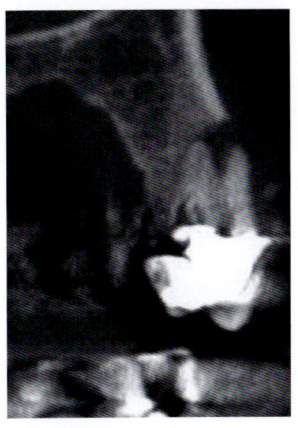

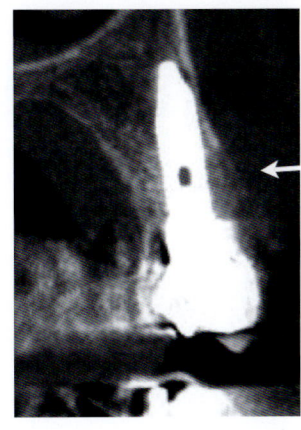

症例3-l ①｜症例3-l ②　症例3-l ①、②　術後6ヵ月CT断層矢状面での評価。唇側裂開部の歯槽骨板（Balcony）は、GBR法なしに再構築されている。

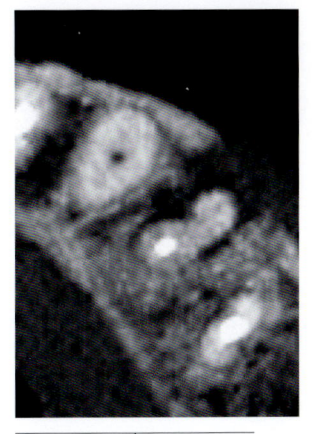

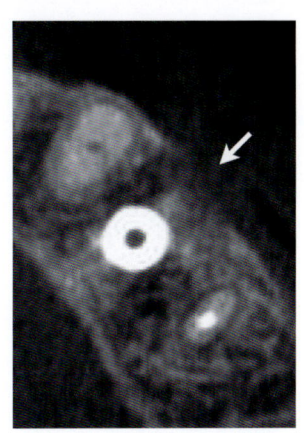

症例3-m ①｜症例3-m ②　症例3-m ①、②　術後6ヵ月CT断層水平面での評価。同じく唇側裂開部の歯槽骨板（Balcony）は再構築されている。

由としては、①必ずしも初期固定を必要としない、②インプラント自体の骨伝導性による抜歯窩のスペースに左右されない許容性、③骨質を選ばない（骨質 Type Ⅳ に有効）、④早期のインテグレーションなどである。

　特に審美領域では、口蓋側埋入により唇側歯槽骨板とのギャップが2mm以上になることが多い。HAコーテッドインプラントを選択することで、ギャップの大きさに左右されない自由度があり、フラップレス処置との併用により、裂開症例においても従来のような複雑な外科処置も単純化され、短期間で治療を終えることができる（症例2、3）。また、大臼歯の抜歯即時埋入において、チタンインプラントの使用では初期固定が得られず、HDDが2mm以上の場合、抜歯即時埋入の適応ではない。

　骨伝導性のあるHAコーテッドインプラントを使用することにより、1回の外科処置で、初期固定が得られなくても初期安定だけでインテグレーションが可能となり、疼痛や腫脹が少なく、より短期間で終了することが可能である。この方法は患者とって優しい Minimally invasive surgery と言える（症例4）。

5．抜歯即時埋入の注意点

　従来、裂開、3壁性骨欠損や初期固定が得られない場合は、抜歯即時埋入の適応外であった。しかし、これらはあくまでチタンインプラントの使用を前提に唱えられている。前述の症例提示のとおり、HAコーテッドインプラントにより抜歯即時埋入の有効性を活かし、従来ではGBR法を必要とした症例においても、短期間でシンプルに治療を終了できた。こうした症例で行う抜歯即時埋入の重要なポイントとしては、以下が挙げられる。

1）なるべくフラップレスで行うこと

　フラップレスにより歯肉縁形態を確保できると同時に、オープンフラップに比べて骨膜の剥離がないので、豊富な血液供給により歯槽骨の水平・垂直的吸収をある程度抑制できる。さらにエンベロップの状態にすることで、

シンポジウム3

症例4：HAコーテッドインプラントが有効な症例：大臼歯抜歯即時埋入（初期固定が得られない）

患者年齢および性別：70歳、女性　　　　主訴：歯根破折による咬合痛

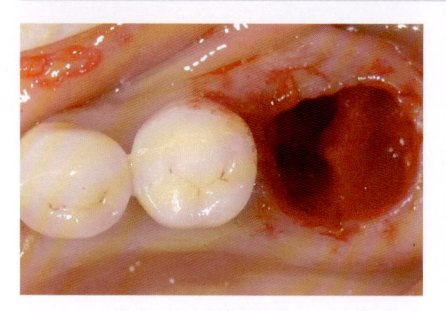

症例4-a　抜歯後。歯根破折により抜歯後、不良肉芽組織の徹底した除去を行った。

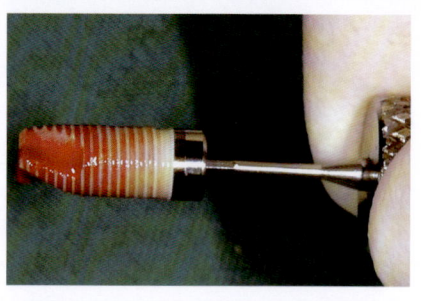

症例4-b　十分な初期固定が得られない場合、事前にマウントジグを外してカバースクリューを装着後、ハンドドライバーで保持したままインプラントを抜歯窩に挿入し、安定させる。

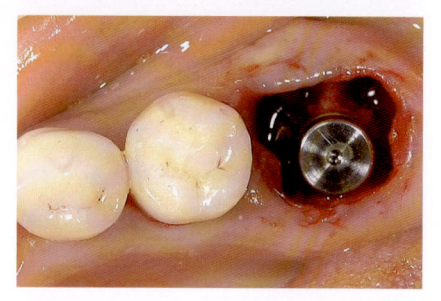

症例4-c　インプラント埋入後。初期安定のみしか得られず、HDDは2mm以上であった。

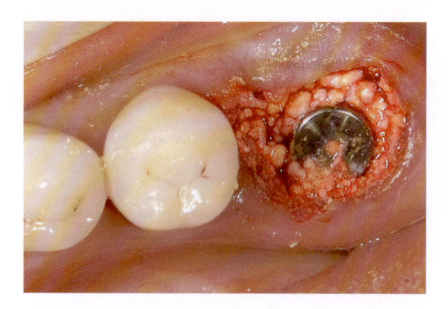

症例4-d　骨補填材填入後。抜歯窩とインプラントのギャップに化学合成の吸収性骨補填材を填入した。

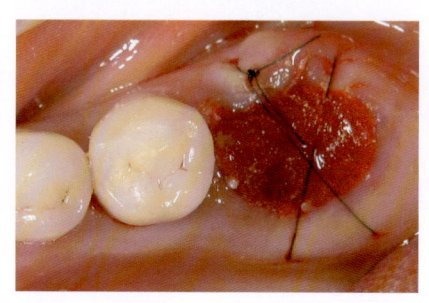

症例4-e　術直後。血餅の保持のためにコラテープを置き、フラップレスのまま治癒を待った。

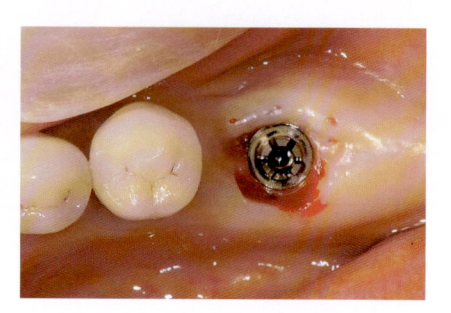

症例4-f　二次手術時。抜歯窩は術後6週で自然閉鎖していた。8週後、カバースクリュー周囲の上皮の除去を行った。

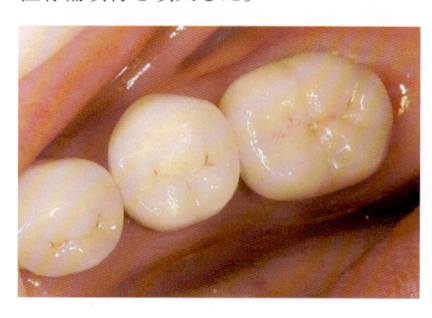

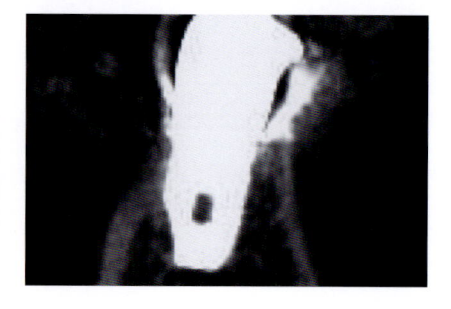

症例4-g｜症例4-h

症例4-g　術後12週。術後10週で印象採得を行い、12週で最終補綴物を装着した。抜歯即時埋入により短期間で治療が終えることができた。

症例4-h　術後12ヵ月でのCT評価。インプラント周囲の歯槽骨は安定している。

血液を貯溜させやすい状態になり、歯槽骨の骨性治癒を促進させることになる[6]。

2）抜歯窩内の不良肉芽および感染組織の徹底した除去をすること

抜歯窩内の不良肉芽および感染組織を鋭匙だけで完全に除去することは困難なため、球型のティッシュダイヤモンドバー（径3mm、2mm、株式会社白鵬）を用いて抜歯窩内面の骨面および上皮内面の肉芽組織を一層削り取ることで徹底した除去が可能となり、欠損部の歯槽骨再構築のスペースができる[7]。

3）HDW ≦ HDDの原則を留意すること

唇側骨欠損部の水平的幅（HDW）と唇舌的奥行（HDD）を同距離またはそれ以上にインプラントの唇側面を合わせることにより、唇側歯槽骨板の吸収を見越した一層のBalconyが確保される[8]。

4）インプラントの選択

骨伝導のあるHAコーテッドインプラントの選択以外に、形状としてはスレッドタイプでのParallel root formの形状で根尖側においてセルフタップできるインプラントが望ましい。Taper root formの形状は抜歯窩

の側面で初期固定を得るため、インプラント自体の径が大きくなりやすく、下顎骨のように骨質が硬い場合、Compression necrosis を起こす可能性が高い。

唇側の歯槽骨板が欠如している場合(**症例2、3**)、通常は骨移植またはGBR法を選択するであろう。その結果、手術回数も増加し、治療期間は長期に渡り、多くのリスクを背負い込むことになる。この症例では、たった1回での切開なしのフラップレスでの処置により、血液の貯溜しやすい環境を作り、インプラントを口蓋側の位置に埋入することで、唇側に十分なバルコニーが再構築され、無理なく治療を短期間で終えることが可能となる。また、審美性や機能性においても、患者自身は十分に満足している。

おわりに

チタンインプラントを好んで使用している術者の中には、HAコーテッドインプラントに対して否定的な意見を唱える人も多い。その否定するほとんどの術者がHAコーテッドインプラント使用に対して未経験であり、風説による抽象論であることが多く、そこに否定されるエビデンスはない。

筆者自身、チタンインプラントも多数経験し、HAコーテッドインプラントも多数使用して今年で15年以上経過しているが、HA自体の剥離および吸収で感染を起こした経験はないし、予知性の高いインプラントであると確信している。また、海外においてもHAコーテッドインプラントの長期経過症例も多数報告されている[9〜11]。ただ、HAコーテッドインプラントはすべて同一ではなく、製造各社それぞれ、コーティング技術、結晶率、HA層の厚み、溶着強度など製品間の差があり、信頼性のある製品を選ばなくてはならない。

HAは生体活性材料であり、抜歯即時埋入に有効であることは誰も否定できないであろう。また、感染に対してのリスクに対しても、抜歯即時埋入の特殊性を理解すれば、粗面の表面処理が主であるチタンインプラントと比較してなんら変わることはない。

インプラント治療のこれからの方向性は、患者中心のインプラント治療であり、より痛みが少なく、シンプルに、より短期間に、そして予知性のあるインプラント補綴をすることである。いわゆる Minimally invasive surgery であると言えよう。

私たち臨床医は、インプラント治療が欠損補綴治療のひとつの手段であり、目的ではないことを認識しているならば、すべての症例に対して、1つのインプラントシステムのみで対応すべきではなく、インプラントの選択も、ひとつの手段としてその欠損部位の状況の応じて使い分けをしなくてならない時代が来ていると考える。

参考文献

1. Van der Zee E, Oosterveld P, Van Waas MA. Effect of GBR and fixture installation on gingiva and bone levels at adjacent teeth. Clin Oral Implants Res. 2004;15(1):62-65.
2. Zitzmann NU, Schärer P, Marinello CP. Long-term results of implants treated with guided bone regeneration: a 5-year prospective study. Int J Oral Maxillofac Implants. 2001;16(3):355-366.
3. 林 揚春, 武田孝之(編). イミディエートインプラントロジー. 東京:ゼニス出版, 2007.
4. Orenstein IH, Tarnow DP, Morris HF, Ochi S. Three-year post-placement survival of implants mobile at placement. Ann Periodontol. 2000;5(1):32-41.
5. Chen ST, Darby IB, Reynolds EC. A prospective clinical study of non-submerged immediate implants: clinical outcomes and esthetic results. Clin Oral Implants Res. 2007;18(5):552-562.
6. Jeong SM, Choi BH, Li J, Kim HS, Ko CY, Jung JH, Lee HJ, Lee SH, Engelke W. Flapless implant surgery: an experimental study. Oral Surg Oral Med Oral Pathol Oral Radiol Endod. 2007;104(1):24-28.
7. Casap N, Zeltser C, Wexler A, Tarazi E, Zeltser R. Immediate placement of dental implants into debrided infected entoalveolar sockets. J Oral Maxillofac Surg. 2007;65(3):384-392.
8. 林 揚春, 森田耕造. GBR法の適応基準を考える. Using membrane VS Natural Healing. インプラントジャーナル. 2007;23:7-23.
9. Proussaefs P, Olivier HS, Lozada J. Histologic evaluation of a 12-year-old threaded hydroxyapatite-coated implant placed in conjunction with subantral augmentation procedure: a clinical report. J Prosthet Dent. 2004;92(1):17-22.
10. Trisi P, Keith DJ, Rocco S. Human histologic and histomorphometric analyses of hydroxyapatite-coated implants after 10 years of function: a case report. Int J Oral Maxillofac Implants. 2005;20(1):124-130.
11. Schwartz-Arad D, Mardinger O, Levin L, Kozlovsky A, Hirshberg A. Marginal bone loss pattern around hydroxyapatite-coated versus commercially pure titanium implants after up to 12 years of follow-up. Int J Oral Maxillofac Implants. 2005;20(2):238-244.

おわりに

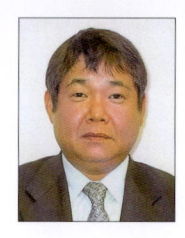

（五十音順）

副会長　上田秀朗

　2002年5月の1stミーティングから今回で6thとなったOJの活動も、年々アグレッシブになっている。OJがわれわれ臨床家にとってさまざまな枠を超えて情報交換できる場であることに深く感謝したい。今日インプラント治療はすでに特別な治療ではなく、成果が発揮される予知性の高い治療である。ゆえに技術の向上はもちろんだが、それだけでは戦えない。なぜなら、最終的な評価は治療を受けた患者側が決めるからであり、個々で満足しているだけでは最善を尽くしたとはいえないだろう。口腔環境のみならず、いかにメンタルな部分まで幸せにできるか？　デジタルな時代に必要な"アナログ的課題"である。OJが回を重ねるごとに、若い人材が育ち、歯科医療がさらに発展し、次の世代の新しい風が吹くことを心から願う。

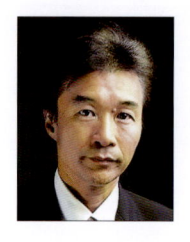

副会長　土屋賢司

　近年、世間一般的にインプラントに対する認知度の向上により、日常臨床におけるインプラントのニーズも高まる一方である。
　それに伴い、日本そして海外においてもインプラントの基礎、臨床研究も盛んに行われ、インプラント治療技術の発展には目を見張るものがある。
　そして、患者の機能的要求、さらに審美的要求も非常に高くなってきている。日本人の歯肉は周知の通りThin typeが多いために、特に前歯部におけるインプラントは難易度が高くなる。したがって、より正確な知識と技術、それぞれの症例に適した技術の選択が必要になってくると考えられる。
　このOJで多くの臨床家がより良い情報交換を行うことにより、インプラント治療がさらなる発展をとげることを願う。

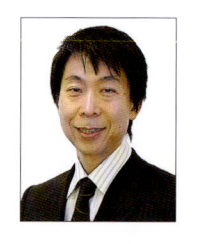

副会長　西村　眞

　多数の臨床研究の報告によると、失敗の原因は適切でない治療計画か手術方法のミス、または術者の未熟なために起こります。インプラントが優れた治療法となるには、良好な治療結果にスポットを当てるだけでなく、否定的な結果の中からも多くのことを見いだす必要があります。そのためには、いかなる失敗も注意深く報告し、分析することが重要でしょう。
　臨床医としてはメーカーの主張による手技や製品に偏ることなく、科学的な研究や長期の経験に裏付けされた情報を得たいものです。
　未来の医療を見据えて、歯科医師、コ・デンタルスタッフ、企業が一丸となって患者の幸せを求めることがOJの姿となることを願って止みません。

総括

OJ 6thミーティングから想うこと

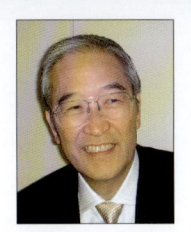

OJファウンダー
本多正明

　今回のOJミーティングの感想を、OJ発足時から関わったファウンダーの一人として、書かせてもらう。

　ミッドウィンターから選ばれた演者の努力が、発表のなかで随所にみられ、いつの日かまた、発表されるときのことを思うと、非常に楽しみで、期待している。また、歯科技工士・歯科衛生士セッションも歯科医師をまみえ、有意義なものであったと聞いている。後日談であるが、歯科医師が聴けばよかったという講演が多かったようである。

　さて、歯科医師によるシンポジウムであるが、このセッションは、年々レベルが上がり、臨床の場で大きな影響を与えていると思われる。

　今回は「より確実なインプラント治療を求めて」という大きなテーマのもと、待時埋入と即時埋入の適応について、シンポジウムが行われた。演者の先生たちは、経験豊富で著書、論文もたくさんあり、講演、セミナーなどもされている。そのような先生たちだからこそ、あえてファウンダーとして、言わせてもらう。かつては、骨のあるところにインプラントを埋入していたのが、補綴主導型に発展し、現在は、今回も強調されていた患者中心のインプラント治療へと変わってきた。私が期待していたのは、各々の演者が、待時埋入と即時埋入について、自分の臨床を通しての考えをまとめたものを聴けるということであった。私自身の臨床は補綴治療のみであり、インプラントにおいても、当然インプラント補綴だけである。そのため、日常行っていないインプラント外科の話が中心であり、非常に興味深く聞かせてもらった。と同時に一歩下がった立場で、今回のシンポジウムを考えてみた。私観ではあるが、インプラントをいかに条件良く埋入したとしても、生体が適応しやすい上部構造を作製、装着し、対合歯とあいまって、機能が良行に回復でき、そして歯科治療の最大の目的である「Longevity」が得られることである。そのために、インプラント治療をバランス良く、考えていくべきであろう。

　苦言になってしまうが、どうか指導的立場にある先生は、歯科臨床をまじめに考え、それを実践しようとする次世代の先生たちに、知識、技術だけではなく、臨床医としての心の部分も頭において、いろいろなところでそれらを伝えていってほしい。OJミーティングが、ディベート（打ち負かす〜BEAT〜が原義）になったのでは、聴いている者に、何か後味の悪いものだけが残ってしまう。質の高いディスカッションであれば、これからインプラント治療に取り組もうとする先生や、より向上させようとする先生に、良い影響を与えるであろう。

　OJスタート当初の言葉、「スタディーグループやインプラントシステムの垣根を越えて、互いに助け合って勉強していこう」を忘れないでほしい。しかし、今回のシンポジウムの構成、内容について、私は批判するつもりはないし、そのような立場でもない。

　最後になるが、イタリアのとある町のシェフの言葉で結びにしたい。

「どんなに優秀な人でも、明日になれば、また学ぶことがある」

　OJのこれからの成功を祈っております。

是非、CT画像をご自身の目で。

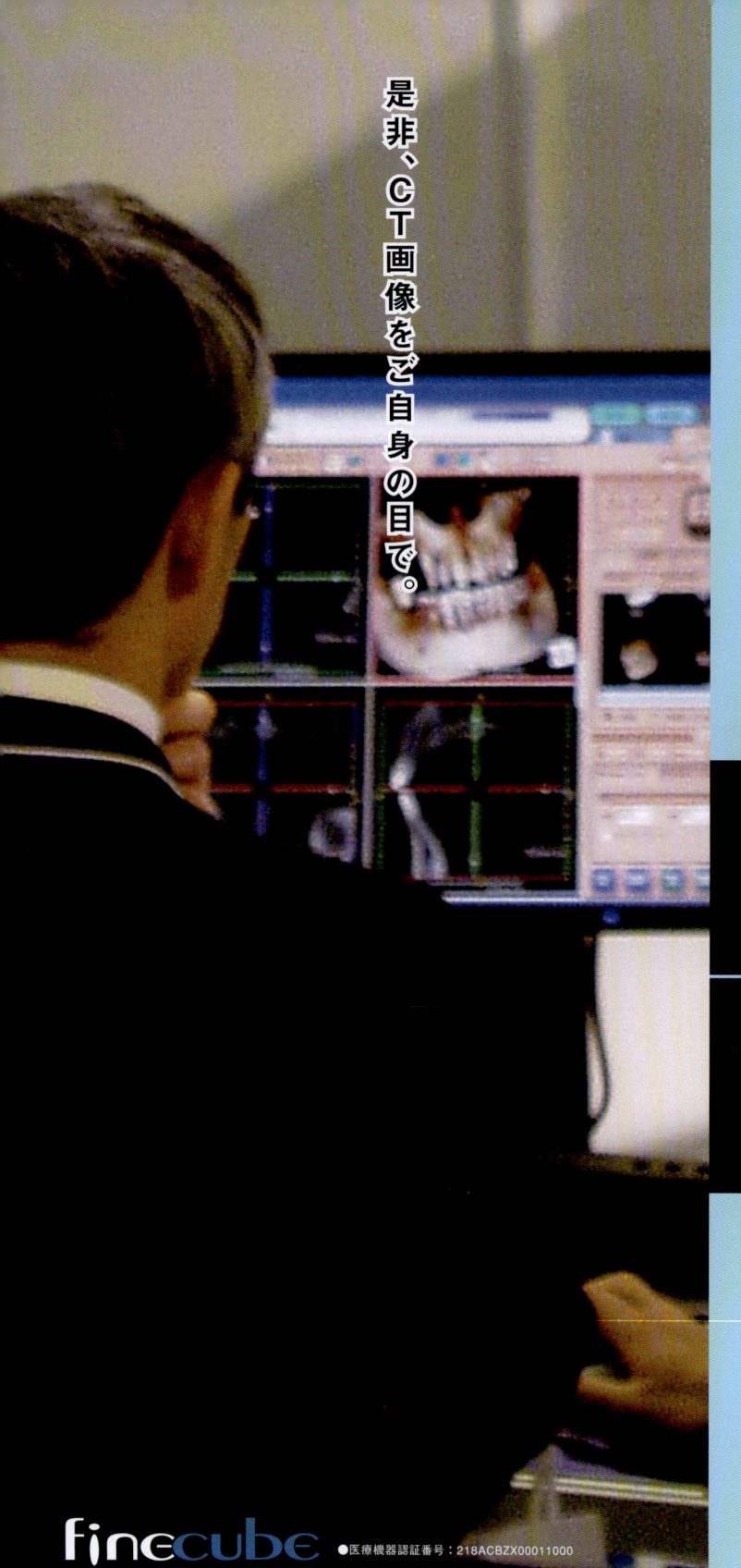

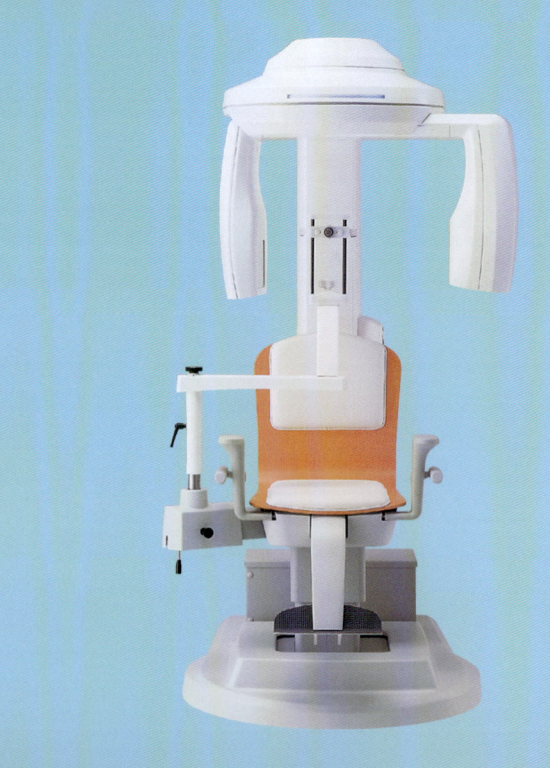

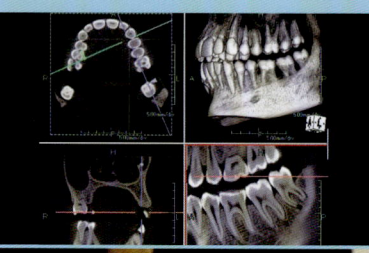

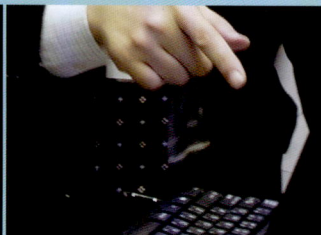

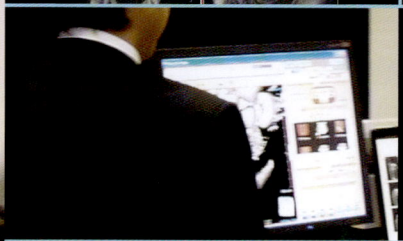

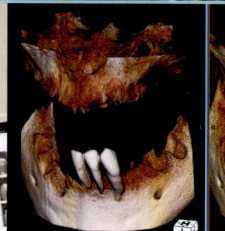

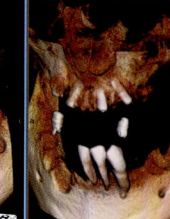

finecube ●医療機器認証番号：218ACBZX00011000

先生のご診療室に伺ってデモさせていただきます。

歯科用CT［ファインキューブ］
院内ハンズオンセミナー好評開催中。
ご自身の目で
是非、CT画像をご覧ください。

歯科用CT［ファインキューブ］で撮影された画像を実際にご覧ください。ご自身の手でソフトを活用いただくことで、さまざまな機能をご実感いただきたく、セミナーを企画させていただきました。

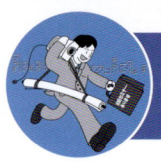

歯科用CT ファインキューブ　院内ハンズオンセミナー

■使用器材：ヨシダで一式持参いたします。　■定員：実習は2〜3名様から最大15名様まで可能です。　■所要時間：1時間ほどです。お昼休みまたはご診療後のご希望の日時をご指定ください。※ご希望に添えない場合もございますのであらかじめご了承ください。

セミナーをご希望の方はお取引歯科商店様もしくは最寄りの（株）ヨシダ営業所までお申し込みください。

◎発売元：　株式会社ヨシダ　〒110-8507 東京都台東区上野7-6-9　TEL.03-3845-2931（器材営業本部　インプラント部）◎製造販売元：株式会社吉田製作所

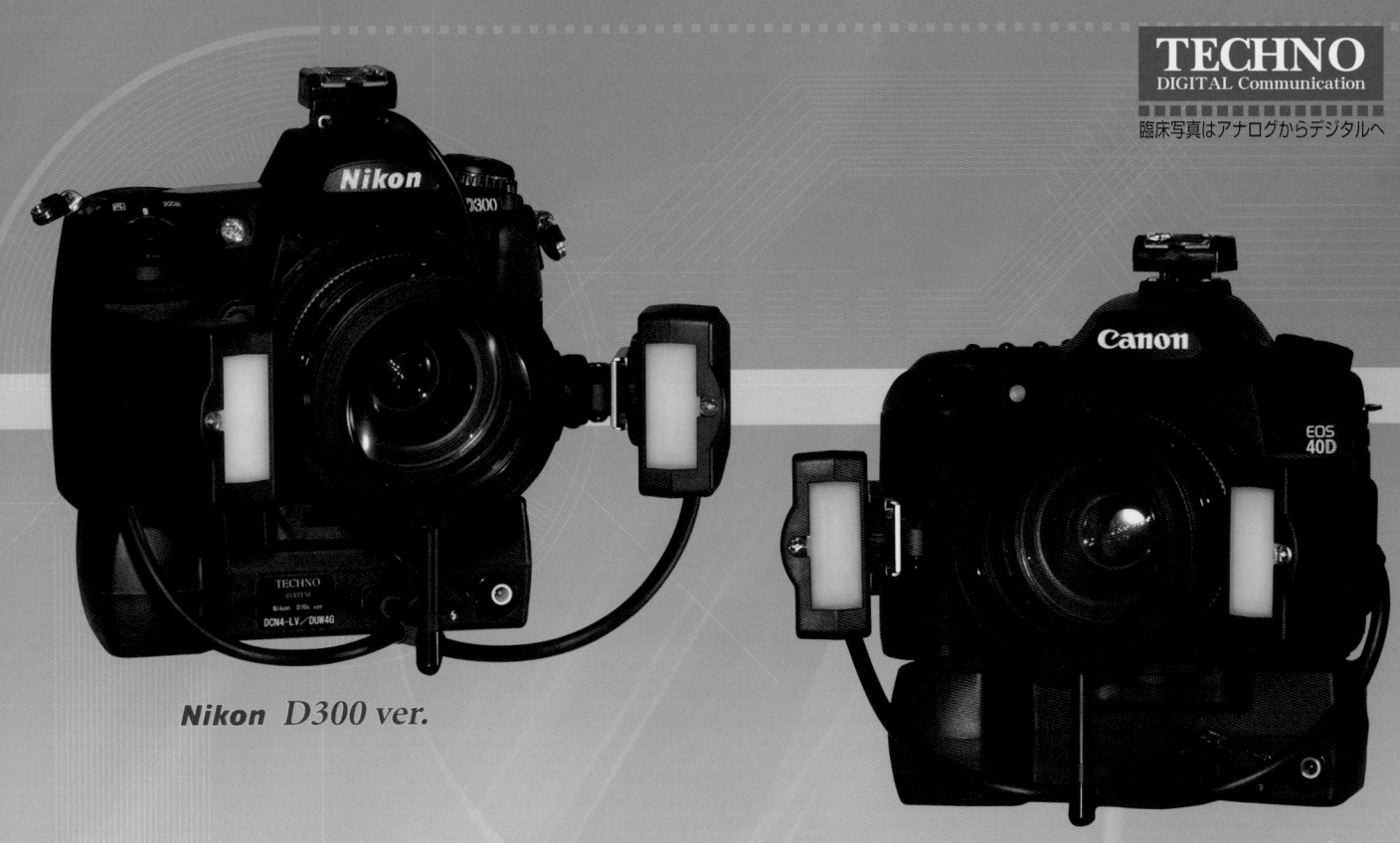

TECHNO
DIGITAL Communication
臨床写真はアナログからデジタルへ

Nikon D300 ver.

Canon EOS 40D ver.

the photograph from Analog to Digital

キャンペーン情報！ 年度末サンクスキャンペーン実施中！（期間限定）
ホームページ情報！ インターネットショッピングを開始いたしました！

主な仕様

Nikon D300 ver.

画素数
1,230万画素

記録メディア
コンパクトフラッシュ

インターフェース
Hi-Speed USB

オリジナルストロボキット
タイプDCN／調光可

重量
1,883g

寸法
180×173×208mm（幅高奥）

Canon EOS 40D ver.

画素数
1,010万画素

記録メディア
コンパクトフラッシュ

インターフェース
USB2.0

オリジナルストロボキット
タイプDCC／調光可

重量
1,819g

寸法
181×165×208mm（幅高奥）

歯科臨床撮影の理想を実現

クリックストップ操作とシャッタのみの超簡単操作で、常に同じ倍率・明度・色調で撮影できるベストスペックシリーズ。バッテリーパック型コントローラー、白色LED補助光、オートパワーオフ回路など、数々のオリジナル新開発機構を搭載。発光間隔の短縮、弊社従来ストロボ比での大幅な軽量化、倍率、絞り、シャッタ速度の確認と操作性が大幅に向上しました。

Nikon/Canon ver.全24機種から（ご自由に）用途にあわせてお選びください。詳しくはお電話、弊社ホームページ、送付資料にてご確認ください。

M&D DIGITAL Communication
株式会社ソニックテクノ
〒111-0054 東京都台東区鳥越2-7-4
TEL：03-3865-3240　FAX：03-3865-0143
E-mail：info@sonictechno.co.jp

ソニックテクノお客様ご相談室
0120-380-080 受付時間〈平日〉10:00～12:00／13:00～18:30（土・日・祝日除く）

ソニックテクノホームページ → http://www.sonictechno.co.jp

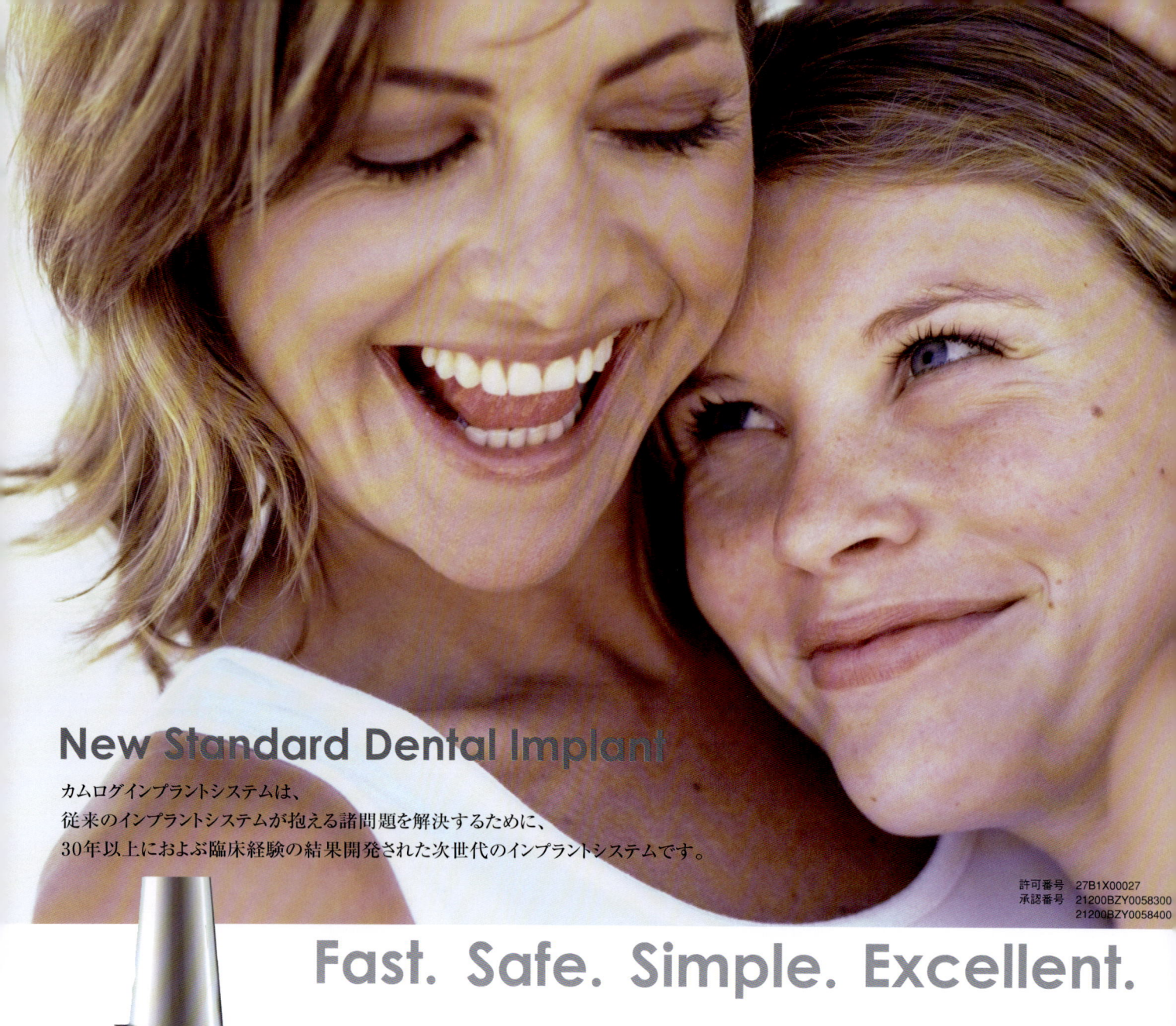

New Standard Dental Implant

カムログインプラントシステムは、
従来のインプラントシステムが抱える諸問題を解決するために、
30年以上におよぶ臨床経験の結果開発された次世代のインプラントシステムです。

許可番号　27B1X00027
承認番号　21200BZY0058300
　　　　　21200BZY0058400

Fast. Safe. Simple. Excellent.

Tube-in-Tube／カムログジョイント

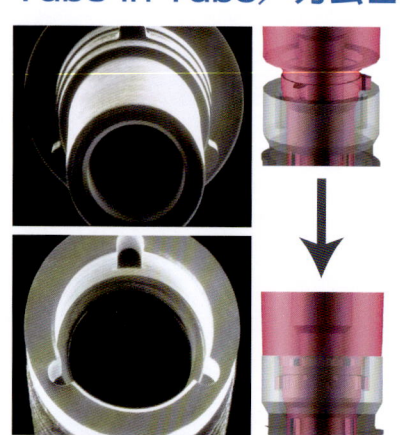

〈信頼の理由〉
フィクスチャーとアバットメントにおける独自のTube-in-Tubeコネクションは圧縮疲労や側方応力に対する耐性を向上させています。また、カム構造による高精度な回転防止機構はより精度の高い補綴物の作製を可能にしました。
こうしたTube-in-Tubeコネクションとカムログジョイントによってもたらされる高い緊密性と安定性は細菌漏洩に関しても高いバリア効果を発揮します。

camlog
BIOTECHNOLOGIES

ALTADENT CORPORATION　株式会社アルタデント　www.altatec.co.jp

本　　社	〒530－0012	大阪市北区芝田2丁目8番31号　第三東洋ビル2F	TEL:06－6377－2221　FAX:06－6377－2223
東京支社	〒108－0072	東京都港区白金1丁目25番27号　布施ビル2F	TEL:03－5420－2290　FAX:03－5420－4790

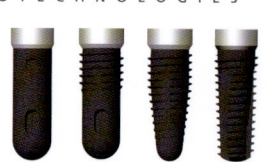